Muscle Energy Techniques

A Practical Guide for Physical Therapists

Second Edition

치료사를 위한 실용적인 가이드

근에너지 기법

JOHN GIBBONS

김양래 경동대학교 물리치료학과
김용연 신구대학교 스포츠재활과
김우주 쎈 정형외과 물리치료실
박신준 수원여자대학교 물리치료과
안일환 신구대학교 스포츠재활과
안호정 동남보건대학교 물리치료학과
조균희 수원여자대학교 물리치료과
최정현 남서울대학교 물리치료학과

Hansol

Translated by Hansol Medical

Printed in Korea

근에너지 기법: 치료사를 위한 실용 가이드

2025년 3월 10일 발행

저 자 JOHN GIBBONS
역 자 김용연외
발행처 한솔의학(Hansol medical Publish)
주 소 서울시 마포구 월드컵북로 64-1 1층
전 화 02-325-6788, 3144-6788
정 가 28,000원

ISBN 979-11-89657-62-8

* 낙장이나 파본된 책은 교환하여 드립니다.

Muscle Energy Techniques

A Practical Guide for Physical Therapists

치료사를 위한 실용 가이드

근에너지 기법

JOHN GIBBONS

김양래 경동대학교 물리치료학과
김용연 신구대학교 스포츠재활과
김우주 쎈 정형외과 물리치료실
박신준 수원여자대학교 물리치료학과
안일환 신구대학교 스포츠재활과
안호정 동남보건대학교 물리치료학과
조균희 수원여자대학교 물리치료학과
최정현 남서울대학교 물리치료학과

lotus publishing
Chichester, England

North Atlantic Books
Huichin, unceded Ohlone land
aka Berkeley, California

Hansol

목차_Contents

PART IV 실습 - 몸통과 골반

PART V 임상적용

APPENDIX 임상부록

소개(Introduction)

2011년도에 *Muscle Energy Techniques*의 첫 번째 책을 출간했습니다. 그리고 다섯 번 이상의 집필을 거친 후, 정확히 10년 만에 이 두 번째 개정판을 통해 첫 번째 책을 보완할 기회를 가지게 되었습니다.

물리치료 분야에서 오랜 시간 강의를 해온 경험을 바탕으로, 이번 개정판에서 제가 소개할 기법이 여전히 물렁조직 이상 치료에 있어 최고의 기술이라고 믿고 있습니다.

예를 들어, 물리치료사, 정골요법사, 카이로프랙터, 운동치료사 등은 근육 이완을 돕기 위해 다양한 기술을 활용하여 환자의 신체 치유를 촉진합니다. 프레드 미첼이 1948년 처음 소개한 근에너지기법(MET)은 이러한 기법 중 하나로, 올바르게 사용된다면 환자의 건강에 큰 영향을 미칠 수 있습니다.

임상적 중요성을 강조하자면, 저는 치료하는 모든 환자에게 MET 또는 다양한 MET 기법 중 하나를 사용합니다. 이는 전반적인 치료 계획에서 중요한 요소라고 생각합니다. MET 없이도 환자들의 증상을 개선할 수 있었겠지만, MET를 함께 적용하는 것이 환자 증상 감소에 있어 '금상첨화'라고 느낍니다.

저는 MET라는 주제가 물리치료를 전공하는 학생들에게 쉽게 이해될 수 있도록, 그리고 자격을 갖춘 실무자들에게도 유용하게 활용될 수 있도록 집필하고 싶었습니다. 이 개정판은 너무 복잡하지 않으면서 MET에 쉽게 접근하고 싶은 물리치료 분야의 모든 이들에게 권장합니다.

저의 5년 간의 정골요법 과정에서도 MET는 아주 작은 구성 요소였고, 그 주제를 다루는 방식에 매우 실망했습니다. 그날 이후로, 저는 간단하고 복잡하지 않은 책을 써야겠다고 다짐했습니다. 그래서 정골요법사, 카이로프랙터, 물리치료사, 스포츠 마사지 치료를 포함한 모든 학생들이 걱정 없이 MET를 이해하고 적용할 수 있도록 하고자 합니다.

감사의 글(Acknowledgments)

특히 이번 개정판을 집필할 기회를 주신 John Hutchings of Lotus 출판사에 다시 한 번 감사의 말씀을 전하고 싶습니다. 그의 지속적인 지지와 지도에 진심으로 감사드립니다.

또한, 친한 친구인 Robert White of Physique Management에게도 감사의 마음을 전하지 않을 수 없습니다. 그의 도움 없이는 근에너지기법의 첫 번째 책이 결코 출판되지 않았을 것입니다. Robert는 지난 몇 년간 저에게 아버지 같은 존재이자 좋은 친구로서 많은 도움을 주었습니다. 다시 한 번 감사드립니다.

지금까지 모든 저서의 사진을 담당해 준 Ian Taylor에게도 깊은 감사를 드립니다. 이번 개정판을 성공적으로 만들기 위한 그의 모든 노고에 감사하며, 특히 사진 편집에 필요한 많은 시간을 들여 다시 한 번 환상적인 작업을 해주었습니다.

이 책의 QR코드를 통해 연결된 모든 교육용 비디오의 촬영과 편집에 도움을 준 Lee Thomas에게 무한한 감사를 드립니다. 그는 자신의 분야에서 진정한 전문가이며, 진심으로 감사드립니다.

제가 9살 때 아버지께서 암으로 돌아가셨습니다. 제 인생에서 성장하고 성공하기 위해 했던 노력의 일부는 아버지라는 존재의 부재 때문이었습니다. 저는 아버지의 발자취를 따라 군대에 입대하고 싶었고, 그래서 16살에 입대했습니다. 아버지, 여전히 당신을 매일 생각하고 너무나 보고 싶습니다.

영감을 주는 여동생 Amanda William에게도 고마움을 전합니다. 그녀는 골칫거리였던 제 십대 시절을 인내해 주었습니다. 이 책은 누군가 학교에서 지지부진하더라도 결단력과 꾸준함으로 인생에서 무언가를 성취할 수 있다는 것을 보여주기 위한 것입니다.

모델로서 힘써 준 옥스포드 대학 스포츠과의 Jack Meeks에게도 감사의 말씀을 전합니다.

저의 배우자 Denise에게도 감사드립니다. Denise는 이 책의 주 모델이며, 저의 꿈을 이루도록 자유를 허락해 준 훌륭한 지지자입니다.

저의 아들 Thomas Rhys Gibbons에 대해 이야기하자면, 슬프게도 그는 더 이상 저희 곁에 없습니다. 나의 작은 소년의 명복을 빕니다. 매일이 저에게 힘든 시간이었고, 하늘의 빛나는 별을 볼 때마다 아들을 생각하며 그것이 저를 계속 나아가게 해주었습니다. 나는 정신적으로 항상 너의 곁에 있을 것이며, 너를 너무나 사랑한단다. 아들아, 너는 언제나 나에게 Tom-Tom일 거야."

헌사(Dedication)

저는 이 책을 2021년 6월에 돌아가신 저의 어머니, Margaret Gibbons에게 바칩니다. 당신이 동생에게 해주었던 모든 것들에 감사하고 싶습니다. 그리고 당신을 희생하며 저희의 꿈을 추구할 수 있도록 허락해주신 것에 감사합니다. 어느 아들이라면 원했을 가장 최고의 어머니의 명복을 빕니다.

축약어 및 용어(Abbreviations and Terms)

ACJ	acromioclavicular joint, 봉우리빗장관절
AHC	anterior horn cell, 앞뿔세포
AIIS	anterior inferior iliac spine, 아래앞엉덩뼈가시
AOJ	atlanto-occipital joint, 고리뒤통수관절
ASIS	anterior superior iliac spine, 위앞엉덩뼈가시
Caudal	꼬리쪽 또는 뒤쪽
Cephalad	머리쪽 또는 앞쪽
COG	center of gravity, 무게중심
DLS	deep longiudinal sling, 깊은 세로 사슬
EMG	electromyographic, 근전도 검사
GHJ	glenohumeral joint, 오목위팔관절
GIC	gradual increments of contraction, 점진적 수축
Gmax	gluteus maximus, 큰볼기근
Gmed	gluteus medius, 중간볼기근
Gmin	gluteus minimus, 작은볼기근
GTO	golgi tendon organ, 골지힘줄기관
ITB	iliotibial band, 엉덩정강띠
LCS	lower crossed syndrome, 하부교차증후군
MET	muscle energy technique, 근에너지기법

PHC	posterior horn cell, 뒤뿔세포
PIIS	posterior inferior iliac spine, 아래뒤엉덩뼈가시
PIR	post-isometric relaxation, 등척성 수축 후 이완
PLS	posterior longitudinal slig, 뒤세로사슬
PSIS	posterior superior iliac spine, 위뒤엉덩뼈가시
QL	quadratus lumborum, 허리네모근
RI	reciprocal ingibition, 상호억제
ROM	range of motion, 가동범위
SCJ	sternoclavicular joint, 복장빗장관절
SCM	sternocleidomastoid, 목빗근
SIJ	sacroiliac joint, 엉치엉덩관절
SLAP	superior labrum anterior to posterior, 어깨관절와순파열
STJ	subtalar joint, 목말밑관절
ST joint	scapulothoracic joint, 어깨가슴관절
TFL	tensor fasciae latae, 넙다리근막긴장근
TOS	thoracic outlet syndrome, 가슴문증후군
TVA	transversus abdominis, 배가로근
UCS	upper crossed syndrome, 상부교차증후군

PART I

THEORY

CHAPTER 1

근골격계의 구조와 기능 (Structure and Function of Skeletal Muscle)

근골격계는 사람의 몸무게에서 대략 40%를 차지하고 있다. 주요기능은 근육들이 협동하여 수축과 이완을 통해 움직임을 만들어낸다. 근육은 뼈에 직접적으로 붙어있거나 주로 힘줄을 통해 부착되어 있다. 어떠한 근육이 뼈에 직접적으로, 또는 힘줄을 통해 부착하여 멈춘 지점을 이는곳origin이라고 한다. 근육이 수축할 때, 이는곳은 하나 또는 그 이상의 관절을 지나 뼈로 긴장감을 전달함으로써 움직임이 발생한다. 뼈에 부착된 근육의 끝부분은 닿는곳insertion이라고 한다.

근골격계 구조의 개요

근골격계의 기능적 단위인 근섬유muscle fiber는 근육의 기본 구성 요소이다. 근섬유는 여러 개의 핵을 가진 가는 원통형의 원주세포로 폭이 10~100 micron이고 길이는 몇 mm에서 30cm 이상까지 다양하다. 근형질sarcoplasm이라고 불리는 근섬유의 세포질은 근육섬유막(근섬유초)sarcolemma 안에 캡슐화되어 있다. 또한 근육속막Endomysium이라 불리는 섬세한 막이 각 개별 섬유를 둘러싸고 있다.

근섬유는 근육다발막perimysium이라는 교원질에 의해 덮여 다발로 묶여있다. 이 다발들은 함께 모여있으며 근육가쪽막epimysium이라고 하는 피막에 싸여있다. 이 근육막들은 근육의 이는곳부터 닿는점까지 근육 전체의 길이를 따라 놓여 있다. 이 전체적인 구조를 근육힘줄단위musculotendinous unit라고도 한다.

근육조직의 구조를 미립자부터 해부학에 이르기까지 더 자세히 정의하기 위해서 우리는 다음과 같은 구성요소들을 볼 수 있다: 근원섬유, 근육속막, 근육다발, 근육가쪽막, 깊은근막 그리고 얕은근막.

근원섬유(Myofibrils)

전자현미경을 통해 근육섬유의 전체 길이를 따라 이르는 근원섬유myofibrils의 수축성 요소를 발견할 수 있다. 각각의 근육섬유는 밝은 색과 어두운 색의 띠가 번갈아 생기는 특징적인 가로무늬가 나타난다. 이러한 띠들은 근육잔섬유myofilaments라고 한다.

밝은 띠는 등방성 I bandisotropic I bands라고 하며, 단백질 액틴으로 만들어진 얇은 근육잔섬유로 구성되어 있다. 어두운 띠는 이방성 A bandanisotropic A bands라고 하며, 단백질 미오신으로 만들어진 두꺼운 근육잔섬유로 구성되어 있다. 세번째로 연결된 잔섬유는 인체 조직에서 세번째로 가장 풍부한 단백질이며 코넥틴connectin으로도 알려진 끈적끈적한 단백질 티틴titin으로 만들어진다.

근육잔섬유는 고정된 노paddle라기보다, 자유롭게 펼쳐지는 노처럼 늘어난다. 이러한 늘어남은 액틴과 미오신 필라멘트 사이의 교차결합cross-bridges에 의해서 나타난다. 근육 에너지의 원천으로 사용되는 ATPadenosine triphosphate를 사용하기 위한 교차결합은 액틴을 서로 더 가깝게 당긴다.[1] 이로 하여 밝은 띠와 어두운 띠의 잔섬유들은 근육을 수축시키기 위해 점점 겹치게 된다. 마치 양손의 손가락을 손가락 사이에 교차시키는 것처럼 말이다. 한 세트의 액틴-미오신 잔섬유는 근육원섬유마디sarcomere라 한다.

- 밝은 부분은 I band 그리고 어두운 부분 A band라고 한다.
- Z line은 I band의 중간 부분에 있는 얇고 어두운 부분이다.
- 근육원섬유마디는 연이은 Z line 사이의 근육원섬유 부분을 말한다.
- A band의 중심부는 H zone을 포함한다.
- M line은 H zone을 이등분하며, 근육원섬유마디의 중심부를 말한다.

1 Huxley의 필라멘트 활주설은 근육의 기능을 설명하는 데 널리 받아들여지는 이론이다. 이 이론은 1954년 Huxley와 Hanson에 의해 제안되었다. 근육섬유는 근육에 저장된 칼슘이온의 방출을 유발하는 신경자극을 받는다. ATP가 존재할 때, 칼슘이온은 액틴 및 미오신 필라멘트와 결합하여 정전 결합한다. 이러한 결합은 섬유를 짧아지게 하여 근육을 수축시키거나 긴장도를 높이는 역할을 한다. 신경자극이 중단되면 근육섬유는 다시 이완되는데, 근육섬유의 탄력성 덕분에 이완된 상태에서의 긴장 수준으로 자연스럽게 회복되는 특성때문이다.

만약 외적인 힘이 근육의 긴장도 이상으로(경미한, 계속된 근수축, 자세를 유지하는 것) 근육을 늘어나게 한다면, 수축하는 동안 발생하는 액틴과 미오신 필라멘트의 교차결합은 서로 반대된다. 처음에는 액틴과 미오신 필라멘트가 신장을 할 수 있지만, 스트레칭이 계속 될수록 티틴 필라멘트는 신장만큼의 이동을 흡수하기 위해 점점 'pay out'을 한다. 그러므로, 티틴 필라멘트는 근육섬유의 신장성과 신장에 대한 저항성을 결정한다.

연구에 따르면 근육섬유(근육원섬유마디)는 휴식 시 정상길이의 150%까지 늘어날 수 있다.

근육속막(Endomysium)

섬세한 결합조직인 근육속막은 각 근육섬유의 근형질막의 가쪽에 놓여 있으며, 각 섬유를 주변 섬유들로부터 분리하는 것뿐만 아니라 그들을 서로 연결하기도 한다.

근육다발(Fasciculi)

평행한 다발로 배열된 근육섬유를 근육다발이라고 한다.

근육다발막(Perimysium)

근막은 근육다발막이라는 더 조밀한 콜라겐 외피로 묶여 있다.

근육가쪽막(Epimysium)

근육다발의 집합체인 전체 근육은 근육가쪽막이라고 불리는 섬유성 껍질에 싸여 있다. 이 배열은 힘의 전달을 유용하게 만든다.

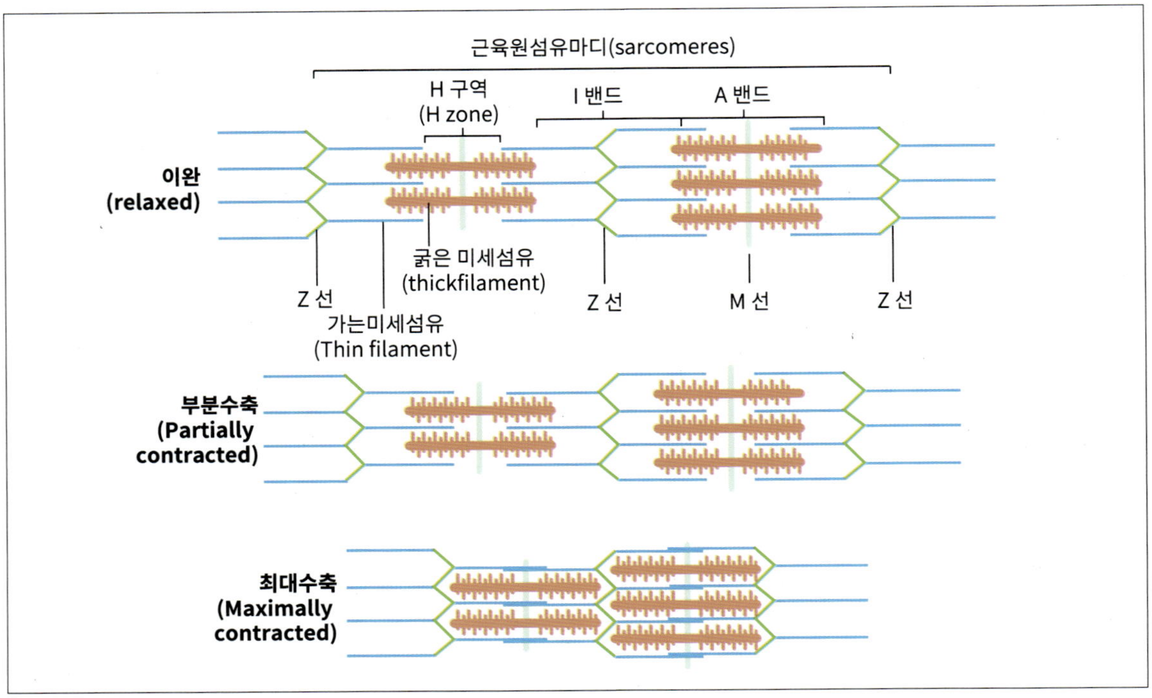

그림 1.1 근육 섬유 내의 근육잔섬유가 서로 겹치도록 이동하여 근섬유가 짧아지거나 수축하게 됨.

깊은근막(Deep Fascia)

섬유질 결합조직은 근육가쪽막의 가쪽에 놓여 있어 각각의 근육을 기능에 따라 그룹으로 묶는다. 이 깊은근막은 인접한 다른 구조물들을 감싸도록 확장된다.

얕은근막(Superficial Fascia)

얕은근막은 해부학적 구조와 시각적 해부가 부위마다 다르며, 주로 사선으로 된 칸막이를 포함하는 지방층으로 피부와 깊은근막을 연결한다. 특히 목의 얕은근막에는 수축성 섬유가 있는 것으로 보고되었다.

근골격계의 운동단위

운동단위는 하나의 운동신경세포와 이 세포가 자극하는 근육섬유로 이루어져 있으며, 그 크기는 다양하다. 상체부분 원통의 지름은 5~7mm, 하체부분 원통의 지름은 7~10mm이다. 평균적으로 한 운동단위에 포함된 근육섬유의 수는 약 150개이지만, 이 수는 10개 미만부터 수백까지의 다양하게 나타날 수 있다. 안구나 손가락의 근육처럼 미세한 움직임이 필요한 경우에는 단일 신경세포가 공급하는 근육섬유의 수가 적다. 반면, 하체 근육처럼 큰 움직임이 필요한 경우에는 각 신경세포가 수백개의 근육섬유의 운동단위를 공급할 수 있다.

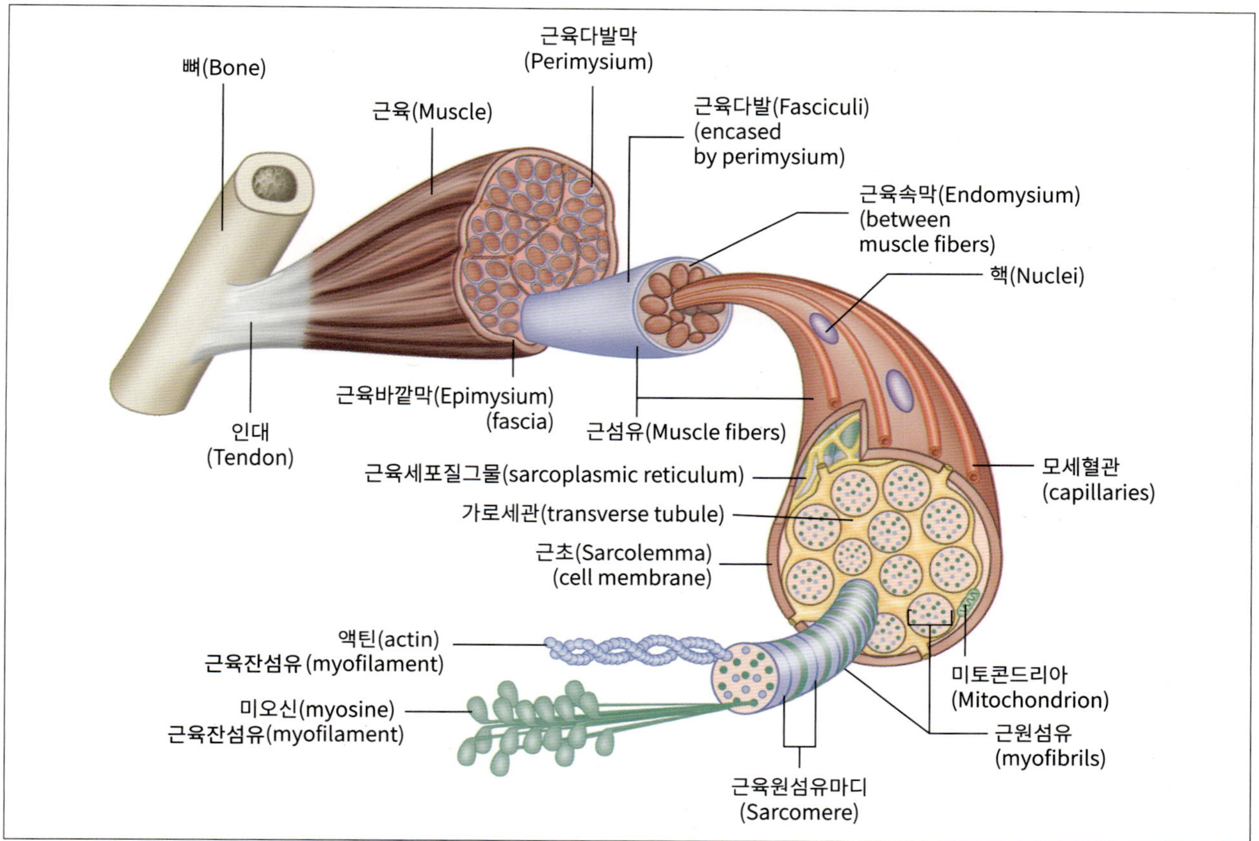

그림 1.2 근육 조직의 구조는 미세 해부학에서 일반 해부학까지 다양함

하나의 운동단위에 있는 근육섬유는 집단으로 뭉쳐있기 보다 근육을 통해 분산된다. 이는 하나의 운동단위에 대한 자극이 전체 근육에 약한 수축을 불러올 수 있다는 것을 의미한다.

골격근은 '모든 것 또는 아무것도 아닌 것' 원리로 작용한다: 설명하자면, 근육 또는 근속세포의 집단은 수축하거나 아예 수축하지 않을 수도 있다. 필요로 하는 수축의 강도에 따라 특정 수의 근육세포는 완전히 수축할 것이고, 반면에 다른 근육세포들은 수축하지 않을 것이다. 더 큰 근육 운동이 필요한 경우 대부분의 운동 단위가 동시에 자극받을 수 있다.

그러나 정상적인 조건에서는 운동단위는 연속으로 작동하는 경향이 있으므로, 장시간 수축하는 동안 일부는 억제되고 다른 근육이 수축하는 동안 다른 근육은 억제될 수 있는데, 이를 점진적 수축 증가 (GIC)gradual increments of contraction라고 한다.

근육 반사(Muscle Reflexes)

골격근 내에서는 (길이 또는 늘어남) 긴장도를 감지할 수 있도록 특화된 신경 수용체, 근육방추와 골

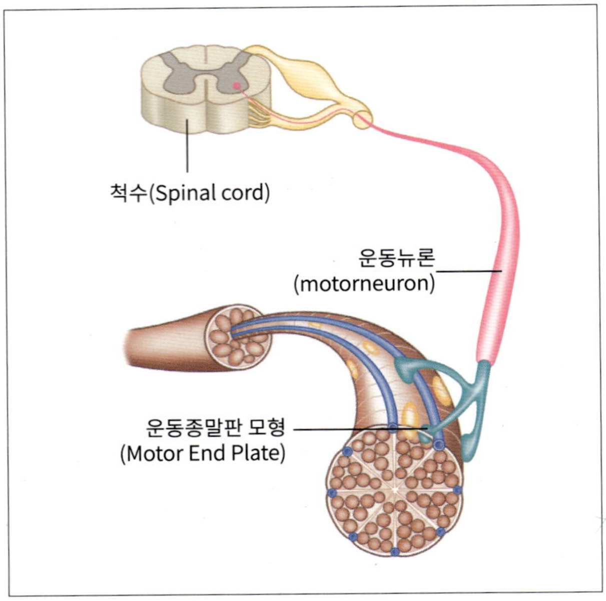

그림 1.3 운동단위와 골격근

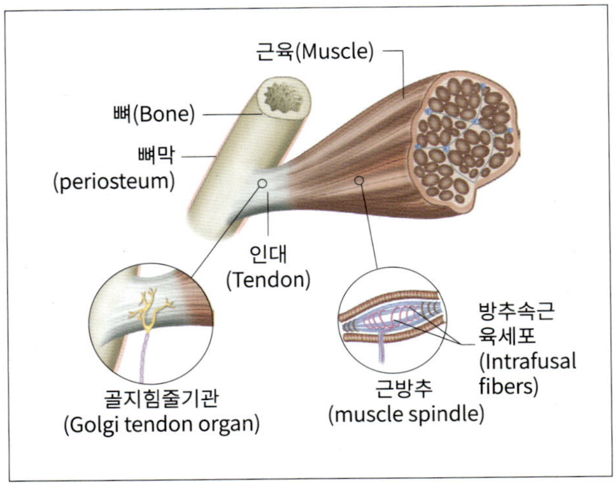

그림 1.4 근방추와 골지힘줄기관의 구조

지힘줄기관(GTO) Golgi tendon organs이 있다. 근육방추들 Muscle spindles은 마치 담배와 같은 모양을 하고 있으며, 결합조직 피막 안에 함께 들어있는 방추속근육세포 intrafusal fibers라고 불리는 매우 작고 변형된 근육섬유와 신경종말로 구성되어 있다. 이들은 주요 근육섬유 사이에 평행하게 놓여져 있다. GTO는 대부분 근육들의 접합부와 힘줄 또는 힘줄막에 위치하고 있다.

신장 반사(Stretch Reflex)

신장반사는 근육긴장도를 유지함으로써 자세조절을 돕는다. 또한 갑작스럽고 예상치 못한 근육신장의 증가에 반응할 수 있도록 하여 부상을 예방하는 데 도움이 된다. 이것은 다음과 같은 과정으로 이루어 진다.

1. 근육이 신장될 때 그 근육방추들이 흥분되어 척수로 각 근육방추들이 신장되는 속도를 전달하는 신경자극을 보낸다.
2. 이 신경자극을 받으면, 척수신경은 움직임을 감속시키기 위해 비례하는 자극을 즉시 신장된 근육섬유에 되돌려 보내 수축을 유발한다. 이 순환과정을 반사활reflex arc이라고 한다.
3. 척수에서 수축한 근육에 대항하기 위해서 어떠한 자극을 동시에 보낸다. (예를 들어, 수축에 반대되는 근육), 이는 대항근의 움직임을 억제하여 신장된 근육의 수축에 저항할 수 없게 한다. 이러한 과정을 상호억제reciprocal inhibition: RI라고 한다.
4. 이 척수반사와 동시에, 신경자극 또한 근육의 길이와 근육수축의 속도에 대한 정보를 척수를 통해 뇌로 전달한다. 뇌의 반사는 적절한 근육 긴장도를 유지하여 자세와 움직임의 요구를 충족시키기 위해 신경자극을 다시 근육으로 보낸다.
5. 한편, 근육방추 내의 방추 속 근육섬유의 미세한 신장 민감도는 척수 내의 운동신경에서 발생

하는 감마 날신경섬유[2] gamma efferent nerve fibers에 의해 안정되고 균일하게 조절된다. 따라서, 감마 운동 신경반사활gamma motor neuron reflex arc은 근육수축의 균일성을 조절하게 되며, 만약 감마 원심성 신경이 적절하게 조절되지 않으며, 과도한 신장반사가 발생할 수 있다.

임상에서 사용되는 신장반사stretch reflex의 기본적인 예시로는 작은 고무 망치로 슬개골 인대를 가볍게 두드리는 무릎반사knee jerk, patellar reflex가 있다. 그러면 다음과 같은 결과가 나타난다.

1. 무릎인대를 갑자기 신장stretch시킴으로써 넙다리네갈레근이 신장된다. 예, 무릎인대를 세게 두드리면 힘줄이 연결된 넙다리네갈래근을 신장시킨다.
2. 이러한 빠른 신장은 넙다리네갈래근 내의 근방추를 흥분시키고 넙다리네갈래근이 수축하게 된다. 이는 무릎이 갑자기 펴지면서 작은 발차기를 유발하고 근육방추의 긴장은 원래대로 돌아오게 된다.
3. 동시에, 넙다리네갈래근의 대항근인 넙다리뒤근에 대한 신경자극은 그 동작을 기능적으로 억제한다.

신장반사의 예로 잘 알려진 또 다른 예는 사람이 앉은 자세에서 잠에 들었을 때가 있다. 머리에 긴장이 풀려 앞으로 내려가면 다시 반사적으로 돌아올 것이다. 이는 목 뒤쪽의 신장된 근육방추가 반사활을 활성화시켰기 때문이다.

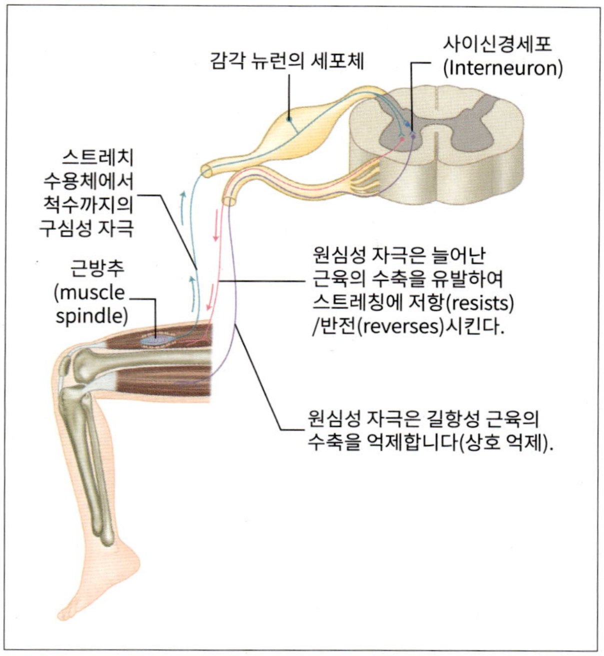

그림 1.5 신장반사 활(stretch reflex arc)

또한 신장반사는 자세를 유지하는 근육의 긴장도를 유지하기 위해 지속적으로 작용한다. 즉, 의식적인 노력 없이 앞으로 넘어지지 않고 서 있는 것을 가능하게 한다. 이처럼 무너지지 않고 서 있게 하는 일련의 과정은 순식간에 일어나는데, 다음과 같다.

1. 서 있는 자세에서, 우리는 앞으로 흔들리기 시작한다.
2. 이 상태에서 종아리근육이 길어져 당겨지고 반사활이 활성화된다.
3. 종아리근육은 곧바르게 선 자세로 되돌리기 위해 연속적으로 수축한다.

2 이 신경 섬유의 기능은 스핀들의 민감도와 근육의 전체 긴장을 조절하는 것

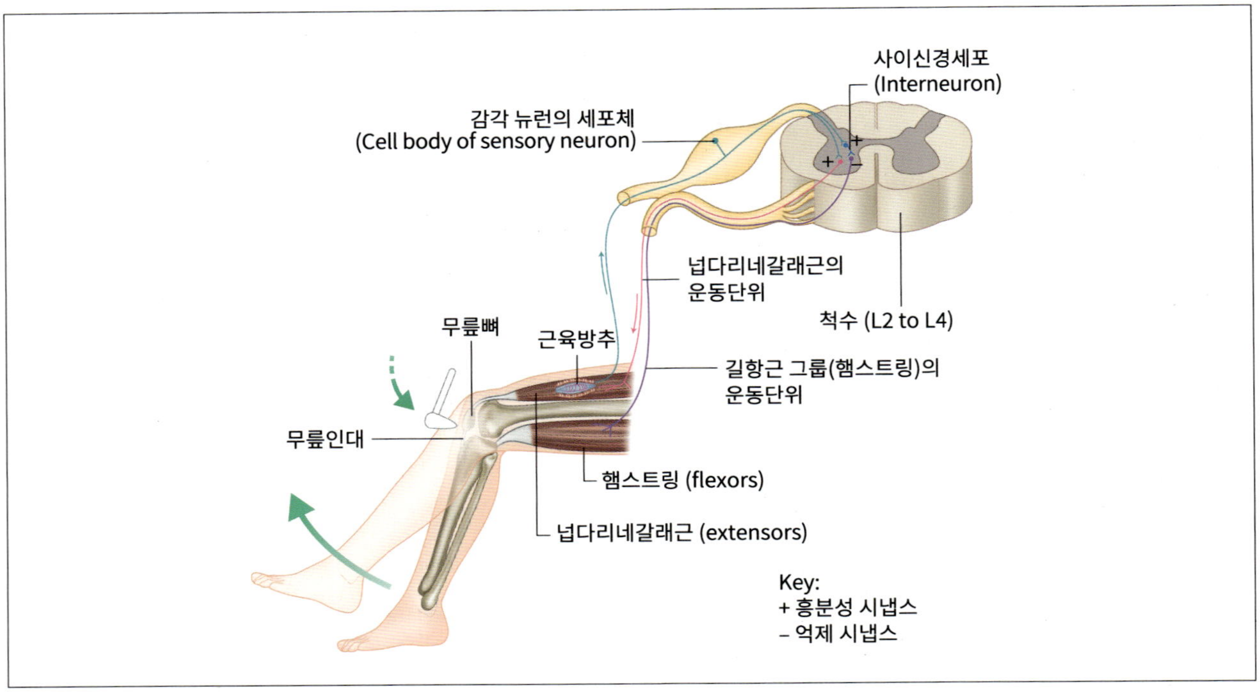

그림 1.6 슬개골 반사(patellar reflex).

깊은힘줄반사[자가억제(autogenic inhibition)]

근육섬유 신장에 대한 근육방추의 반응을 포함하는 신장반사와는 반대로, 깊은힘줄반사deep tendon reflex는 근육 수축 또는 과도한 긴장 증가에 대한 골지힘줄기관(GTO)의 반응을 포함한다. 따라서, 깊은힘줄반사는 신장반사와 반대되는 영향을 만든다. 과정은 다음과 같다.

1. 근육이 수축할 때, 양쪽 끝에 위치한 힘줄을 당긴다.
2. 그 힘줄의 긴장은 GTO가 척수로 자극을 전달하도록 한다 몇몇 자극은 소뇌로 전해지기도 한다.
3. 이러한 자극들이 척수에 다다르면, 수축하는 근육을 지배하는 운동신경을 억제하여 긴장도를 감소시킨다.
4. 동시에, 대항근이 활성화되어 수축한다. 이 를 상반신경지배에 의한 활성reciprocal activation이라고 한다.
5. 반면에, 소뇌로 전달되는 정보는 근육의 긴장을 재조정하는 것을 돕기 위해 처리된다.

깊은힘줄반사는 보호적인 기능을 가지고 있다. 이는 근육이 심하게 수축하여 뼈로부터 떨어지는 것을 방지한다. 따라서 달리기와 같이 굴곡과 신장이 빠르게 바뀌는 활동을 하는 동안에 특히나 중요하다.

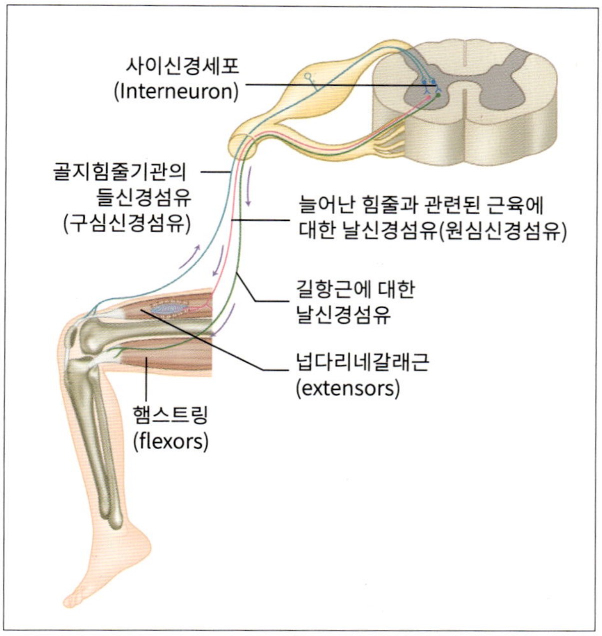

그림 1.7 깊은힘줄반사(deep tendon reflex).

참고: 일상적인 움직임에서 근육의 긴장은 GTO를 활성화하고 깊은힘줄반사를 일으키기에 충분하지는 않다. 반대로, 근육방추의 신장반사의 역치는 훨씬 더 낮다. 왜냐하면 몸을 똑바로 유지하기 위해 자세를 유지하는 근육들에서 충분한 긴장도를 지속적으로 유지해야 되기 때문이다.

등척성 수축과 등장성 수축

근육은 부착된 힘줄을 더 가깝게 하기 위해 자극을 받으면 수축할 것이지만 이것이 반드시 근육의 수축을 일으키는 것은 아니다. 만약 근육의 수축이 아무런 움직임을 일으키지 않는다면, 이것은 등척성 수축isometric이라고 한다. 만약 움직임이 나타나면 등장성 수축isotonic이라고 한다.

등척성 수축(Isometric Contraction)

등척성 수축은 근육의 장력이 증가할 때 발생하지만, 근육의 길이는 변하지 않고 유지된다. 즉, 근육이 긴장하더라도 그 근육이 지나는 관절은 움직이지 않는다. 한 가지 예시는 팔꿈치를 90°로 구부려 움직이지 않은 상태에서 무거운 물체를 들고있는 것이다. 움직일 수 없을 정도로 무거운 것을 들어 올리려고 하는 것도 또 다른 예이다.

참고: 자세를 유지하는 근육들 중 일부는 자동반사에 의해 등척성으로 작용한다. 예를 들어, 곧바로 선 자세에서 몸은 자연스럽게 발목 앞쪽으로 넘어지려는 경향이 있다. 이는 종아리근육의 등척성 수축을 말한다. 마찬가지로, 목 뒤의 근육이 등척성으로 수축하지 않으면, 머리의 무게가 두개골의 무게중심(COG)을 앞으로 기울어지게 만든다. 이러한 근육 수축은 머리를 중앙에 유지하는 역할을 한다.

등장성 수축(Isotonic Contraction)

근육의 등장성 수축은 우리의 움직임을 가능하게 하는 중요한 메커니즘이다. 이 수축은 크게 두 가지

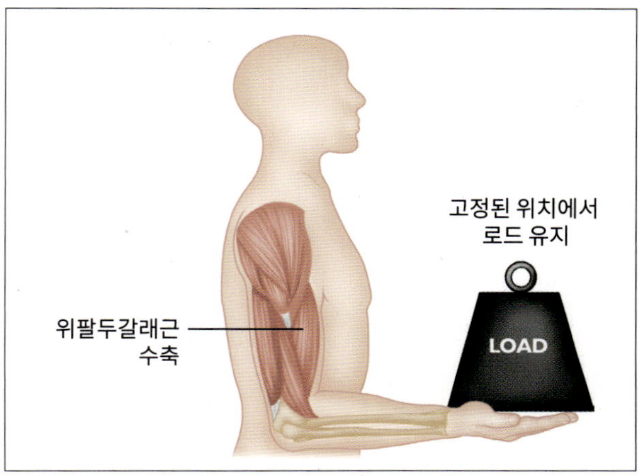

그림 1.8 등척성 수축(Isometric contraction.)

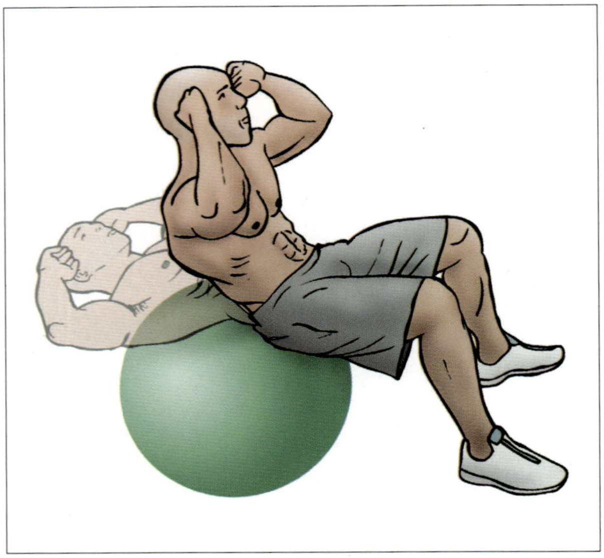

그림 1.9 복근의 단축성 수축은 몸을 일으킴

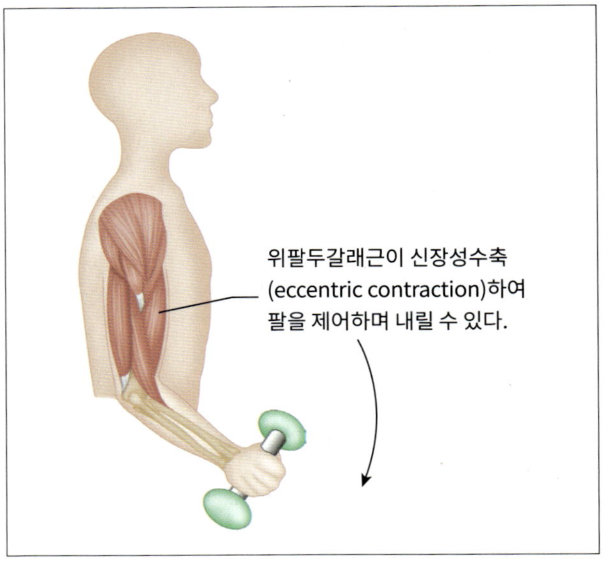

그림 1.10 위팔두갈래근의 신장성 수축(Eccentric isotonic)

유형으로 나눌 수 있는데, 바로 단축성 수축과 신장성 수축이다.

단축성concentric 수축에서는 근육이 관절에서 동작을 만들어내며 서로 가까워지도록 움직인다. 예를 들어, 손으로 물체를 잡고 있을 때 위팔두갈래근이 동심성으로 수축하면 팔꿈치 관절이 굽혀지고 손이 어깨 쪽으로 이동한. 또 다른 예로, 천장을 볼 때 목 뒤의 근육들이 머리를 뒤로 기울이면서 목을 늘리기 위해 동심성으로 수축한다.

신장성Eccentric 수축은 중력이 작용할 때 근육 섬유가 움직임을 늦추기 위해 통제된 방식으로 작용하는 것을 말한다. 예를 들어, 팔을 내려 들고 있던 물건을 옆에 내려놓으려고 할 때, 신장성 수축이 없다면 너무 빠르게 상황이 진행될 수 있다. 또 다른 일상적인 예로는 의자에 앉으려고 할 때, 근육이 천천히 조절되면서 앉는 동작을 돕는 것이다. 따라서, 등척성 수축은 근육이 짧아지고 등장성 수축은 실제적으로는 근육이 길어진다는 차이점이 있다.

CHAPTER 2

근에너지기법의 소개 (Introduction to Muscle Energy Techniques)

물리치료사들은 환자의 근육을 이완시키고 풀어주기 위해 여러 가지 방법을 활용한다. 이러한 방법들은 환자의 몸이 스스로 치유하는 데 도움을 준다. 그중 하나가 바로 근육 에너지 기법(MET)이다. 이 기법을 올바르게 적용하면 환자의 건강에 긍정적인 영향을 미칠 수 있다.

> 정의: MET는 환자 근육의 요구를 정확하게 통제된 자세로, 특정한 방향으로 그리고 적용된 대항력에 대해 적극적으로 사용되는 정골요법의 조작 진단 및 치료의 한 형태이다.

1948년 Fred Mitchell(Sr., DO.,)에 의해 처음 기술된 MET는 적용에 있어 특별하다. 치료 과정에서 환자가 스스로 어떤 움직임이나 힘을 사용하여 능동적으로 참여하고 치료사는 단순하게 그 과정을 도와주는 방식이다. 주된 힘은 환자의 물렁조직(근육)의 수축에서 발생하며, 이는 현재의 근골격계 기능 장애를 보조하고 교정하는 데 사용된다. 이 치료 방법은 보통 간접적인 기법과는 반대로 직접적인 형태로 분류된다. 그 이유는 근육의 힘이 통제된 위치에서 특정 방향으로 작용하고, 그리고 대개 치료사에 의해 적용되는 대항력이기 때문이다.

MET의 장점

MET의 개념을 학생들에게 가르칠 때, 내가 강조하는 장점 중 하나는 유연성을 증가시키기 보다는 관절의 범위를 정상화 하는 데 사용한다는 것이다. 좀 더 직관적인 예를 들어보자. 만약 환자가 오른쪽 목을 왼쪽만큼 돌리지 못 한다면 목뼈는 오른쪽 회전에 제한이 있는 것이다. 목뼈의 정상적인 회전범위는 80°이지만 환자는 오른쪽 회전이 70°밖에 되지 않는다. 이런 경우에 MET를 사용한다. 짧아지고 제한된 근육에 MET를 적용한 후에, 목뼈는 80°까지 회전할 수 있을 것이다. 환자는 모든 노력을 했고, 당신은 물리치료사로서 경추가 오른쪽으로 더 회전할 수 있도록 도와주었다. 우리는 이제 관절범위를 '정상'으로 회복시켰다. 이는 매우 딱딱한 감각을 스트레칭한 것이 아니다. 전반적으로 유연성이 개선되었지만 이것은 정상적인 관절범위가 되기 위한 정도에 불과하다.

MET가 사용되는 맥락과 유형에 따라 이 치료의 목표는 다음과 같다.

- 과긴장된 근육 정상적인 긴장도로 회복
- 약화된 근육 강화

- 차후 신장을 위한 근육 준비
- 관절가동성 증가
- 소근육 활성화
- 근골격계 기능 향상

과긴장된 근육을 정상적인 긴장도로 회복시키기

우리는 물리치료사로서 MET의 단순 과정을 통해 과긴장되어 짧아진 근육을 이완시킬 것이다. 만약 관절가동범위(ROM)에 제한이 생긴다면 과긴장된 구조의 초기 확인을 통해 우리는 조직의 정상성 회복을 돕는 기술을 사용할 수 있다. 특정한 유형의 마사지치료는 이러한 이완효과를 도움이 되며, 일반적으로는 MET가 마사지치료와 함께 적용된다. 개인적으로 움직임을 동반한 마사지가 물리치료사가 사용할 수 있는 가장 최고의 도구 중 하나라고 생각한다.

약화된 근육을 신장시키기

MET는 환자가 신장 과정에 앞서, 근육을 수축하도록 하게 함으로써 약화된 또는 심지어 늘어질 정도로 이완된 근육의 강화에도 사용된다. 치료사는 환자에게 치료사가 적용한 저항(등척성 수축)에 대하여 약화된 근육을 수축하도록 지도하여 MET를 변형할 수도 있어야 한다. 이때 저항하는 시간은 달라질 수도 있다. 예를 들어, 환자에게 할 수 있는 최대치 힘의 약 20~30 %를 5초에서 15초 동안 사용하여 움직임에 저항을 줄 수 있다. 그 후 환자들은 동작을 반복하는 사이에 10~15초 휴식을 취하고 5~8번 움직임을 반복한다. 시간이 지남에 따라 환자의 증상은 개선될 수 있다.

다음 신장을 위해 근육을 준비하기

특정 환경에서, 환자가 참여하는 스포츠는 환자의 관절 가동범위에 의해 결정된다. 모든사람은 유연성을 향상시킬수 있고, MET는 그 목표를 달성하는 데 도움이 된다. MET의 중점은 관절가동범위를 개선하는 것임을 잊지 말아야 한다.

만약 환자의 유연성을 정상의 범위를 지나 향상시키고 싶다면, MET를 보다 적극적으로 사용할 필요가 있다. 이를 위해 환자에게 일반적인 근육 용량의 10%에서 20% 정도보다 조금 더 강하게 수축하게 지시할 수 있다. 예를 들어, 환자에게 근육용량의 40~70%를 사용하여 수축하게 지시할 수 있다. 이렇게 증가된 수축은 더 많은 운동단위가 활발해지도록 자극하여 결과적으로 골지힘줄기관(GTO)Golgi tendon organ의 자극을 증가시킨다. 이는 근육을 더 이완시켜 근육이 더 길어지도록 하는 효과가 있다. 어느 쪽이든 일단 MET가 치료 계획에 동반된다면 유연성 프로그램이 뒤따를 수 있다.

관절 움직임 증가시키기

다음은 근육 테스트 강의를 할 때 내가 가장 좋아하는 말 중 하나이다.

> 뻣뻣한 관절은 짧은 근육을,
> 짧아진 근육은 뻣뻣한 관절을 초래할 수 있다.

이 부분은 일반적으로 알려진 사실이다. 올바르게 사용된 MET는 근육을 이완시키고 관절 움직임을 향상시키는 최고의 방법 중 하나일 것이다. MET의 중점은 환자가 근육을 수축할 수 있도록 하는 것이다. 이후 근육의 이완을 유도하여 특정 관절 내에서 더 증가한 ROM을 달성할 수 있게 한다.

일부 순환 증가시키기

만약 기능장애가 있는 부위에 물렁조직 기술을 적용했다면 순환이 개선될 수 있다는 사실은 말할 필요도 없다. 환자가 10초 동안 수축했다가 이완하는 과정을 몇 번 더 반복하게 하면 그 부위로 혈액이 자동으로 흐르도록 유도할 것이다.

근골격계 기능 향상시키기

각 장을 진행하면서 MET 치료가 요구되는 특정 부위를 식별할 수 있는 차트에 주목을 해야 한다. 첫 번째 사례에서는 상체 물렁조직의 기능부전을 치료하기 위해 MET를 평가하고 사용하는 방법을 보여줄 것이다. 먼저 상체를 평가하고 치료한 후, 하체와 몸통 근육계통에도 동일하게 적용할 수 있다.

이 접근법을 보편적인 기준으로 두고 사용한다면 사람의 전체 근골격계 기능에 커다란 영향을 줄 것이다.

MET의 생리학적 효과

MET의 효과로는 크게 두 가지가 있다. 이를 두 종류의 생리학적 과정을 근거로 설명한다.

- 수축 후 이완 기법(PIR)Post isometric relaxation
- 상호억제(RI)Reciprocal inhibition

우리가 MET를 사용할 때, 특정 신경학적 영향이 발생한다. 우리가 이 PIR/RI의 주요 과정에 대해 논의하기 전에 우리는 신장 반사와 관련된 두 가지 유형의 수용기를 고려해야 한다.

- 근육섬유의 길이에서 속도의 변화뿐만 아니라 길이 변화에 민감한 근방추들
- 오래 지속되는 장력 변화를 감지하는 GTO

근육을 늘리는 것은 그 근육방추에서 척수의 뒤뿔세포(PHC)posterior horn cell까지 전달되는 자극을 증가시킨다. 결과적으로 앞뿔세포(AHC)anterior horn cell는 운동 자극의 증가를 근육섬유에 전달하여 근육 신장에 저항하는 보호장력을 만든다. 그러나 몇 초 후에 증가된 장력은 PHC로 자극을 전달하는 GTO 내에서 감지된다. 이러한 자극은 AHC에서 증가된 운동 자극을 억제하는 영향을 준다. 이 억제 효과는 운동 자극의 감소와 그에 따른 이완을 초래한다. 이는 근육의 지속적인 신장이 신장 능력을 증가시킬 것을 의미한다. 그 이유는 GTO의 보호를 위한 이완이 근육방추에 의해 보호 수축을 중단시키기 때문이다. 그러나 근육방추들의 빠른 신장은 즉각적인 근수축을 일으키고 이는 지속되지 않기 때문에 억제 작용은 나타나지 않을 것이다(그림 2.1). 이것을 기본 반사활basic reflex arc이라고 한다.

등척성후이완(PIR)Post Isometric relaxation은 등척성 수축이 유지될 때, 척수를 통해 근육 자체를 통한 신경학적 피드백이 나타나며 수축된 근육의 긴장도 감소를 가져온다.(그림 2.2) 이 긴장도 감소는 대략 20초

에서 25초 정도 지속됨으로써 ROM을 향상시킬 수 있는 완벽한 기회를 얻는다. 이렇게 이완되는 동안 조직은 더 쉽게 새로운 길이로 이완될 수 있다.

상호억제(RI)Reciprocal inhibition가 사용될 때, 근긴장도 감소는 근육 수축에 대한 대항근의 생리학적 억제 효과에 의존한다 (그림 2.2). 수축하는 작용근의 운동신경이 구심성 경로에서 흥분성 자극을 받으면 동시에 반대쪽 대항근의 운동신경은 억제성 자극을 받아 근육이 수축을 방지한다. 따라서 작용근의 수축 또는 지속적인 신장은 이완을 유도하거나 대항근을 억제할 수 있다. 그러나 작용근의 빠른 신장은 대항근의 수축을 촉진할 것이다. 대부분의 MET 적용에 있어 제한점되는 부분 또는 제한점되는 짧은 부분은 MET를 수행할 때 선호되는 위치이다. 분명히 MET는 다른 치료기법들과 비교했을 때 상당히 가벼운 형태의 신장이므로, 재활 과정에 더 적합하다고 생각해볼 수 있다. 근육 짧아짐의 대부분의 문제는 자세를 유지하는 근육들에서 발생한다는 것을 알아야 한다. 이러한 근육들은 대부분 느리게 수축하는 섬유들로 구성되어 있기 때문에 가벼운 형태의 신장이 더 적절할 수도 있다.

MET의 적용

'제한점 지점' (또는 '제한 장벽')

이 장에서는 '제한점'이라는 단어가 계속 언급될 것이다. 제한점 지점point of bind 또는 제한 장벽restriction barrier은 치료사의 손이나 손가락으로 촉진할 때 저항이 처음 느껴지는 것을 말한다. 치료사는 경험과 지속적인 연습을 통해 영향을 받은 부위가 부드럽게

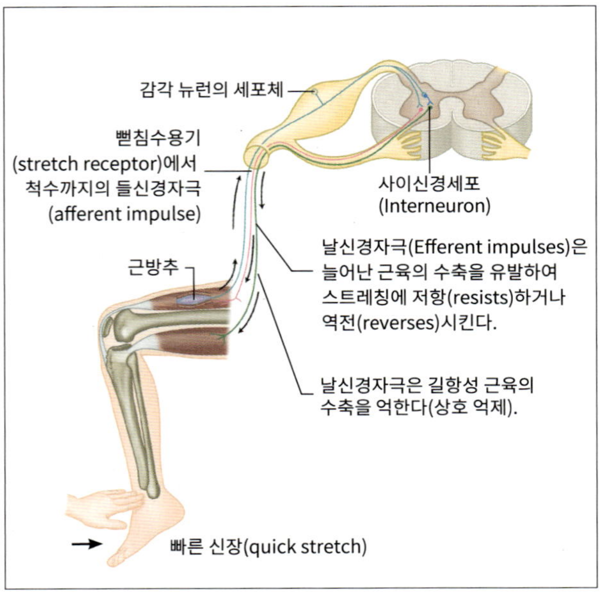

그림 2.1 신장 반사 활(손에 의한 빠른 신장은 근방추를 활성화 한다)

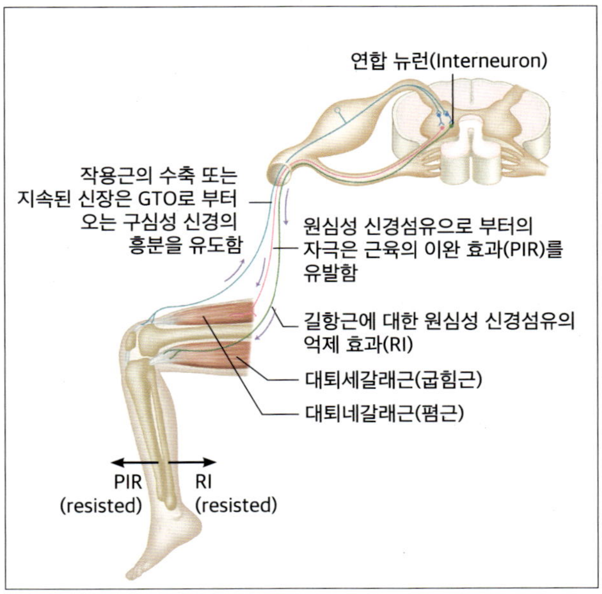

그림 2.2 수축 후 이완 기법(PIR)과 상호 억제(RI)

제한점 지점으로 들어갈 때 물렁조직 저항을 촉진할 수 있을 것이다. 이 제한점 지점은 신장되는 지점이 아니다. 제한점 지점은 단지 신장 전의 상태를 말한다. 치료사는 환자 스스로 신장 되었다고 말할 때까지 기다리지 않고 차이를 느낄 수 있어야 한다.

급성기와 만성기

MET를 사용해 치료한 물렁조직의 상태는 일반적으로 급성 또는 만성으로 분류되며, 이는 어떠한 형태의 염좌 또는 외상을 받은 조직들과 관련된 경향이 있다. MET는 급성기와 만성기 모두에서 사용될 수 있다. 급성기는 3~4주 까지 뚜렷이 발생한 증상, 통증 또는 경련, 모든 것을 포함한다. MET의 어떤 변형이 적합할지 결정하는 데 있어 더 오래되고 덜 명백한 급성기의 특징은 만성으로 간주한다.

만약 현재 상태가 상대적으로 급성(최근 3주 내로 발생한 경우)이라고 느낀다면, 제한점 지점에서 등척성 수축을 수행할 수 있다. 환자의 근육을 10초 정도 등척성으로 수축시킨 후 치료사는 영향을 받은 부위를 새로운 제한점 지점으로 이끈다.

만성기(3주 이상 지속적일 경우)에서는, 제한점 지점 바로 앞에서 등척성 수축을 시작한다. 환자는 10초 동안 근육을 수축시킨 후, 치료사는 제한점 지점을 지나 특정 부위를 새로운 제한점 지점으로 이끈다.

등척성 후 이완(PIR) VS 상호억제(RI)

보통 환자가 호소하는 통증이 어느 정도 인지는 처음에 어떤 치료 방법을 적용할지를 정하는 결정요소이다. PIR은 일반적으로 짧아지거나 팽팽해진 근육들에 선택되는 기술이다. 이러한 근육들은 풀어주고 이완시키는 과정에서 초기에 수축하게 된다.

하지만 경우에 따라서는 다를 수 있다. 작용근이 (예를 들어 짧아진 구조의 작용근) 수축될 때 환자가 불편함을 느낄 수 있다. 이 경우에는 반대되는 근육군(대항근)의 수축이 더 적절할 것이다. 그 이유는 이 방법은 환자의 통증에 대한 인지를 감소시키지만 여전히 통증을 느끼는 조직의 이완을 유도하기 때문이다. 따라서 가장 먼저 만약 짧아진 조직에 민감도가 증가한 경우, 일반적으로 통증이 없는 대항근에 RI 방법을 사용하는 것이 첫 번째 방법이 될 수 있다.

환자의 초기 통증이 적절한 치료로 감소했다면 PIR 기법이 동반될 수 있다.(앞서 설명한 것처럼, PIR은 RI가 사용되는 대항근과는 반대로, 짧아진 구조물에 등척성 수축을 사용한다.) 가장 좋은 접근법을 결정하는 데 있어 중요한 요소는 민감한 조직이 급성기인지 만성기인지의 여부이다.

정기적으로 PIR과 RI를 사용한 결과, 과긴장된 구조물은 PIR을 사용했을 때 가장 좋은 결과를 가져왔다(PIR을 적용하였을 때 환자가 통증이 없다는 전제 하에). 그러나, 한 번 PIR을 수행한 후 짧아지게 되어 팽팽한 조직에 더 많은 ROM이 필요하다고 느낀다면, 약 2번의 반복 동안 RI를 대항근에 사용할 것이다. 이 개인적인 접근방법은 환자들의 전반적인 ROM을 향상시키는 데 바람직한 영향을 가져왔다.

PIR의 예시

MET치료의 PIR 방법을 설명하기 위해서 지금부터 엄지모음근(엄지 또는 엄지와 관련된 근육)에 그 과정을 적용할 것이다.

치료사는 왼손(또는 오른손)을 빈 종이 위에 놓고 손을 최대한 벌린 상태에서 손가락과 엄지 주위를 따라서 그린다. (그림 2.3)

종이를 치우고 엄지를 제한점 지점이 느껴질 때까지 할 수 있는 만큼 최대한 벌린다. 다음으로, 오른손 손가락을 왼손 엄지 위에 놓고, 등척성 수축을 사용하여 오른손 손가락의 아래쪽 압력에 대항하여 왼손 엄지를 모으면 등척성 수축이 일어난다(그림 2.4). 이 압력을 10초 동안 가한 후에 숨을 들이마시고 내쉬면서 수동적으로 엄지를 더 벌리도록 한다(단, 강제로 밀지 않는다). 이 과정을 두 번 더 반복하고 마지막 반복에서 최소 20초에서 25초 동안 최종휴식을 유지한다.

다시 손을 종이 위에 놓고 손 주위를 따라 그린다.(그림 2.5) MET 효과에 의해서, 이전보다 엄지가 더 벌어지는 것을 볼 수 있을 것이다.

RI 예시

RI를 적용하는 것은 PIR 방법의 단계와 같이 따른다. 엄지를 저항에 대하여 모으는 것 대신에 제한점 지점에서 엄지를 벌리고, 다시 또 제한점 지점에서 엄지를 벌린다. 즉 저항에 대해 엄지(짧은엄지벌림근을 사용하여) 엄지를 벌리고 반대의 동작을 수행하면 된다(그림 2.6). 이 저항을 10초간 적용한 후에 숨을 들이마시고 내쉬면서 수동적으로 엄지를 더 벌린다. (다시 말하지만 절대로 억지로 벌리지 않는다). 이 과정을 한두 번 더 반복하고 마지막 반복에서 최소 20~25초 정도 최종휴식을 유지한다. 이전과 마찬가지로 손을 다시 종이 위에 놓고 손 주위를 따라 그린다(그림 2.5). 이전보다 엄지가 더 벌어지는 것을 볼 수 있을 것이다.

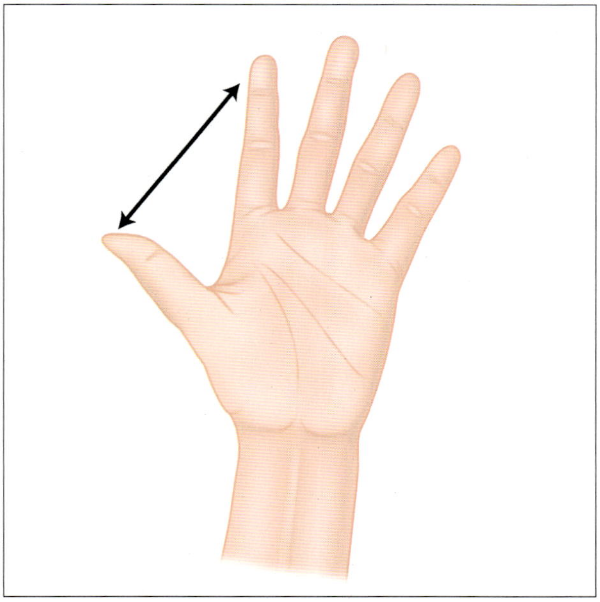
그림 2.3 엄지와 시지 사이의 길이 측정

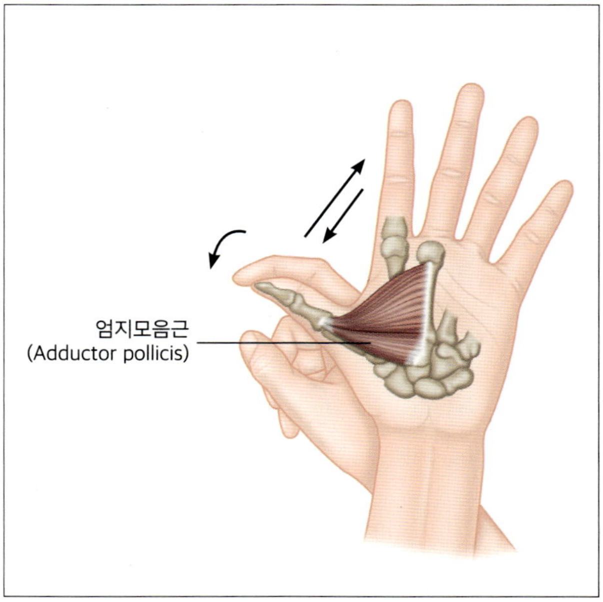

그림 2.4 다른 쪽 손에 의해 가해진 저항에 대항해 엄지를 모으는 동작(PIR 방법)

MET 절차

- 환자의 사지는 저항이 느껴지는 지점, 즉 제한점 지점으로 이동시킨다. 특히 이런 조직들이 만성기에 있다면 치료하고자 하는 부위의 짧은 제한점 지점을 완화하면 환자가 더 편안해질 수 있다.
- 치료사는 환자에게 적용하는 저항에 대해 사용할 수 있는 근육용량의 대략 10~20%를 사용하여, PIR 또는 RI에 의해 치료받을 근육을 등척성으로 수축하도록 한다. 만약 PIR을 사용하면 환자는 작용근을 사용해야 한다. 이는 팽팽하고 짧아진 구조물들을 즉각적으로 이완시켜줄 것이다. (아래 PIR의 예시를 참고하라.)
- MET의 RI를 사용할 경우, 환자는 대항근을 등척성으로 수축해야 한다. 이는 여전히 팽팽$_{tigh}$t하고 짧아진$_{shortened}$ 구조물들이 있는 반대편 근육군들에 이완 나 염좌를 유발해서는 안 된다. 환자에게 깊게 숨을 들이마시고, 내쉬면서 긴장을 풀게 한다. 치료사는 과긴장된 근육이 신장되는 특정 관절을 새로운 위치로 이끎으로써 관절 범위를 정상화시킨다.
- PIR을 유도하는 등척성 수축 후에 15초에서 30초 동안 이완하는 시기가 있다. 이 기간은 조직을 신장시켜 새로운 이완 길이를 가져오는 완벽한 시기이다.
- 더 이상 진행이 어려울 때까지 이 과정을 반복한다(일반적으로 3~4회). 그리고 최종휴식 자세에서 대략 25~30초 동안 유지한다.
- 25초에서 30초의 시간은 신경계가 새로운 이완 위치에 적응되는 데 충분한 시간이다.
- 이런 치료 유형은 팽팽하고 짧아진 물렁조직을 풀어주고 이완하는 데 굉장히 효과적이다.

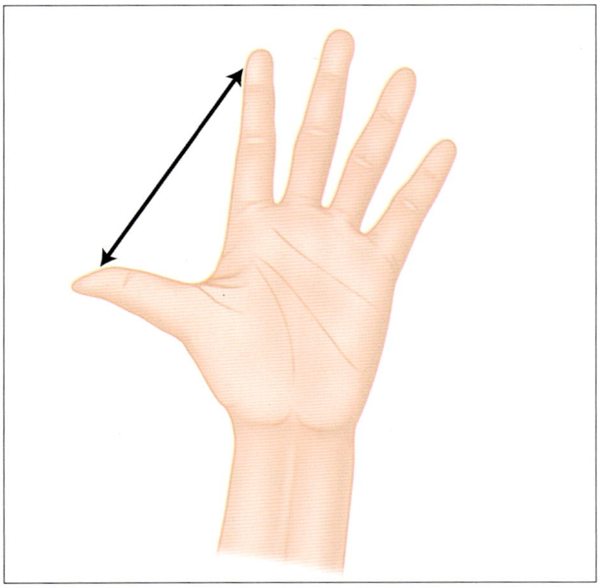

그림 2.5 PIR과 IR을 이용해서 MET 적용 후 손가락 사이 간격을 재측정함

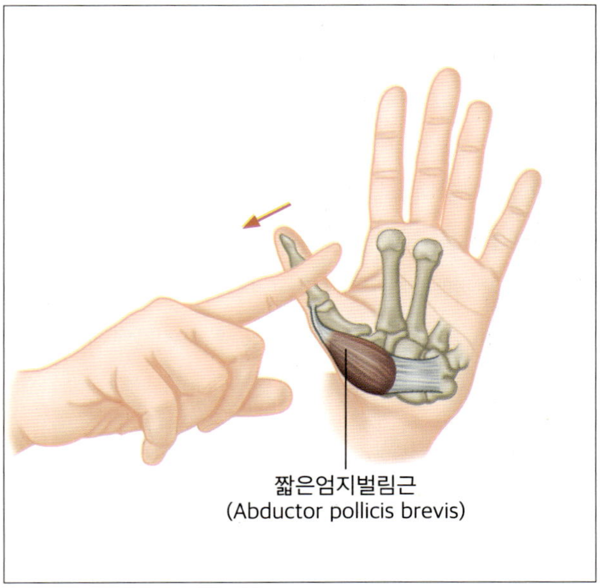

그림 2.6 다른쪽 손에 의해 적용된 저항에 대항해서 엄지를 벌리는 동작(RI 방법)

RI에서 불응기(휴지전위를 회복하는 데 필요한 짧은 시간)는 약 20초간 발생한다. 하지만 상호억제는 PIR보다 덜 강력하다고 여겨진다. 치료사는 두 가지 접근법을 모두 사용할 줄 알아야 한다. 통증이나 부상으로 인해 때때로 작용근의 사용이 부적절할 수 있기 때문이다. MET에 사용되는 힘의 양이 최소이기 때문에, 부상이나 조직이 손상되는 위험은 줄어든다.

'팽팽함'의 의미를 이해하기

'팽팽함$_{tight}$'이라는 단어의 의미를 이해하는 데 있어 이는 치료사들에게 꽤나 혼란스러울 수 있다. '팽팽함'은 '단축/짧아짐$_{short}$'이라는 단어와 호환되거나 팽팽함이라는 단어 대신에 사용될 수 있기 때문이다. 예를 들어, 경험이 부족한 치료사는 조직을 촉진하고 그 조직이 팽팽하게 느껴진다고 자동적으로 말할 수 있다. 이때 치료사는 그 조직이 짧아지거나 팽팽함이 느껴지는지 또는 그 조직이 신장되어 결과적으로 팽팽함이 느껴지는지 이해하기 어려울 수 있다.

임상에서의 예를 통해 다른 방법으로 한 번 살펴보도록 하자. 위등세모근을 치료할 때 치료사는 그 근육이 팽팽하다고 촉진된다고 말할 수 있다. 그 이유는 위등세모근은 자세에 따라 짧아지는 경향이 있기 때문에 팽팽하게 촉진되는 경향이 있다. 아래등세모근에 대해 말해보자면, 우리는 다시 '팽팽함'이라는 단어를 사용할지도 모른다. 이 아래등세모근 섬유들은 위등세모근과 비슷하게 느껴질 수 있기 때문이다. 그러나 사실 우리가 촉진하고 있는 것은 아래등세모근의 팽팽한 조직이다. 이는 신장된 위치에 있고 그후에 약화된 위치에서 유지되기 때문이다.

실제로 만약 위등세모근과 하부승모근을 같은 기법으로 치료한다면 한쪽 근육군은 개선될 수 있는 반면에 다른 한쪽은 그대로이거나 심지어 더 악화될 수도 있다.

초기에는 팽팽하고 짧아진 구조물(대항근)을 신장시키는 것이 이미 신장되거나 늘어난 조직을 짧아지게 시키는 데 도움이 될 수 있다. 이는 근육 불균형을 해결하는 효과를 가져올 수 있다는 것을 명심하라.

Kendall (2010)은 이것에 주목했다. '위축은 자세의 변형을 가져올 수 있지만 짧아짐은 자세의 변형을 만든다.' 다시 말하자면,

팽팽해진 근육은 관절을 기능 장애의 위치로 가져오고 약화된 근육은 기능장애를 나타나게 할 것이다.

대항근(반대쪽)에서는 자세 적응을 거쳐 결과적으로 신장되고 약화되는 경향이 있다는 것을 기억하여야 한다.

참고: 이 책을 통해 인체 근육구조의 대부분을 다루는 다양한 MET 기법을 지속적으로 논의하고 시연할 것이다. 물론 모든 근육에 대해 논의하진 않을 것이다. 그 이유는 이 책의 초점이 짧아진 후에 팽팽해지는 경향이 있는 자세 근육(3장에서 설명한)의 신장을 가져오는 것이기 때문이다.

CHAPTER 3

근육 불균형(Muscle Imbalances)

자세(Posture)

자세라는 용어는 환자, 운동선수 그리고 심지어 물리치료사에게도 항상 사용된다. '제 자세가 좋은 것 같나요', '제 자세는 정말 안 좋아요' 또는 '저의 자세 때문에 이렇게 통증이 나타나는 건가요?' 와 같은 말들을 듣는다. 자, 여기서 자세 개념이라는 걸 살펴볼 것이다.

자세는 Thomas(1997)가 논의한 바와 같이 태도 또는 신체의 자세로 정의되며, Martin(2002에 따르면 자세는 세 가지의 기능을 수행해야만 한다.

1. 어느 자세에서든 신체 부위의 정렬을 유지한다: 반듯이 누운 자세, 엎드린 자세, 네발자세, 선 자세
2. 손을 뻗거나 발을 내딛는 것과 같은 자발적이고 목표지향적인 움직임에 참여할 수 있도록 변화를 예측한다.
3. 예상치 못한 동요나 균형의 방해에 반응한다.

위의 세 가지 기능을 통해 활동적인 상태일 뿐만 아니라 정적인 상태라는 것을 알 수 있다. 그리고 이는 곧 균형과 동의어이다. 정적인 자세(예를 들어, 앉거나 서 있을 때)뿐만 아니라 일상적인 활동 할 때의 기능적 움직임을 하는 동안에도 항상 최적의 자세가 유지되어야 한다.

운동을 수행하는 동안 최적의 자세와 자세 컨트롤이 되려면, 좋은 정적 자세의 원리를 충분히 이해해야 한다.

한번 이해하면 잘못된 자세를 구별하고 이를 바로 잡는 계획을 정한 다음 시행할 수 있다.

좋은 자세란 근골격계가 균형을 이룬 상태로, 이러한 구조가 일하거나 쉬는 자세(직립, 누운 자세, 스쿼트, 또는 허리를 구부린 자세 등)에서, 부상이나 점진적 기형으로부터 신체를 지지하는 구조물들을 보호하는 근육 및 골격의 균형상태를 말한다.

잘못된 자세는 몸의 다양한 부분에서의 잘못된 관계로 인해, 지지 구조물에 부담을 증가시키고, 지지기반에 대한 신체의 균형이 효율적이지 못하다.

근골격계 통증에서 특히 허리, 목 그리고 어깨 통증을 다룰 때는 반드시 환자의 자세를 고려하고 평

가해야 한다. 이는 환자가 직립 자세로 서 있을 때 어깨뼈는 자연스러운 휴식 자세를 취하고 있으며(이 후에 다시 언급될 것이다) 이때 어깨뼈의 위치는 어깨관절의 자연스러운 정렬, 특히 무게중심(COG)Center of Gravity의 특정한 정렬과 관련된 관절오목의 특정한 위치에 직접적인 영향을 미치기 때문이다. 이러한 어깨복합체의 위치 변화는 자연스럽게 목뼈의 위치를 변화시킬 것이다.

척주뒤굽음증(척추후만증)kyphosis을 가진 굽은등 환자에서 어깨뼈 위치는 이제 변할 것이다. 즉, 어깨뼈가 앞쪽과 아래쪽으로 회전하고 이어서 어깨뼈봉우리와 관절오목의 위치도 바뀌어서 원래의 상태보다 변경될 가능성이 커진다. 어깨충돌증후군, 가슴문증후군(흉곽출구증후군), 목뼈돌기사이관절증후군(경추후관절증후군)으로 몇 가지 예가 있겠다.

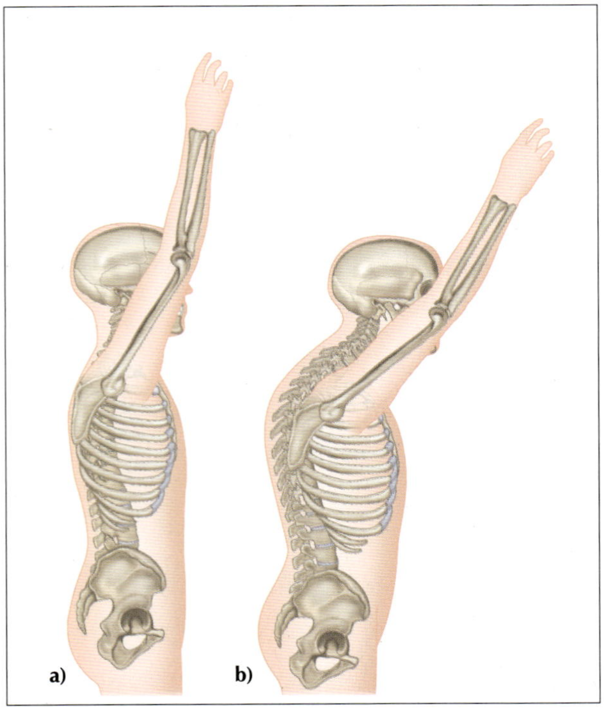

그림 3.1 (a) 귀를 지나쳐 팔을 굽히는 정상적인 운동범위. (b) 등뼈뒤굽음의 증가에 의한 제한된 팔 굽힘운동범위

그림 3.1을 보면, 환자가 스스로 팔을 자신의 귀 너머로 들어올릴 수 있는 것을 볼 수 있다. 왜냐면 척주뒤굽음증은 정상이기 때문이다. 하지만 척주뒤굽음증의 증가로 인해 ROM의 제한이 나타난다.

잘못된 자세(Poor Posture)

잘못된 자세는 여러 원인이 되는 요인들의 결과일 수 있다. 이 중 하나는 유전이다. 이것이 근본적인 원인이 될 수 있는지 아닌지와 상대적으로 치료하기 어려운지 알아보기 위해 부모의 체형을 평가하는 것이 필요할 수 있다. 또 다른 요인으로는 신체에 의해 입은 외상, 또는 강직성 척추염과 같은 염증성 관절 병리학으로 또는 근골격계 내의 어떠한 형태의 구조적 변형이 있을 수 있다. 이는 아마도 일상적인 습관, 특히 이 습관이 어렸을 때부터 있었다면 잘못된 기계적 부하를 받았을 것이다.

척추가 구부정한 자세는 일반적으로 젊은 성인들에게 보이며 이를 교정하지 않으면 결국 그들에겐 이것이 정상으로 느껴질 것이다. 어떤 사람들에게는 앉아 있는 것이 일반적인 자세가 되어 오랜 시간 동안(아마도 8시간 이상) 유지되는 보통의 자세가 되었고, 오늘날 사회의 많은 사람들은 중력과의 싸움에서 패배하고 무게중심점을 바꾸고 있다. 올바른 자세를 취하려고 할 때, 자세를 유지하는 근육들은 비활성화되고 에너지 효율적이며 똑바로 선 자세를 유지하기 위한 균형을 방해하기 위해서만 반응한다. 그러나 이상적인 정렬에서 멀어질수록 자세유지 근육들의 활동은 증가하여 에너지 소비는 높아지고 통증 증후군이 증가한다.

통증-긴장 주기(Pain Spasm Cycle)

허혈Ischemia은 잘못된 자세의 초기 단계에서 통증의 주된 원인이 될 것이다. 근육을 통한 혈류는 수축 또는 활동의 수준에 반비례하여 수축의 50~60%에서 거의 0에 도달한다. 일부 연구에 따르면 신체는 10% 이상의 지속적인 등척성 수축으로는 항상성을 유지할 수 없다.

만약 머리의 무게가 대략 전체 몸무게의 7%(어깨와 팔은 14% 정도이다)라고 예를 들어보자. 이는 한 사람의 무게가 80kg이라고 했을 때 머리의 무게는 5~6kg 정도가 될 것이다. 만약 이상적인 정렬이 아닌 상태에서 머리와 어깨를 앞으로 움직이면 목폄근이 급격하게 활성화 되어 혈류가 제한되는 결과를 초래한다.

이전의 저자들은 거북목증후군이 1인치(약 2.5cm) 앞으로 기울어질 때마다, 척추에 가해지는 머리의 무게가 추가로 4.5kg 증가한다고 언급했다. 예를 들어, 머리의 무게는 일반적으로 4.5kg 인데, 거북목자세가 1인치만 증가해도 9kg, 2인치(5cm)의 경우 13.5kg, 그리고 놀랍게도 3인치(7.5cm)는 18kg가 될 가능성이 있다. 그림 3.2 (a)를 보자.

신경운동계는 느린-연축slow-twitch과 빠른-연축fast-twitch로 구성되어 있으며 각각 신체의 기능에서 다른 역할을 한다. 느린-연축 섬유type I는 올바른 자세를 유지하는 것 같이 지속적인 낮은 수준의 활동에서 활성화되는 반면, 빠른-연축type II은 강력하고 총체적인 움직임에 사용된다. 근육은 긴장성(또는 자세유지)와 위상성 두 가지의 범주로 나눌 수 있겠다.

이렇게 계속되는 등척성 수축은 근육이 혐기성 대사를 하도록 강제할 것이고 젖산과 다른 자극적인 대사물의 축적을 증가시킬 것이다. 적절한 휴식이 주어지지 않으면, 이미 허혈성 근육의 반사 수축이 시작될 수 있다. 그림의 사람은 이제 통증-긴장 주기에 접어들 것이다 (그림 3.2b).

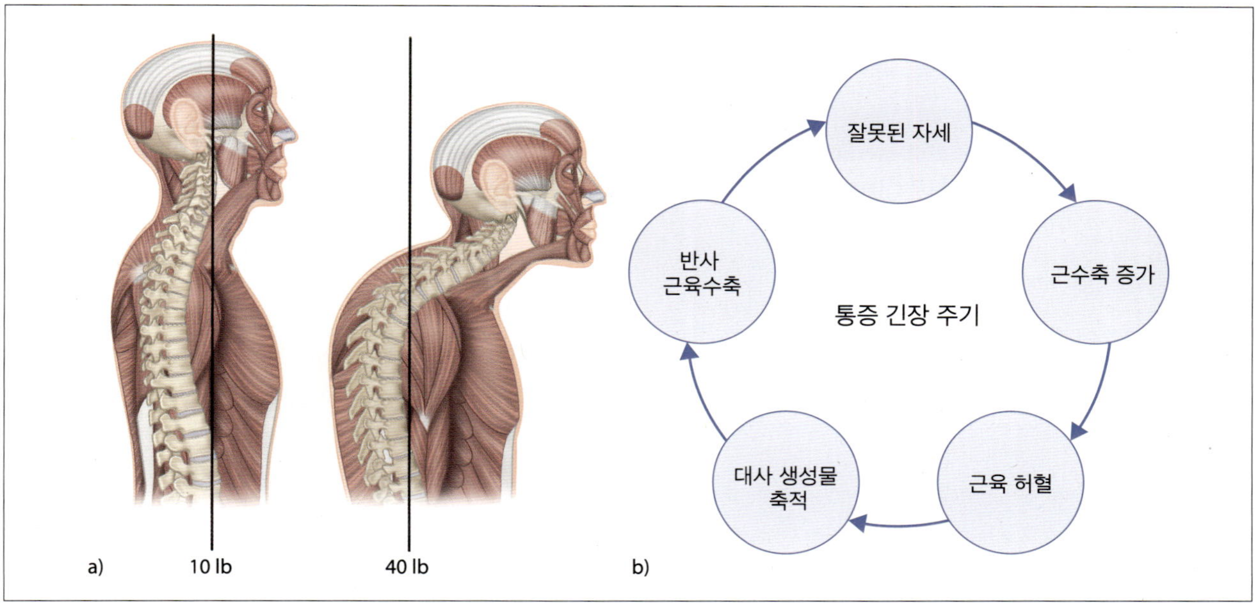

그림 3.2 (a) 전방머리자세(forward head posture)의 결과 (b) 통증 긴장 주기

표 3.1 위상근과 자세유지근

자세유지근들(우세)	위상성 근육들(우세)
어깨 복합체(Shoulder girdle)	
큰가슴근(Pectorals)	마름근(Rhomboids)
	아래등세모근(Lower trapezius)
어깨올림근(Levator scapulae)	중간등세모근(Mid trapezius)
위등세모근(Upper trapezius)	앞톱니근(Serratus anterior)
위팔두갈래근(Biceps brachii)	위팔세갈래근(Triceps brachii)
가시아래근(Infraspinatus)	
어깨밑근(Subscapularis)	
목갈비근(Scalenes)	목굽힘근(Neck flexors): 목뿔위근, 목뿔아래근,긴목근 (Supra−and infrahyoids/Longus colli)
목빗근(SCM)	
뒤통수밑근(Suboccipitals)	
앞팔(Forearm)	
손목굽힘근들(Wrist flexors)	손목폄근들(Wrist extensors)
몸통(Trunk)	
허리와 목 세움근들 (Lumbar and cervical erectors)	등세움근들(Thoracic erectors)
허리네모근(QL) (Quadratus Lumborum)	배곧은근(Abdominals)
골반과 다리(Pelvis and thigh)	
대퇴세갈래근(Hamstrings)	안쪽넓은근(Vastus medialis)
엉덩허리근(Iliopsoas)	가쪽넓은근(Vastus lateralis)
엉덩정강근막띠(ITB)	볼기근들(Glutes)
넙다리곧은근(Rectus femoris)	
모음근(Adductors)	
궁둥구멍근(Piriformis)/ 넙다리근막(TFL)	
다리(Leg)	
장딴지근(Gastrocnemius) /가자미근(Soleus)	앞정강근(Tibialis anterior)/ 종아리근(Fibularii)

표 3.2 근육의 신장과 짧아짐.

	자세	위상
기능	자세	움직임
근육종류	Type I	Type II
피로	비교적 늦게 옴	비교적 빨리 옴
반응	짧아짐	늘어남

버섯목 증후군(Dowager's Hump)

머리가 앞쪽으로 1인치(2.5cm) 향할수록 머리가 아래목뼈에 가하는 압박력이 100% 증가하는 것으로 나타났다(Calliet, 2003). 이에 T1이 굽힘, C7은 상대적으로 펌되어 T1과 T2 사이의 관절 공간이 증가함에 따라 척추의 후방 인대 시스템에 견인력이 만들어진다. 증상이 만성화 되고 목뼈가 앞쪽으로 이동함에 따라 상부흉추/하부경추를 안정화하기 위해 여분의 지방조직이 쌓이게 된다. 이를 버섯목 증후군이라고 한다.

긴장성(Tonic) 근육과 위상성근육(Phasic Muscles)

Janda(1987)는 진화와 발달에 근거하여 두 범주의 근육 유형으로 구분한다. 기능적으로 근육은 긴장성과 위상성으로 분류될 수 있다. 긴장성 근육은 나중에 발달하여 지배적인 구조가 되는 굽힘근들로 구성된다. 엄프레드 등(Umphred et al.) (2001)은 긴장성 근육을 반복적 또는 리듬적인 활동에 관여되고 굽힘근 협력에 활성화되는 반면에 위상성 근육은 출생 직후에 발현되고 폄근들로 구성된다는 것을 확인했다. 위상성 근육은 중력에 대항하여 편심성으로 작용하고, 폄근 협력에 관여된다. 어깨복합체와 목뼈에 대해 대개 근육을 긴장성과 위상성으로 분할한다. 이는 표 3.1 뒷면에 나와있다.

이전의 저자들은 안정화 기능(긴장성)을 가진 근육은 부하를 받을 때 짧아지는 경향이 있고, 더 활동적이고 움직이는 역할(위상성)을 하는 다른 근육은 길어지는 경향이 있다고 보고하였다. 그 결과 이들은 억제될 수 있다고 시사했다.(표 3.2)

짧아지려는 경향이 있는 근육들 (예를 들어, 가슴근육)은 자세에 따라 주요 역할을 하며 마름근의 대항근의 잠재적인 억제력 약화와 관련이 있다.

여기 규칙에 몇 가지 예외가 있다. 특정 근육들은 한 쪽이 신장되면 다른 한 쪽은 짧아지는 패턴을 따르는 반면 다른 근육들은 구조를 변경할 수 있는 능력이 있는 것처럼 똑같이 신장된다. 예를 들어, 어떤 저자들은 목갈비근은 본래 자세유지(긴장성)근육이라고 말하는 반면 다른 저자들은 위상성 근육이라고 주장한다. 구체적인 테스트를 통해 근육의 체계 내에 어떠한 기능장애가 있는지에 따라 목갈비근이 짧아지고 팽팽해진 상태로 유지되는지를 볼 수 있다. 하지만 다른 경우에는 목갈비근은 길어지고 약화될 수도 있다.

긴장성 근육과 위상성 근육에는 차이가 있다. 하지만 많은 근육들은 둘의 특성을 모두 가질 수 있으며 type I과 type II 섬유도 혼재되어 있다. 예를 들어 뒤넙다리근은 자세를 안정화시키는 기능을 하지만, 다관절(하나 이상의 관절을 지나는 근육)근육이며 짧아지기 쉬운 근육으로 악명이 높다.

자세유지 근육/긴장성 근육

긴장성 근육이라고도 하는 자세유지 근육은 중력에 대항하는 역할을 하므로 자세 유지에 많이 관여된다. 느린-연축slow-twitch섬유는 자세를 유지하는 데 더 적합하다. 이 섬유는 지속적인 수축은 가능하지만 일반적으로 짧아진 후에 팽팽해진다.

자세유지근은 피로에 대한 저항 때문에 느린-연축이 지배적이며, 더 작은 운동단위에 의해 자극받는다. 그러므로 긴장성 근육은 낮은 흥분성 역치값을 가지고 있는데 이는 신경 자극이 위상성근육 보다 먼저 긴장성근육에 도달한다는 것을 의미한다. 이러한 신경의 일련 작용으로 자세유지근은 위상성근육(대항근)을 억제하여 수축 잠재력과 수축 활성화를 감소시킨다.

위상성 근육(Phasic Muscles)

움직임은 위상성 근육의 주요 기능이다. 이 근육들은 자세유지근 보다 좀 더 표면에 위치하고 다관절 근육인 경향이 있다. 또한 주로 type II 섬유로 구성되어 있으며 자발적인 반사 조절하에 있다.

짧아지고 팽팽한 자세유지근은 종종 위상성 근육과 관련된 억제를 가져오고, 그 결과 기능이 약화된다. 팽팽한 뒤쪽 근육과 약화된 뒤쪽 근육 사이의 관계는 한 가지가 있다.

팽팽한 뒤쪽 근육은 더 팽팽해지고 그에 따라 더 강해질수록, 약화된 뒤쪽 근육을 억제하여 결과적으로 근육은 늘어나고 결국 약화되게 된다.

예를 들어, 어떻게 위상성 근육이 엉덩허리근iliopsoas과 볼기근gluteal 사이 관계 또는 가슴근pectorals과

마름근rhomboids 사이의 관계에 영향을 미칠 수 있는지 생각해 보라.(그림 3.3, 3.4)

신장(Stretching) 전후로의 근육 활동

과긴장된 근육의 신장 전후의 몸통 근육 활동에 대한 근전도검사(EMG) 연구를 척주세움근의 사례에서 살펴보자. 표 3.3을 보면, 과긴장된 척주세움근은 몸통 굽힘이 일어나는 동안 활성화된다. 신장 후에, 척주세움근은 몸통 굽힘(배곧은근의 더 큰 활성화를 허용한다)과 폄 모두에서 억제된다.

근육 불균형의 영향

Janda(1983)의 연구 결과에 따르면 Sherrington(1907)이 언급한 Sherrington의 RI 법칙을 통해 근육이 팽팽해지거나 지나치게 활동적인 것은 작용근을 억제할 뿐만 아니라 일반적으로 관련이 없는 움직임에서도 활동적으로 변한다는 것을 나타낸다. 이는 근골격계의 불균형을 교정하려고 할 때 약하고 가는 근육을 강화하기 위해 MET를 사용함으로써 과활동적인 근육의 신장을 권하는 이유이다.

계속 이야기를 이어가기 전에 다음 문장에 대해 생각해보자.

팽팽한 근육은 관절을 기능부전을 일으키고, 약화된 근육은 기능부전이 일어나게 할 것이다.

따라서 이 문제를 해결하기 위한 한 가지 방법은 단순히 다음의 규칙을 적용하는 것이다.

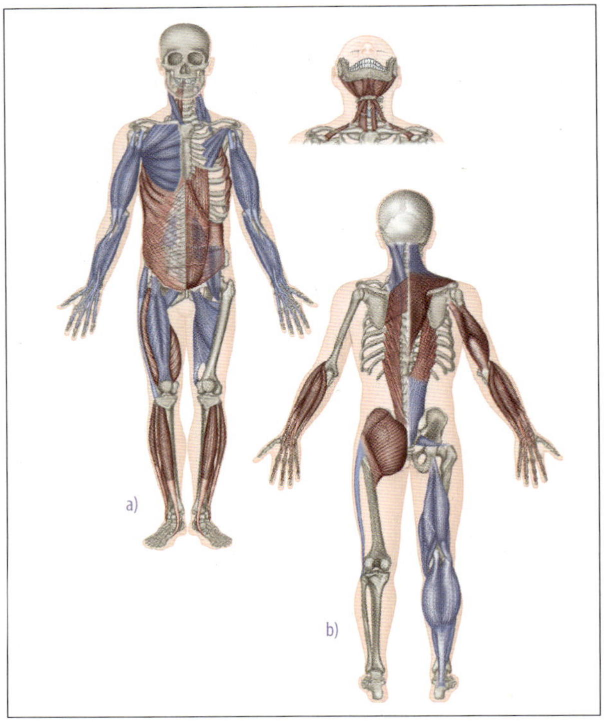

그림 3.3 자세와 위상 근육들. (a) 전면 (b) 후면. 파란색 근육들은 자세유지가 우세하고, 빨간색 근육들은 위상움직임이 우세함

약화된 근육을 강화시키기 전에 신장시켜라.

예를 들어, 약화된 마름근을 강화하기 전에 우선 짧아진 가슴근육을 신장시켜야 한다는 것이다.

근육 불균형이 해결되지 않으면, 신체는 근골격계에 가해지는 중압을 증가시켜 보상적인 자세를 취하게 된다. 결국 이는 조직 붕괴, 자극 그리고 부상으로 이어진다.

긴장성 근육은 짧아지고 위상성 근육은 신장되면서 근골격계가 악화되는 악순환에 놓여있을지도 모른다. (표 3.4)

결과적으로 근육 불균형은 자세에 반영된다. 앞서 언급했듯이 자세 근육은 더 작은 운동뉴런에 의해

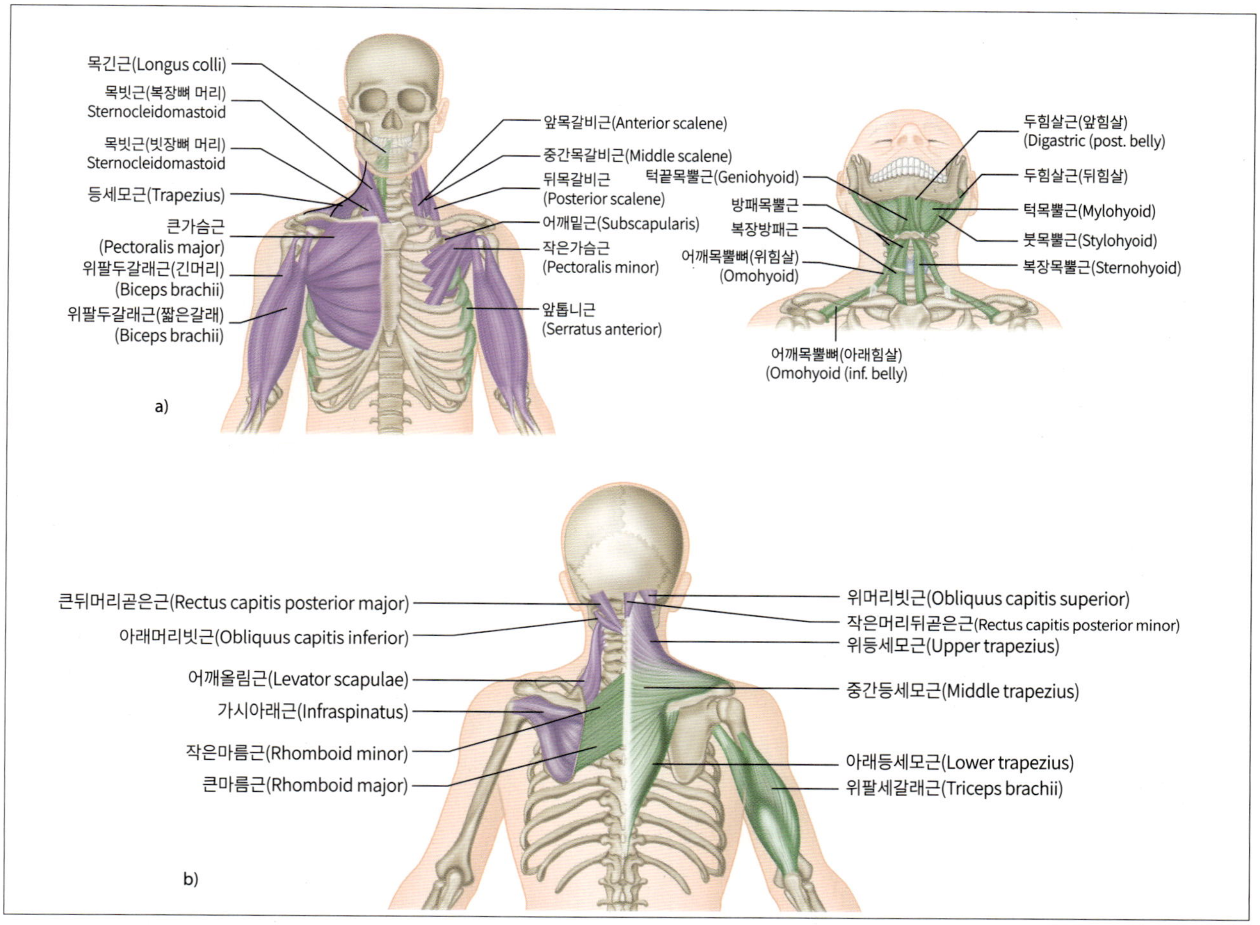

그림 3.4 상지의 자세와 위상 근육(phasic muscles)들. (a) 전면, (b) 후면. 보라색 근육들은 자세우세(predominantly postural)이고, 녹색근육들은 위상움직임(predominantly phasic) 우선이다.

표 3.3 근육 활성화에 대한 근전도 기록

근육	첫번째 기록			두번째 기록		
배곧은근 (Rectus abdominis)						
척추세움근 (Erector spinae)						

표 3.4 근골격계 악화의 악순환

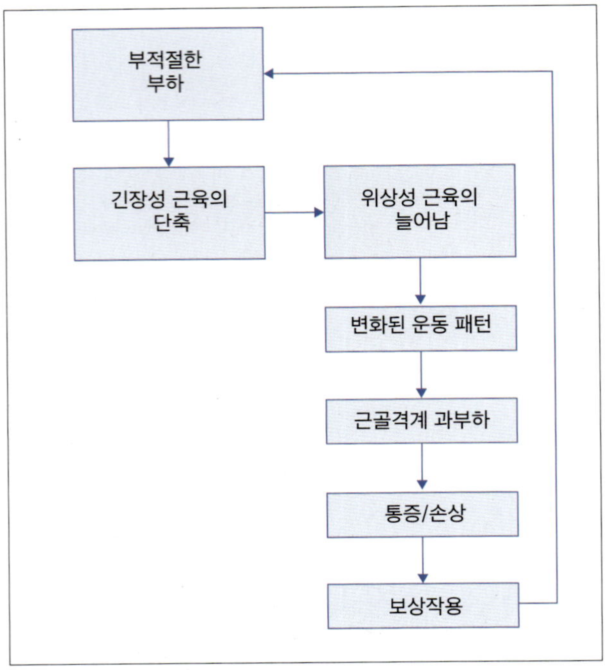

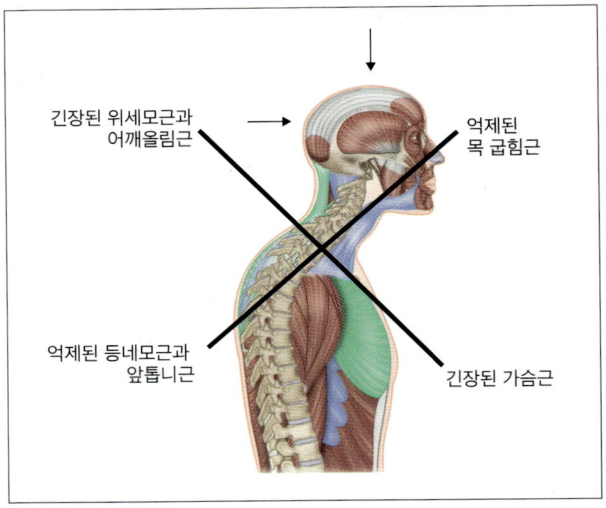

그림 3.5 상지 교차증후군(Upper crossed syndrome)

자극되므로 흥분성 역치가 낮다. 신경 자극이 위상성 근육보다 먼저 자세유지근postural muscle에 도달하기 때문에 긴장성 근육은 위상성 근육(대항근)을 억제하여 수축 잠재력과 활성화를 감소시킨다. 근육에 결함이나 반복적인 부하가 가해질 때 자세유지근은 짧아지고 위상성 근육은 약해져 길이-장력 관계가 변하게 된다. 결과적으로 주변 근육이 물렁조직과 뼈대를 대체하기 때문에 자세는 직접적인 영향을 받게 된다.

상지 교차증후군(UCS: Upper Crossed Syndrome)

Janda(1998)는 UCS, 즉 몸쪽 또는 팔이음뼈 교차증후군shoulder girdle crossed syndrome에대해 논의했다(그림 3.5). UCS에서 위쪽 등세모근과 어깨올림근의 긴장과 가슴근의 긴장이 교차한다. 깊은 목굽힘근육들의 약화는 마름근과 중간 및 아래 등세모근의 약화가 등쪽ventrally으로 교차한다.

이러한 불균형 패턴은 고리뒤통수관절(AOJ)atlanto-occipital joint, C4~C5분절cervical spine, 목가슴관절(CTJ) cervicothoracic joint, 어깨가슴관절(STJ)Scapulothoracic Joint, 오목위팔관절(GHJ)Glenohumeral Joint 그리고 T4~T5분절에서 부분적으로 관절 기능장애를 일으킨다.

Janda는 특히 척추에서의 스트레스가 집중되는 부위는 척추 주변의 형태가 변화하는 이행구역과 같다고 설명한다. UCS에서 볼 수 있는 특정한 자세 변화는, 거북목증후군forward head posture, 목척추앞굽음증cervical lordosis과 등척추뒤굽음증thoracic kyphosis, 올림되고elevated 내밈된protracted 어깨뼈 그리고 회전되고 벌림된abduction 날개어깨뼈winging scapula가 있다. 이러한 자세 변화는 앞톱니근의 약화로 날개의 벌림, 회전 그리고 날개어깨뼈가 나타나 관절오목이 수직에 가까워져 오목위팔관절의 안정성이 감소된다. 이러한 안정성의 소실은 오목위팔관절을 중심에 유지하기 위해 어깨올림근과 위쪽 등세모근 활성화 증가를 필요로 한다.

근육 긴장(Muscle Tightness)

Janda는 근육 긴장이 근육 불균형의 중요 요인이라고 생각했다. 일반적으로 긴장되기 쉬운 뒤쪽 근육들은 억제되기 쉬운 뒤쪽 근육들보다 1/3 더 강하다. 근육의 긴장은 부상으로 이어지는 일련의 사건을 일으킨다. 근육의 긴장은 반사적으로 대항근antagonist을 억제하고 근육의 불균형을 만든다. 이러한 근육 불균형은 힘의 불균형 때문에 관절의 기능부전을 초래한다. 관절 기능부전은 잘못된 자세패턴과 보상작용을 만들고 쉽게 피로하게 한다. 결국에는 활성화된 근육들의 과부하 그리고 부적절한 안정화는 부상을 이끌게 된다.

Janda(1993)는 근육 긴장에는 근육 길이, 자극 역치irritability threshold 그리고 근육의 동원altered recruitment이라는 세 가지의 중요한 요인이 있다고 언급했다. 긴장된 근육은 보통 정상보다 짧아져 있고 길이-장력 관계에서 변화를 보인다. 근육의 긴장은 낮아진 활성 역치 또는 낮아진 자극 역치를 가져오는데, 이는 근육이 움직임에 따라 쉽게 활성화된다는 것을 의미한다. 움직임은 전형적으로 가장 저항이 적은 경로를 택하며 팽팽하고 촉진된 근육은 종종 움직임 패턴에서 가장 먼저 사용된다. 긴장된 근육은 일반적으로 스스로의 힘으로 유지를 하지만 극단적인 경우에는 약해질 수도 있다.

CHAPTER 4

근막사슬과 코어근육의 관계 (Myofascial Slings and Core Muscle Relationships)

상하부 허리통증(LBP)upper and lower back pain의 발병률이 증가함에 따라, 코어근육 및 허리골반 안정성에 영향을 미치는 근육관계와 물렁조직 기술과 근에너지기법(MET)이 어떻게 평가 및 치료계획에 통합될 수 있는지 좀 더 자세히 알아보도록 하자.

골반(엉치엉덩관절(SIJ)sacroiliac joint) 안정성에 영향을 미치는 형태결합form closure과 힘결합force closure의 두 가지 주요 요소가 있다. 이 두 가지 메커니즘은 자가잠김기전self-locking mechanism으로 알려진 과정을 종합적으로 지원한다(그림 4.1).

형태결합(Form Closure)

형태결합은 골반날개 사이에서 엉덩뼈가 일종의 중심축을 형성하는 엉덩뼈와 엉치뼈의 해부학적 정렬에서 발생한다.

SIJ는 큰 부하를 전달하며 그 모양도 이 작업을 수행하기에 적합하다. 관절의 표면은 상대적으로 평평하며 이는 압박력을 전달하고 구부리는 동작을 돕는다.

그러나 상대적으로 평평한 관절은 전단력에 취약하다. SIJ는 아래와 같은 세 방법으로 전단력으로부터 보호받는다. 첫째, 엉덩뼈는 쐐기모양이므로 볼기뼈에 의해 안정화된다. 둘째, 관절연골은 다른 활막관절synovial joints과 반대로 매끄럽지 않고 오히려 불규칙하다. 셋째, SIJ를 통한 앞면 절개를 통해 관절에 돌출된 연골로 덮인 뼈의 확장부, 즉 능선ridges과 홈grooves이 드러나게 된다. 능선과 홈은 불규칙해 보이지만 사실은 상호 보완적이며 압박이 가해졌을 때 관절을 안정시키는 역할을 한다.

힘결합(Force Closure)

만약 엉치뼈의 관절면과 볼기뼈가 완벽한 형태결합로 서로 들어맞는다면 움직임은 사실상 불가능할 것이다. 그러나 SIJ의 형태결합는 완벽하지 않고 움직임도 작지만, 움직임은 가능하므로 부하가 가해지는 동안 안정화가 요구된다. 안정화는 부하가 가해지는 시점에 관절을 따라 증가하는 압박력에 의해 이루어진다. 이를 담당하는 해부학적 구조는 인대, 근육, 근막이 있다. SIJ가 압박될 때, 관절의 마찰이 증가하

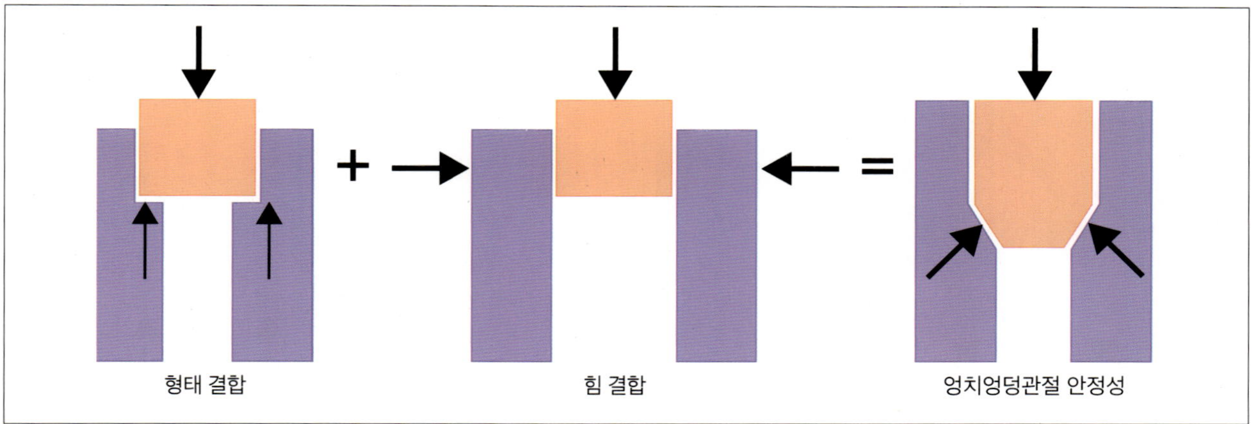

그림 4.1 엉치엉덩관절 안정성과 형태결합과 힘결합의 관계성

고 결과적으로 형태결합가 증가하게 된다. 추가적인 힘으로 인한 SIJ의 압박 기전을 힘결합라고 한다.

엉치엉덩관절의 안정성

몇몇 인대, 근육, 그리고 근막 시스템은 골반의 힘 결합에 기여한다. 효율적으로 작업이 이루어질 때 두 볼기뼈 사이의 전단력과 엉치뼈는 적절하게 제어되고 부하는 몸통, 골반, 그리고 다리로 전달되게 된다.

어떤 자세에서 다리이음뼈pelvic girdle가 가장 안정적일까? 연구에 따르면 엉치뼈의 앞끄덕임nutation은 앉은 상태에서 일어날 때 발생하며 완전한 앞끄덕임은 몸통을 앞으로 또는 뒤로 굽히는 동안 발생한다.

이 동작은 골반 뒤쪽의 주요 인대(엉치결절인대sacrotuberous, 엉치가시인대sacrospinous, 뼈사이인대interosseus)를 긴장시키고 이 장력은 SIJ를 가로지르는 압박력을 증가시킨다.

엉치의 앞끄덕임(Sacral Nutation)과 반대고개숙임

특정한 시기에 특히 독자들에게 상대적으로 복잡한 움직임을 설명할 수 있는 대안적인 방법을 찾으려는 시도가 매우 유익하다고 생각한다. 그래서 여기서는 Evan Osar(2012)의 의견을 소개하려고 한다. 그는 앞끄덕임Nutation이 엉치뼈 기저부의 앞쪽과 아래쪽의 움직임이고, 반대고개숙임counter-nutation은 엉치뼈 기저부의 뒤쪽과 위쪽의 움직임이라고 말한다.

앞끄덕임은 편측 자세에서 SIJ의 잠김이 필수적이다(그림 4.2a). 엉치뼈의 앞끄덕임을 불가능하게 하는 것은 편측 자세의 불안정이 주요 원인이며 고전적인 트렌델렌버그 보행Trendelenburg gait의 원인 중 하나이다. 반대로 반대고개숙임Counter-nutation은 SIJ가 잠김 되지 않고 볼기뼈의 전방 회전과 엉덩관절의 폄을 가능하게 하기 위해 필요하다(그림 4.2b). 엉치뼈의 잠김해제 또는 반대고개숙임은 허리골반 굽힘의 보상작용을 나타나게 하여 영구적인 허리의 불안정을 초래한다.

힘결합과 관련된 인대

힘결합에 영향을 미치는 주요 인대 구조는 엉치결

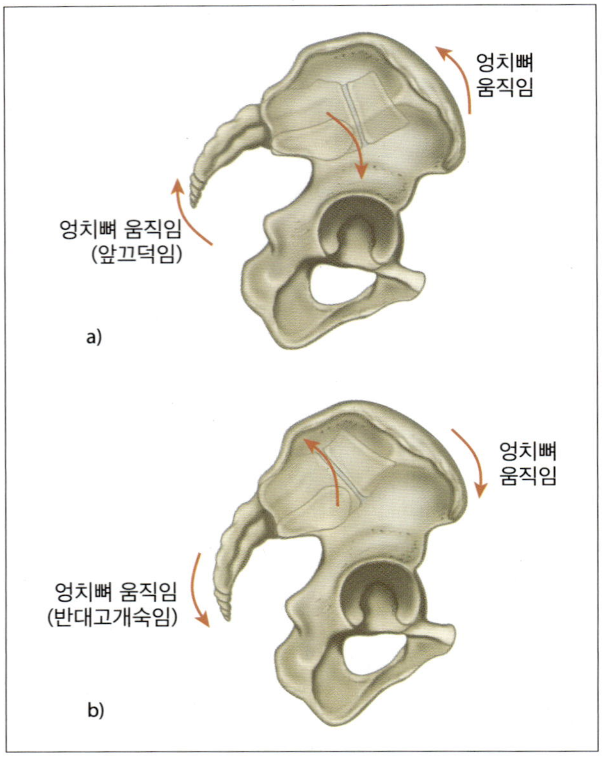

그림 4.2 (a) 후면 골반 돌림과 엉치뼈 고개숙임
(b) 앞면 골반 돌림과 엉치뼈 반대고개숙임

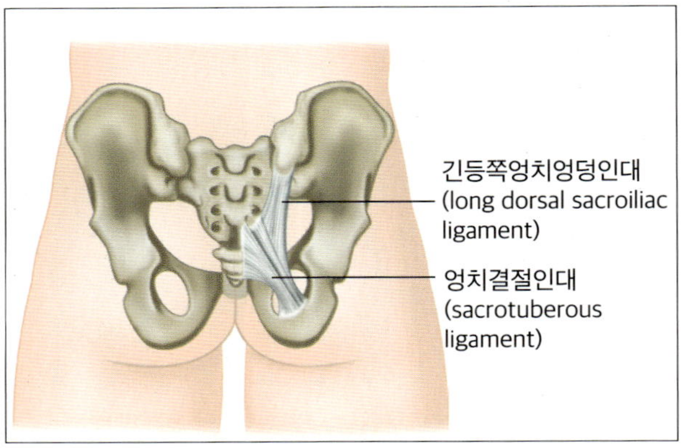

그림 4.3 힘결합인대(Force closure ligaments)

절인대(엉치뼈와 궁둥뼈를 연결하는 인대)와 뒤쪽긴 엉치엉덩인대(제 3엉치뼈와 제 4엉치뼈를 위뒤엉덩뼈가지(PSIS)Posterior Superior Iliac Spine에 연결하는 인대)가 있다.(그림 4.3)

인대는 인대가 부착된 뼈의 움직임에 의해 긴장되거나 늘어날 때 관절 압박을 증가시킬 수 있다. 또한 인대는 연결된 근육들의 수축으로 의해 인대가 긴장될 때 관절의 압박이 증가한다. 엉치결절인대의 긴장은 엉치뼈와 상대적인 볼기뼈의 뒤쪽돌림, 볼기뼈와 상대적인 앞끄덕임, 그리고 근육(위팔두갈래근, 이상근, 큰볼기근, 뭇갈래근)의 수축에 의해 증가될 수 있다.

엉치뼈의 반대고개숙임 또는 볼기뼈의 앞쪽회전에 대한 주요 인대의 제한은 긴뒤쪽엉치엉덩인대long dorsal sacroiliac lig.이다. 이는 SIJ가 덜 압박 받고 자가잠김self-locked되지 않기 때문에 골반의 수평 및 수직적인 부하에 저항할 수 있는 상대적으로 덜 안정적인 위치이다.

인대 자체로는 골반을 안정적으로 유지할 수 없다. 골반은 인대를 보조하기 위해 여러 근육 시스템에 의존한다. 여기 허리와 골반 안정성에 기여하는 중요한 두 근육군이 있다. 전체적으로 안쪽단위(코어) 그리고 가쪽단위(통합된 사슬시스템)로 불린다. 이번 챕터에서 더 자세히 알아보자.

짝힘(Force Couple)

짝힘의 정의–동등한 크기의 두 힘이 한 물체에 반대 방향으로 적용되어 순수한 회전이 발생하는 상황 (Abernethy et al., 2004).

잠재적인 근육 불균형으로 인해 골반의 위치가 바뀌게 되면 운동 사슬의 나머지 부분에도 영향을 미친다. 골반의 적절한 위치와 정렬을 유지하는 역할을 하는 몇몇 짝힘이 있다. 시상면과 이마면에서 골반의 자세를 제어하는 역할인 짝힘은 다음 도식에서 볼 수 있다. (그림 4.4 a–f, 4.5)

내부 단위: 코어

Check(1999)에 따르면 정적 안정성은 '구조물들의 좋은 정렬을 유지한 채로 한 자세를 오랫동안 유지하는 능력'을 말한다.

정적 안정성은 종종 자세 유지 안정성이라고도 하지만, Martic(2002)이 언급한 것처럼 이는 다소 오해를 부를 수 있다. '…자세는 서 있는 것과 같이 단지

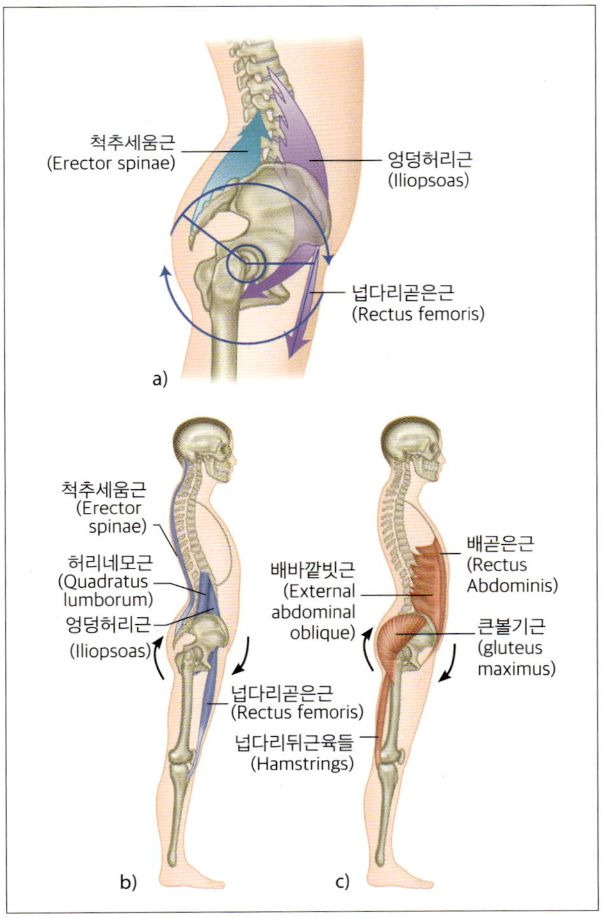

그림 4.4 (a)골반 짝힘(앞면),
(b) 골반 앞굽힘; 짧아진 자세를 유지하는 근육들
(c) 골반 앞굽힘; 늘어난 자세를 유지 근육들

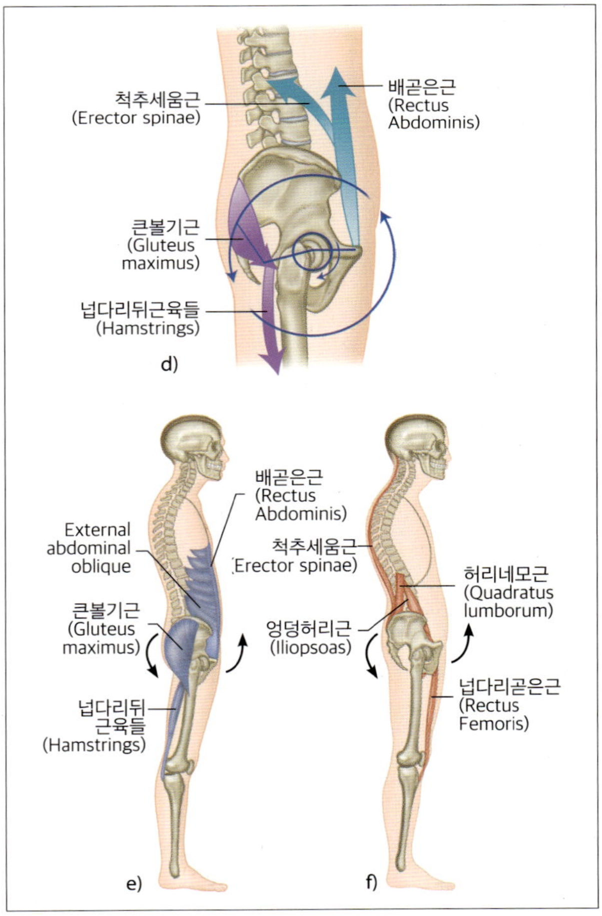

그림 4.4 (d) 골반 짝힘(후면)
(e) 골반 뒤굽힘; 짧아진 자세를 유지하는 근육들
(f) 골반 뒤굽힘; 늘어난 자세를 유지 근육들

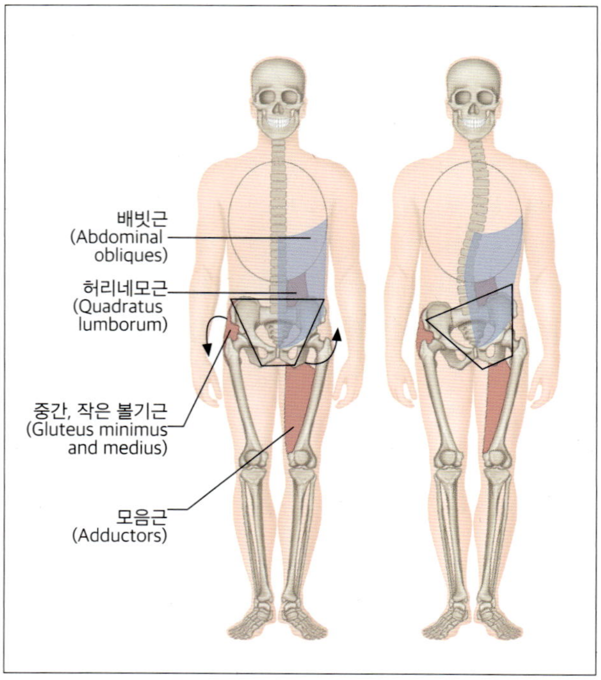

그림 4.5 이마면(외측) 골반 짝힘

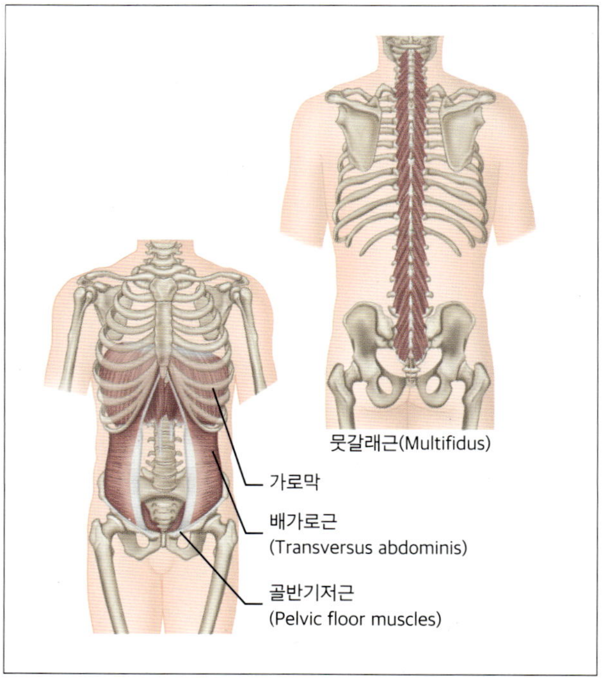

그림 4.6 내부 단위(코어)

한 자세를 유지하는 것 이상의 의미이다. 기존의 자세를 유지하거나 한 자세에서 다른 자세로 움직일 때 활동적이다.' 코어는 다음과 같이 구성된다. (그림 4.6)

- 배가로근(TVA) transverse abdominal
- 뭇갈래근 Multifidus
- 가로막 Diaphragm
- 골반기저근 pelvic floor

이 책에서는 특히 배가로근(TVA)과 뭇갈래근이 자세 및 단계적인 불균형과 관련이 있고 물리치료사에 의해 쉽게 촉진될 수 있기 때문에 이 두 근육에 대해서만 다룰 것이다. 가로막과 골반기저근은 촉진하기 어렵기 때문에 다루지 않겠다.

배가로근(TVA)

배가로근은 복부 근육 중 가장 깊이 있는 근육이다. 배가로근은 엉덩뼈능선 iliac crest, 서혜인대 ingunal lig., 허리근막 lumbar fascia, 그리고 아래쪽에 연결된 6개의 갈비뼈 연골과 칼돌기 xiphoid process에 부착되어 있는 백색선, 그리고 두덩뼈에 기원한다.

배가로근의 주요 움직임은 복벽의 '끌어당기기 drawing in'를 통해 복부를 압박하는 것이다. 이 끌어당김은 배꼽을 척추쪽으로 당김으로써 관찰할 수 있다. 이때 근육은 척추를 굽히지도 늘리지도 않는다. Kendall et al.(2010)은 또한 이 근육은 가쪽굽힘 lateral flexion에서 동작이 없는 것 외에는…(중략) 백색선을 안정화 시키는 작용을 하여 앞가쪽몸통근육 anterolateral trunk muscles[안쪽 그리고 가쪽빗근]에 의해 더

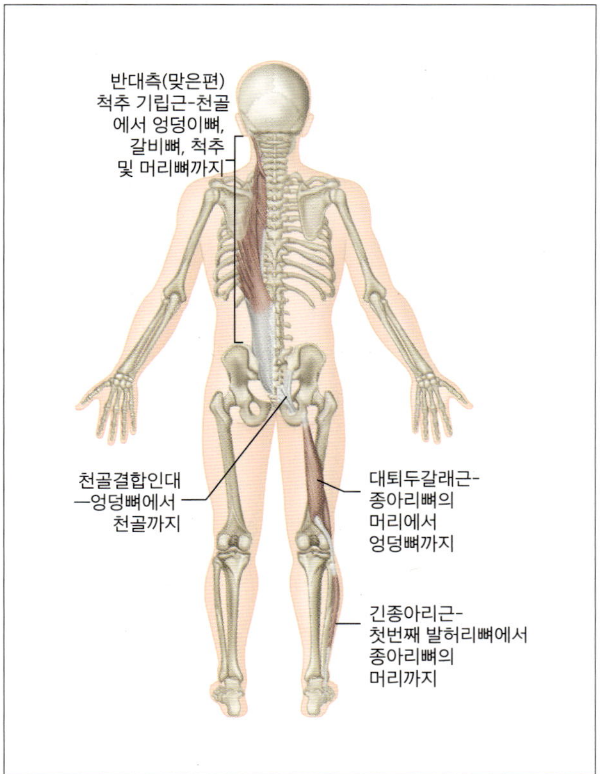

그림 4.7 뒤쪽 (깊은) 세로슬링

나은 움직임을 하게 한다.

배가로근은 내부 단위의 중요한 근육이다. Richardson et al.(1999)은 허리통증이 없는 사람들에게서 어깨 움직임 30msec 전과 다리 움직임 110msec 전에 배가로근이 활성화되었다는 것을 밝혀냈다. 이는 팔다리뼈대appendicualr skeleton의 움직임을 수행하는 데 필요한 안정성을 제공하는 배가로근의 중요한 역할에 대한 증거를 제시한다. 배가로근은 숨을 들이마시는 동안 수축하면서 중심널힘줄central tendon을 아래로 잡아당겨 납작하게 만듦으로써 가슴안thoracic cavity의 수직 길이를 늘리고 허리뭇갈래근을 압박한다.

뭇갈래근(Multifidus)

뭇갈래근은 허리-등 근육 중 가장 크고 가장 안쪽에 있으며 뭇갈래근의 섬유는 각각 허리가시돌기에 중심을 두고 있다. 각각의 가시돌기에서 뭇갈래근의 섬유는 아래로 뻗어가 제 2, 3, 4, 5번 허리뼈의 가로돌기를 지난다. 마지막 허리뼈(L5) 아래로 연장된 섬유들은 엉덩뼈ilium와 엉치뼈sacrum을 고정된다.

이러한 신장력을 만들어내는 뭇갈래근의 중요성은 굽힘 및 전단력shear forces에 저항하고 굽힘할 때의 움직임들을 제어하기 위해 작용하는 허리뼈 안정성에 필수적이다.

Richardson(1999)은 허리 뭇갈래근과 배가로근을 허리 안정화의 핵심으로 생각했다. 뭇갈래근과 배가로근은 등허리근막과 연결되어 Richardson은 '부상으로부터 등을 보호하기 위한 타고난 깊은 근육 코르셋'이라고 언급하였다.

가쪽단위: 통합된 사슬 시스템

과거에는 근육의 가쪽 단위를 구성하는 네 개의 시스템으로 설명되었다. 이는 뒤쪽(깊은)세로사슬, 가쪽, 앞쪽, 사선, 그리고 뒤쪽 사선 사슬으로 구성된다(그림 4.7~10). 이러한 근육들은 개별적으로 훈련될 수도 있지만, 효과적인 힘결합는 최적의 기능을 수행하기 위해 특정한 동시활성화 및 이완을 필요로 한다. 가쪽 단위는 네 가지로 구성된다.

- 뒤쪽(깊은) 세로사슬(DLS)Deep Longitudinal Sling
- 가쪽사슬(LS)Lateral Sling
- 앞쪽사선사슬(AOS)Anterior Oblique Sling

• 뒤쪽사선사슬(POS)Posterior Oblique Sling

통합사슬시스템은 많은 힘을 나타내며 여러 개의 근육으로 구성된다. 한 근육은 요구되는 동작에 따라서 하나 이상의 사슬에 참여할 수 있으며 사슬은 겹치거나 상호 연결될 수 있다. 가쪽 단위에는 근막시스템사슬이 여러 개 존재한다. 아마 제한은 없지만, 여기에는 이마면 사슬(내부 및 측면 구성요소를 가지고 있다), 시상면 사슬(앞쪽 및 후방 구성요소를 가지고 있다) 그리고 사선사슬oblique spiral sling이 있다. 이 가설은 사슬이 시작도 끝도 없이 힘의 전달을 위해 필요에 따라 연결된다는 것이다.

사슬이 모두 하나의 상호 연결된 근막시스템의 일부일 수 있으며, 어느 특정한 동작을 수행하는 하나의 사슬은 단지 전체 사슬의 선택적 부분 활성화 때문일 수 있다(Lee, 2004).

이에 대한 인지와 특정 근육의 기능부전(위축, 부적절한 근육 동원 또는 팽팽함)은 힘결합(안정성의 두 번째 구성요소)를 회복시킬 때와 사슬의 일부가 동작이 제한되거나 지지가 부족할 경우를 이해하는 데 중요하다. 다음 사항에 유의하라.

• 가쪽 단위의 네 가지 시스템은 내부 단위에 의존하여 효율적인 힘 발생의 기초가 되는 틀을 만드

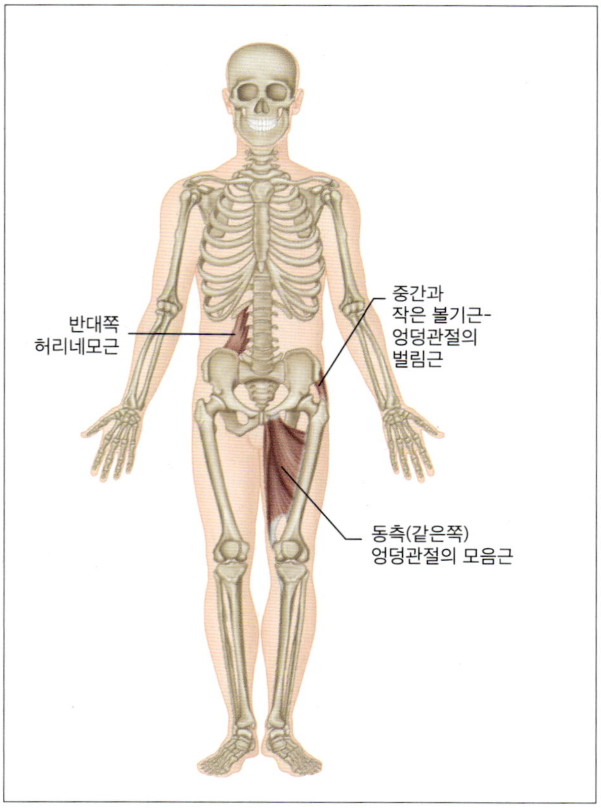

그림 4.8 가쪽사슬

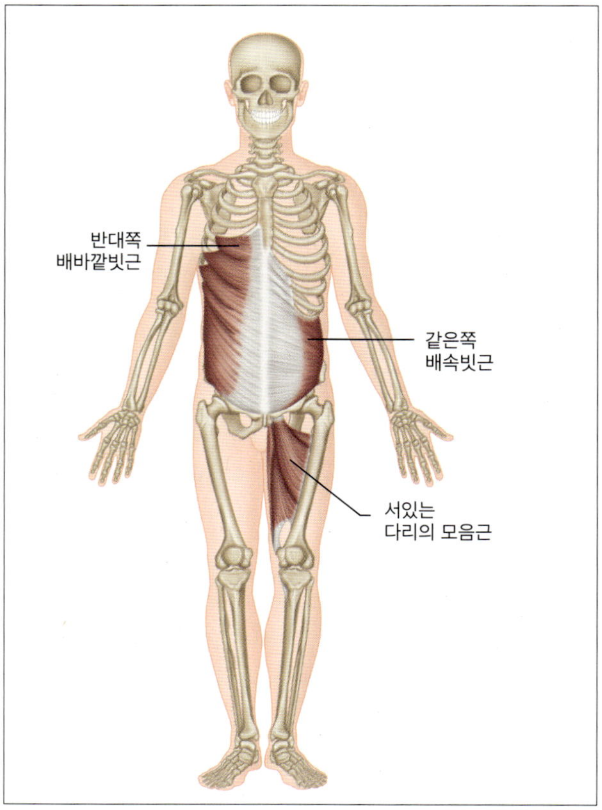

그림 4.9 앞쪽사선사슬

는 데 필요한 관절 강직joint stiffness과 안정성을 확보한다.

- 내부 단위가 가쪽 단위의 요구에도 작동하지 않는다면 이는 종종 근육 불균형, 관절부상, 그리고 잘못된 동작 수행 능력을 불러온다.
- 기계를 사용하는 특정 훈련이 일반적으로 일상생활에서의 기능적인 움직임과 관련이 없는 것처럼 현대의 보디빌딩 기계를 사용해서는 가쪽 단위를 효과적으로 다룰 수 없다.
- 가쪽 단위의 효과적인 훈련에는 주어진 어떤 고객의 작업 또는 스포츠 환경에서 공통적인 움직임 패턴을 사용하여 내부 및 가쪽 단위의 통합된 기능을 필요로 하는 연습들이 포함되어야 할 것이다(Check, 1999).

그림 4.11에서 4.14는 실제 가쪽 단위의 네 가지 시스템을 보여주고 있다.

자세와 자세별 편차

3장에서 언급한 바와 같이 잘못된 자세는 다양한 요인의 결과일 수 있다. 신체에 가해진 외상 때문일

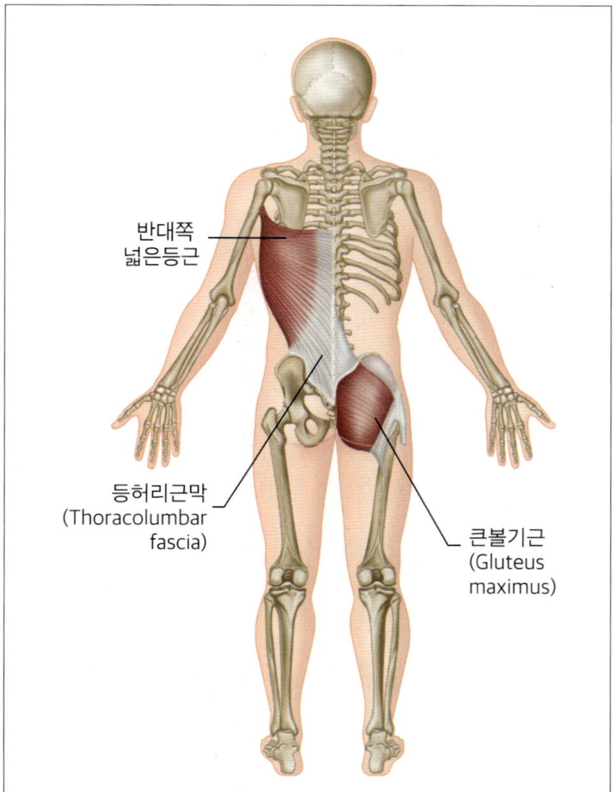

그림 4.10 뒤쪽사선사슬

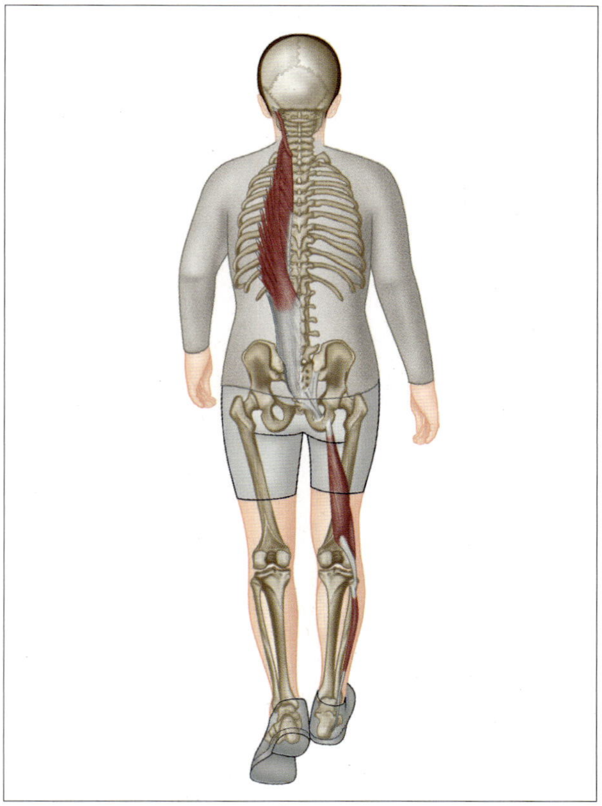
그림 4.11 걷고 있는 사람, 뒤쪽(깊은) 세로사슬 근육이 강조됨

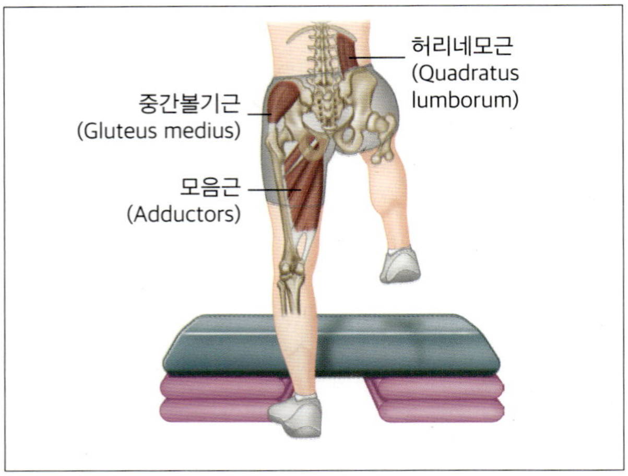

그림 4.12 한 다리 서기에서 가쪽사슬 근육이 강조된 보행의 스윙 단계 예시

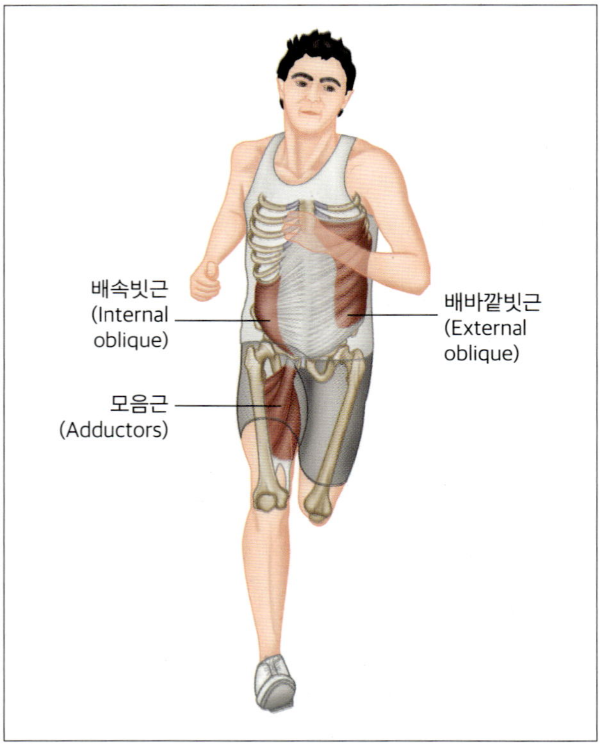

그림 4.13 앞쪽사선사슬 근육이 강조된 달리는 사람

수도 있고, 근골격계 내의 어떠한 형태의 변형 또는 심지어 잘못된 부하 때문일 수 있다.

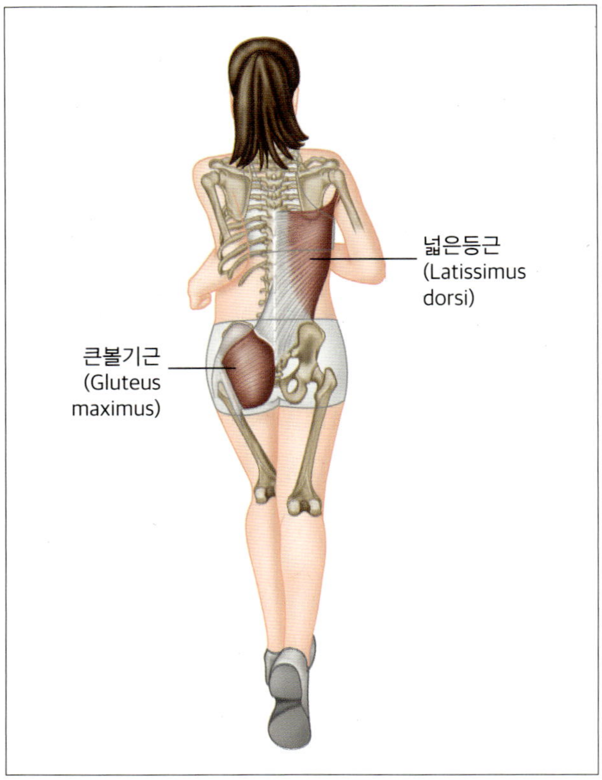

그림 4.14 뒤쪽사선사슬 근육이 강조된 달리는 사람

우리 몸이 오랜 시간 동안 앉아 있는 것이 일상화 되었기 때문에 오늘날 사회의 대다수는 중력에 대항하지 못 하고 자신의 무게중심을 바꾸고 있다.

올바른 자세에서 자세유지 근육은 상당히 비활성화 되어 있고 에너지 효율적이며, 오직 똑바로 선 자세를 유지하기 위해 균형의 방해에만 반응한다. 따라서 이상적인 정렬에서 멀어질수록 자세유지근의 긴장이 증가하여 에너지 소비도 따라 증가하게 된다.

척추 곡선(Spinal Curves)

균형, 유연성, 충격 흡수 및 분산에 있어 중요한 척추 곡선(만곡)은 뒤굽음(후만)kyphotic curve이거나 앞굽음(전만)lordotic curve이다. 뒤굽음은 볼록하며(예를 들어 등뼈와 엉치뼈), 앞굽음은 오목하다(예를 들어 목뼈와 허리뼈).

시상면에서의 자세별 편차(Sagittal Postural Deviations)

자세별 편차는 시상면에서 관찰된다(그림 4.15~17). 이는 어떤 특정 근육이 짧아지고 팽팽해지기 쉬운지, 어떤 근육이 길어지고 약해지기 쉬운지를 강조한다.

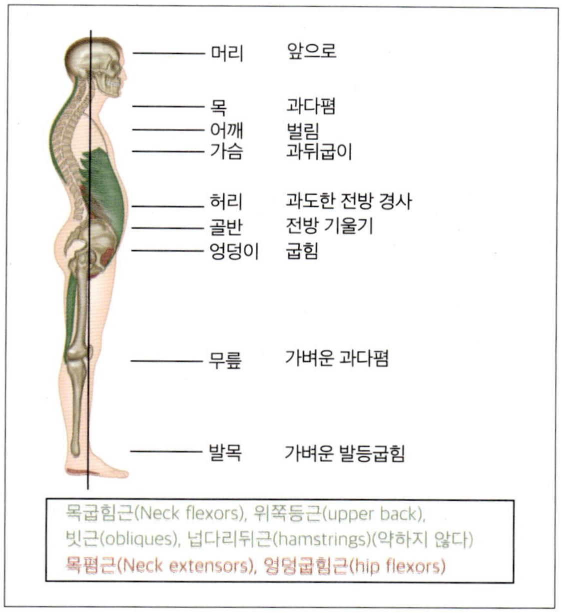

그림 4.16 뒤굽음(Kyphotic)/앞굽음(lordotic) 자세

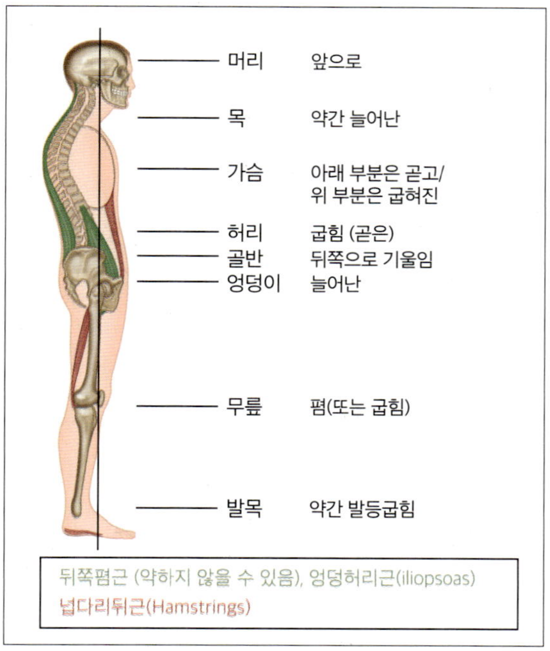

그림 4.15 편평등(Flat-back)

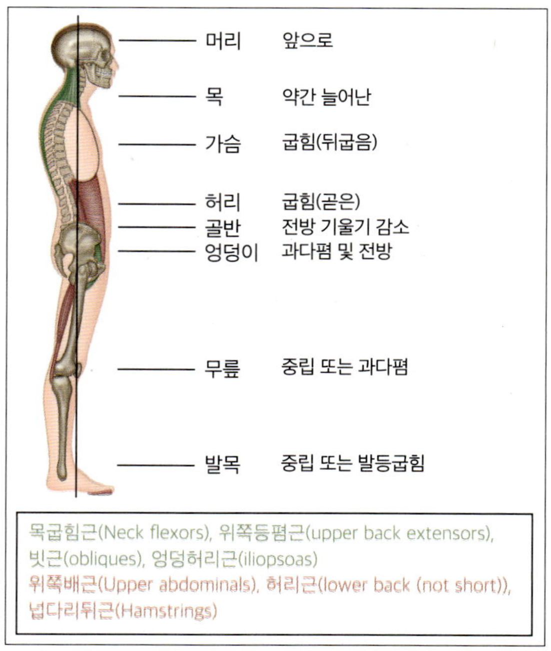

그림 4.17 굽은등(Sway-back) 자세

■ 약하고 길어진 근육 ■ 짧고 강한 근육

Part II

실습 – 상체

5장에서 9장은 평가와 MET를 이용하여 특히 상체와 관련된 근육 치료에 중점을 둘 것이다. 아래 나열된 자세유지근을 검사하고 치료할 것이다.

1. 위등세모근Upper trapezius
2. 어깨올림근Levator scapulae
3. 목빗근(SCM)SternoCleidoMastoid
4. 목갈비근Scalenes
5. 큰가슴근Pectoralis major
6. 부리위팔근 부착근Coracoid muscles
    - 작은가슴근Pectoralis minor
    - 위팔두갈래근 짧은갈래Biceps brachii short head
    - 부리위팔근Coracobrachialis
7. 넓은등근Latissims dorsi
8. 큰원근Teres major
9. 어깨밑근Subscapularis
10. 가시아래근Infraspinatus

앞서 학습할 목표는 검사할 각 근육의 기능적 해부학 즉, 이는곳origin, 닿는곳insertion, 신경지배innervation, 그리고 움직임action을 이해하는 것이다. 물렁조직의 기능을 이해하고 나서 검사할 근육이 실제로 치료가 필요한지 확인하기 위한 검사 절차를 진행할 것이다.

그다음 특정 MET로 설명하고 시연할 것이다. 이 MET는 짧아지거나 팽팽해진 근육들이 원래의 자연스러운 이완 길이로 신장되도록 할 것이고 우리는 기능장애가 있는 자세를 정상화할 수 있도록 도울 것이다.

자세 평가지는 환자와 운동선수를 평가하는 데 지침으로 사용할 수 있다. 부록 3에 평가지가 있다. 이 평가지는 저작권이 없으므로 임상에서 인쇄하여 사용할 수 있다.

자세 평가지를 보면 세 개의 날짜가 나열되어 있는데 이는 환자를 평가한 후(예를 들어 오늘) 간단히 날짜를 기입하고 2~4주 내에 다시 날짜를 기입하고 재평가하여 치료사의 권장 사항에 따라 상태가 개선되었는지 확인하는 것이다.

근육의 길이를 평가하고자 할 때 첫 번째 날짜 아래 해당 칸에 검사할 근육의 왼쪽 또는 오른쪽이 짧은지를 나타내는 (L) 또는 (R)을 근육의 길이가 정상이라면 칸 안에 (E)를 기입한다.

검사할 근육이 양쪽 모두 짧고 팽팽하다면 같은 칸 안에 L과 R을 기입하여 양쪽이 동일하게 짧다는 것을 나타낸다.

자세평가표

환자 이름:
설명: E = 길이가 같음
L/R = 왼쪽(L) 또는 오른쪽(R)이 짧음

근육	날짜:	날짜:	날짜:
위쪽 등세모근(Upper trapezius)			
어깨올림근(Levator scapulae)			
목빗근(SCM, Sternocleidomastoid)			
목갈비근(Scalenes)			
큰가슴근(Pectoralis major)			
부리위팔근 부착근(Coracoid muscles) • 작은가슴근(Pectoralis minor) • 위두팔래근-짧은갈래 (Biceps brachii (short)head) • 부리위팔근(Coracobrachialis)			
넓은등근(Latissimus dorsi)			
큰원근(Teres major)			
어깨밑근(Subscapularis)			
가시아래근(Infraspinatus)			

CHAPTER 5

위등세모근과 어깨올림근 (Upper Trapezius and Levator Scapulae)

등세모근 및 어깨올림근의 평가

등세모근 및 어깨올림근 및 SCM 치료

등세모근(Trapezius)

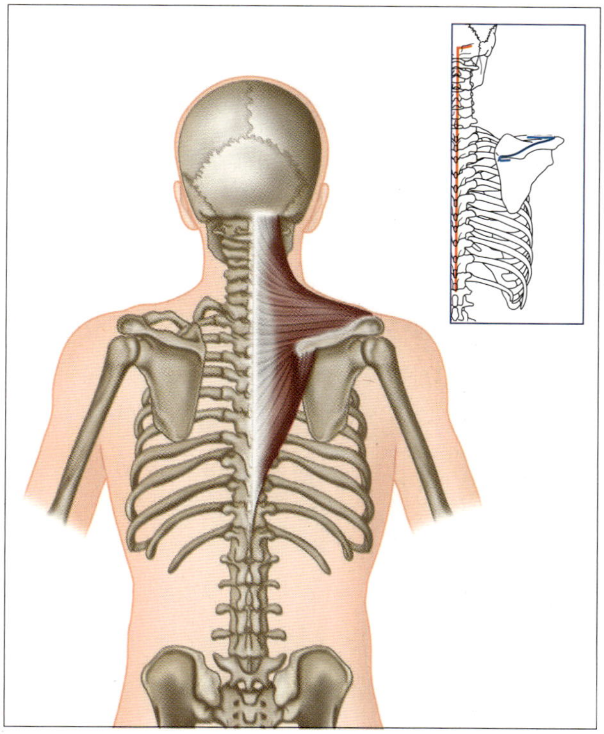

이는곳	머리뼈 바닥(뒤통수뼈), 위목덜미선Superior nuchal line, 목덜미인대nuchae ligament, 7번째 목뼈(C7)와 모든 등뼈의 가시돌기Spinous processes(T1–T12).

닿는곳	빗장뼈 가쪽 1/3, 봉우리돌기, 어깨뼈가시
신경	• 운동신경: 부신경(XI) • 감각신경(고유감각): 목 신경(C2–C4)의 배측 가지
움직임	• 위 섬유: 팔이음뼈를 위로 당김(올림). 손이나 어깨에 무게를 실었을때 어깨이음뼈가 눌리는 것을 방지함. • 중간 섬유: 어깨뼈 뒤당김(모음). • 아래 섬유: 어깨뼈 내림, 특히 의자에서 일어나기 위해 손을 사용할 때처럼 저항에 맞서 어깨뼈 내림 • 위와 아래 섬유 함께: 머리 위로 팔을 올릴때 어깨뼈 위쪽돌림

위등세모근 평가

환자는 검사를 위해 앉는다. 치료사는 왼손으로 왼쪽 등세모근을 촉진하면서 수동적으로 환자의 목을 오른쪽으로 구부린다(그림 5.1). 치료사는 환자가

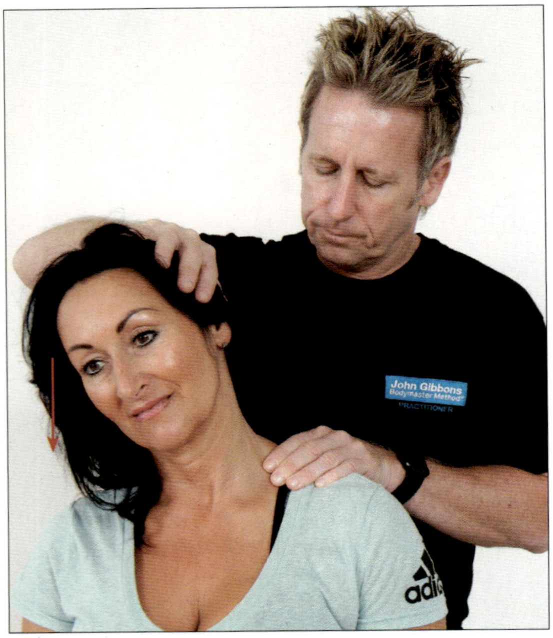

그림 5.1 치료사는 환자의 어깨를 손으로 고정하고 동시에 환자의 머리를 천천히 오른쪽으로 구부린다.

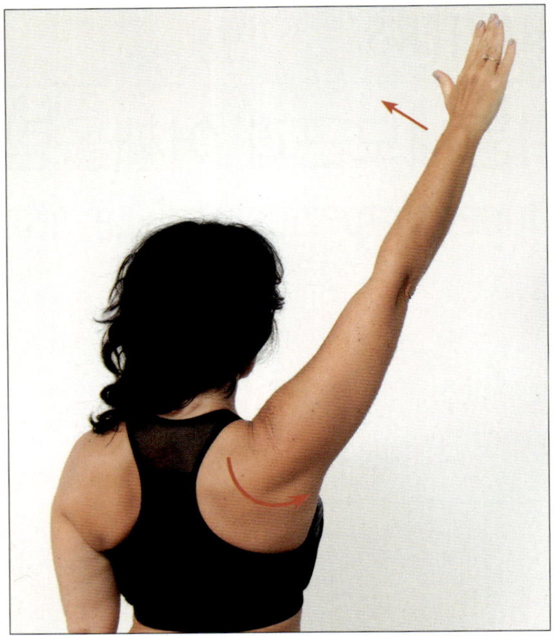

그림 5.2a 팔 벌림 – 정상적인 어깨위팔리듬

등세모근이 늘어난다고strech 느낀다고 말하는 것 보다 조직의 제한점bind을 인지하는 것이 필요하다. 이 제한점은 신장되는 위치 전에 조직에서 '느슨함slack'을 가져오는 위치이다(2장에 언급).

만약 ROM이 45°라면 등세모근 길이가 정상이라고 기록되지만, ROM이 45° 미만이면 짧아지고 팽팽해졌다고 분류될 것이다. 이러한 결과는 자세 평가지에 기록해야 한다. 당연히 비교를 위해서 반대측도 검사를 반복한다.

등세모근 대체 평가

어깨위팔리듬 검사

환자에게 오른쪽 어깨를 벌리게 하고 그 움직임을 관찰한다. 처음 30°는 순수한 오목위팔관절(GHJ) Glenohumeral joint의 움직임이며, 30°를 지난 후 어깨뼈가 위쪽으로 회전하기 시작한다. 이 비율은 일반적으로 2:1이다. 즉, GHJ의 움직임에서 2°마다, 어깨뼈 회전이 1° 일어난다. 예를 들어, 팔을 90° 벌렸을 때, 60°는 GHJ에서 수행되고 나머지 30°는 어깨뼈 회전에서 일어난다.

그림 5.2a는 정상적인 어깨위팔리듬을 보여주는 반면 그림 5.2b에서는 오른쪽 위등세모근이 과활성화 되어 어깨 벌림 동작을 보조하여 '역' 어깨위팔리듬 패턴을 보여주게 된다.

제한된 ROM은 유착성관절낭염adhesive capsulitis, frozen shoulder에 의해 나타날 수 있는 GHJ의 제한된 움직임 때문이다. 어깨가슴관절scapulothoracic articulation은 보상작용이 나타나는 관절이 될 것이고 과도하게 상승하고 회전될 것이다.

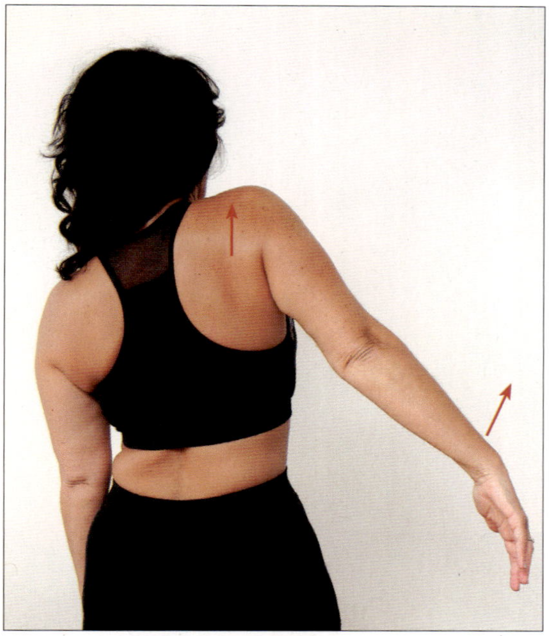

그림 5.2b 팔 벌림 – 역 어깨위팔 리듬

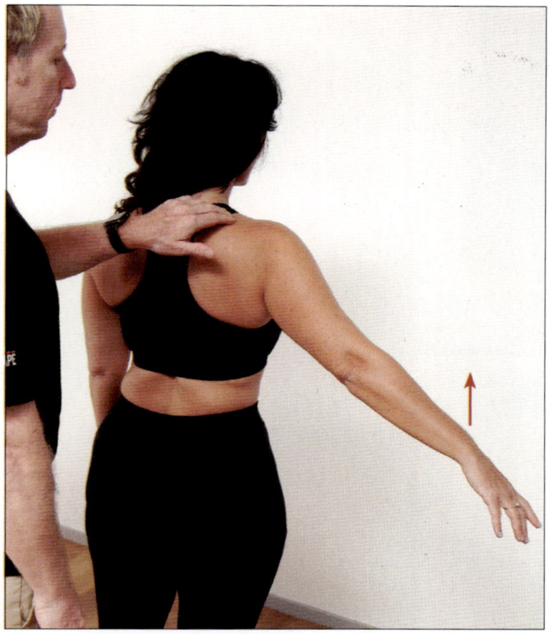

그림 5.3 환자가 오른팔을 벌리는 동안 위등세모근을 과활성을 촉진한다.

촉진을 통한 어깨위팔리듬 검사

치료사는 환자가 움직임을 수행하는 동안 환자의 오른쪽 등세모근 위에 왼손을 올려놓으면, 어깨 벌림 동작을 하는 동안 위등세모근의 활성화 또는 과활성화를 확인할 수 있다(그림 5.3). 치료사는 등세모근의 수축을 느끼고 기록한다. 만약 수축이 어깨 벌림의 첫 30° 내에 느껴진다면 위등세모근은 과활성화 되었다고 분류할 수 있다.

바로누운자세에서 위등세모근 평가

환자는 바로 누운 자세로 무릎을 구부린다. 이 자세는 허리가 편하도록 도울 것이다. 침대의 머리 부분에 앉은 치료사는 왼손을 환자의 관자뼈를 부드럽게 감싸고 오른손은 환자의 오른쪽 어깨에 얹는다(그림 5.4). 치료사는 오른쪽 어깨의 움직임을 안정화 시키면서 천천히 수동으로 환자의 머리를 왼쪽으로 구부린다. 치료사가 위등세모근에서 제한점bind을 느끼면 측정을 한다. 45° 미만의 값은 근육이 짧아졌다고 분류된다.

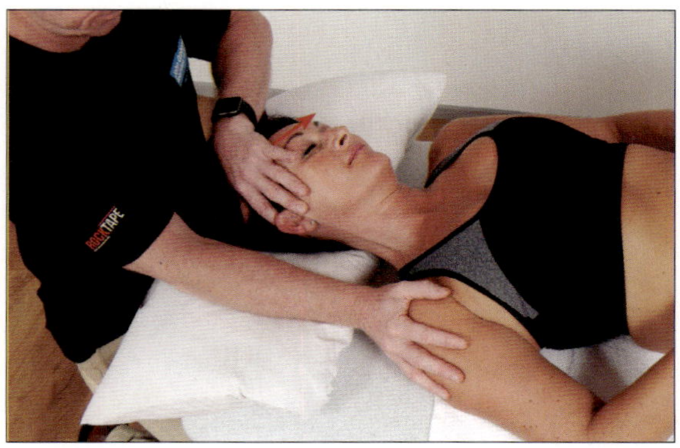

그림 5.4 바로누운자세에서 위등세모근 평가

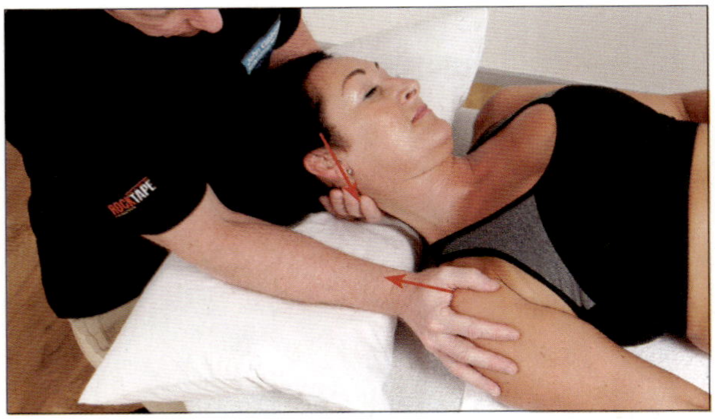

그림 5.5a 환자에게 목뼈를 오른쪽 가쪽굽힘하거나 오른쪽 어깨를 올림 또는 두 동작모두 하라고 요청한다.

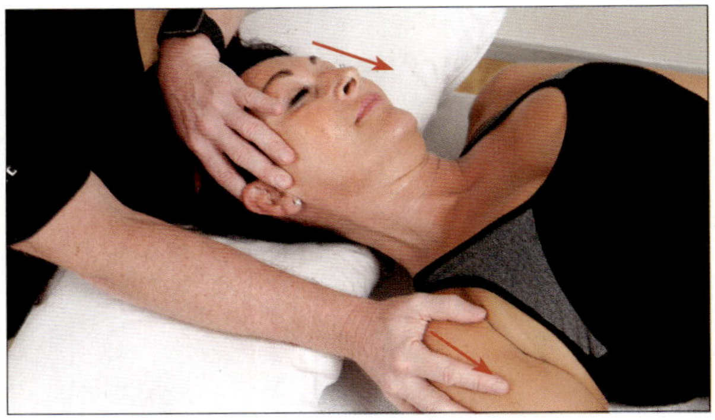

그림 5.5b 치료사는 목뼈를 왼쪽굽힘하여 위등세모근을 늘린다.

MET를 적용한 오른쪽 위등세모근 치료

치료사는 오른쪽 위등세모근을 제한점bind에 놓고 환자에게 목을 오른쪽으로 구부리거나 오른쪽 어깨를 올리도록 요청한다. 또는 환자에게 치료사가 주는 저항에 대해 이 두 가지 동작을 동시에 수행하도록 요청할 수도 있다(그림 5.5a). 이 기술을 수행하는 또 다른 방법은 환자에게 저항에 맞서 귀를 어깨로 또는 어깨를 귀로 가져간 후에 10초간 유지하라고 요청하는 것이다.

10초간 수축 후에 환자는 긴장을 풀고 숨을 들이마시게 한다. 그리고 이완 단계에서 목을 왼쪽으로 더 구부려본다(그림 5.5b). 만약 목을 옆으로 구부렸을 때 불편함이 발생한다면 어깨가 더 내려가 있을 수도 있다. 이러한 경우에 위등세모근이 길어지는 효과를 가질 수 있다.

만약 RI 방법이 필요하다면 치료사는 위에서 설명한 대로 환자의 목뼈와 어깨를 완전히 제어해야 한다. 이 자세에서는 환자는 오른손으로 오른쪽 다리 아래쪽으로 제한점 지점이 느껴질 때까지 손을 뻗어야 한다(그림 5.5c).

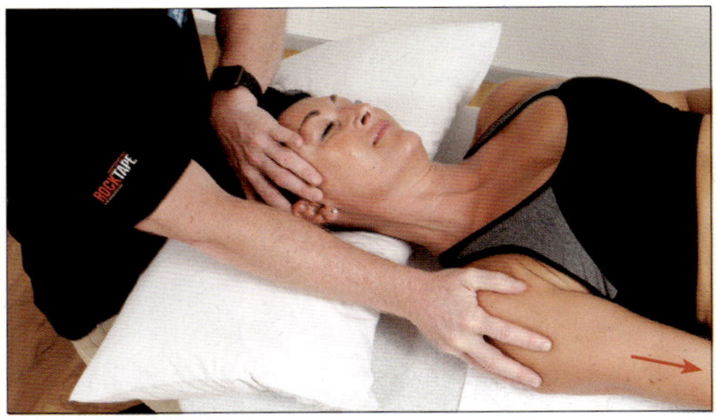

그림 5.5c 환자는 어깨이음뼈를 내림하면서 아래등세모근을 활성한다. 이렇게 하면 RI를 통해 위등세모근이 이완된다.

이 접근법은 환자가 어깨복합체shoulder girdle의 내림을 유발할 때 아래등세모근을 활성화시킨다. 이렇게 하면 오른쪽 위등세모근이 억제되어 근육방추의 활성화를 무시하기 때문에 안전하게 신장lengthening시킬 수 있다.

위등세모근은 앞쪽, 안쪽 그리고 뒤쪽의 세 가지 섬유로 구성된다. 만약 특정 섬유가 짧다고 판단한 경우, 목뼈를 단순히 회전시키기만 하면 특정 섬유만을 대상화할 수 있다.

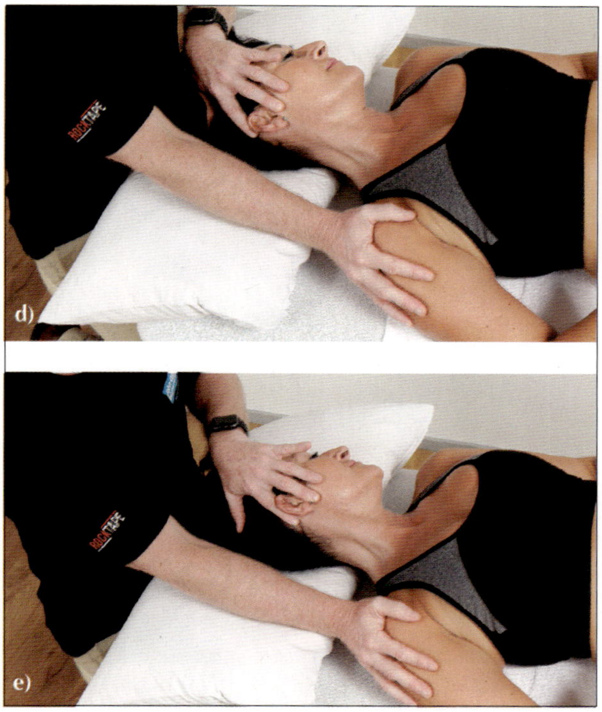

그림 5.5 (d) 목뼈의 절반회전은 등세모근 중간섬유를 목적으로 실시한다.
(e) 목뼈의 완전회전은 뒤쪽섬유를 목적으로 실시한다.

그림 5.5d는 왼쪽으로 절반 회전되어있는 환자의 목뼈를 보여준다. 이는 위등세모근의 중간섬유를 대상으로 삼는다. 만약 목뼈를 완전히 회전시킨다면 대상은 뒤쪽섬유$_{\text{posterior fiber}}$가 될 것이다(그림 5.5e). 아무런 회전을 하지 않은 목뼈는 앞쪽섬유$_{\text{anterior fiber}}$가 대상이 될 것이다.

위등세모근 치료를 위해 대체할 수 있는 손의 위치는 치료사가 왼손으로 감싸는 방식을 사용하는 것이다(그림 5.5f). 몇몇 환자들은 이런 자세를 더 편안하다고 느낀다.

TIP: 위등세모근은 종종 두통의 원인이 될 수 있는 통증유발점(Trigger point)을 제공한다.

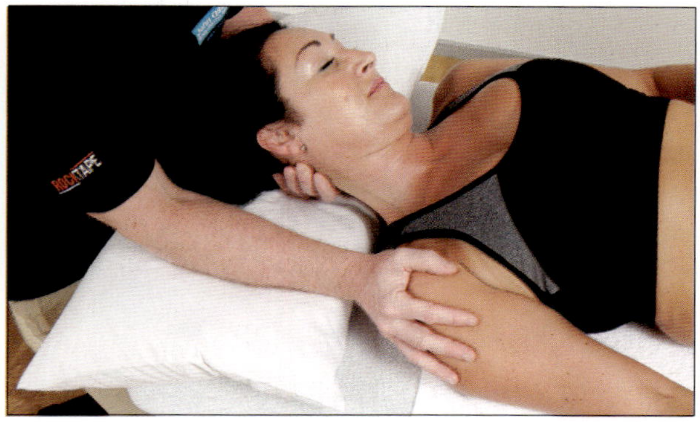

그림 5.5f 위등세모근 치료를 위한 치료사의 대체 손 위치.

어깨올림근(Levator Scapulae)

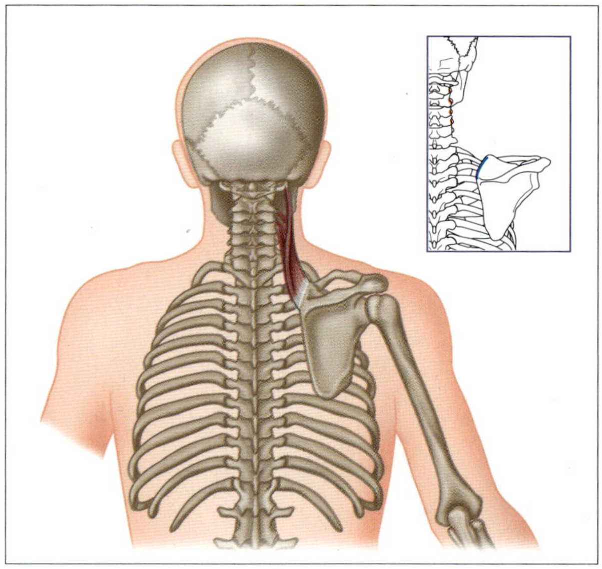

이는곳	첫 번째~세번째 목뼈 또는 네번째 목뼈(C1-C4)의 가로돌기
닿는곳	어깨뼈의 위안쪽(척추)면 (즉, 어깨뼈의 가시 위쪽 부분).
신경	등쪽어깨신경(C4, C5)과 목신경(C3, C4).
움직임	어깨뼈 올림, 목뼈 가쪽굽힘 보조

등세모근과 어깨올림근의 협력

등세모근(특히 위쪽섬유)은 어깨뼈를 올림시키고 목뼈의 가쪽굽힘을 돕는다.

등세모근의 위쪽섬유는 어깨올림근과 비슷한 역할을 수행하기 때문에 어깨올림근과 협력작용을 한다고 여겨진다. 하지만, 특정 상황에서는 서로 대항근이 된다. 예를 들어, 어깨올림근은 목뼈를 같은쪽으로 회전시키며 위등세모근은 목뼈를 반대측으로 회전시키는 것을 돕는다.

위등세모근은 아래섬유 뿐만 아니라 앞톱니근과 어우러져 어깨뼈를 위쪽으로 회전시키는 반면, 어깨올림근은 작은가슴근 및 마름근과 어우러져 어깨뼈를 아래쪽돌림시킨다. 중간섬유는 어깨뼈를 뒤당김retract시키기 위해 마름근과 같이 작용한다.

어깨올림근 평가

어깨올림근의 검사는 위등세모근의 평가와 매우 유사하다. 또한 어깨를 들어올리고 목뼈를 옆으로 구부리는 비슷한 동작을 수행한다. 위등세모근과 어깨올림근의 한 가지 차이가 있다면 위등세모근은 어깨뼈의 위쪽돌림을 돕는 반면 어깨올림근은 어깨뼈의 아래쪽돌림을 돕는다. 왼쪽 어깨올림근 검사 중 한 방법은 앉은 자세에서 수행된다(그림 5.6). 치료사는 부드럽게 머리의 움직임을 돕고 목을 대략 30° 정도 오른쪽으로 회전시킨다. 목이 회전한 자세에 놓이면 치료사는 환자의 목을 굽히고 환자의 턱을 가슴에 가깝게 당기게 할 것이다.

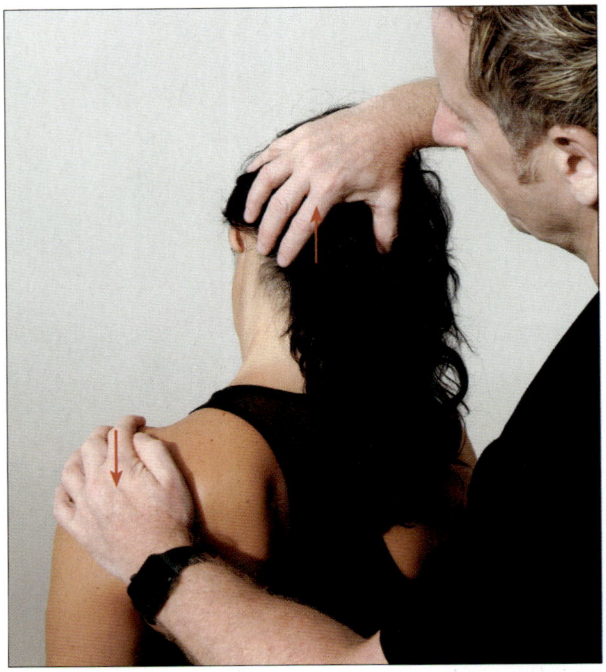

그림 5.6 치료사가 어깨를 고정하는 동안 왼쪽 어깨올림근을 평가하기 위한 손 위치.

치료사의 왼손으로는 어깨뼈가 올라가는 것을 막는다. 치료사가 제한점bind을 느끼면 그때 ROM을 기록한다. 만약 저항 없이 턱이 가슴 가까이 갈 수 있다면 어깨올림근은 정상으로 분류된다.

MET를 적용한 어깨올림근 치료

치료를 위해서는 환자는 바로누운자세supine를 취해야 한다. 치료사는 환자의 머리를 받치고 환자가 머리를 굽힘하면서 옆으로 굽히도록 유도한다. 만약 턱이 가슴에 닿기 전에 저항이 느껴진다면 어깨올림근이 상대적으로 짧아져 있다는 것을 나타낸다.

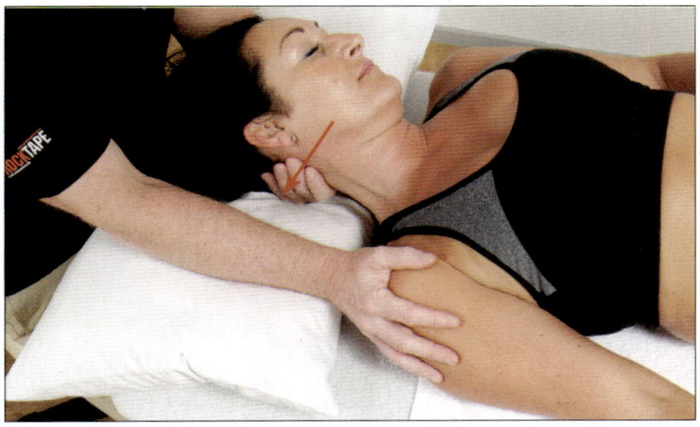

그림 5.7 환자에게 어깨올림근을 활성화시키기위기 위하여 폄과 오른쪽 가쪽 굽힘 자세를 취한다.

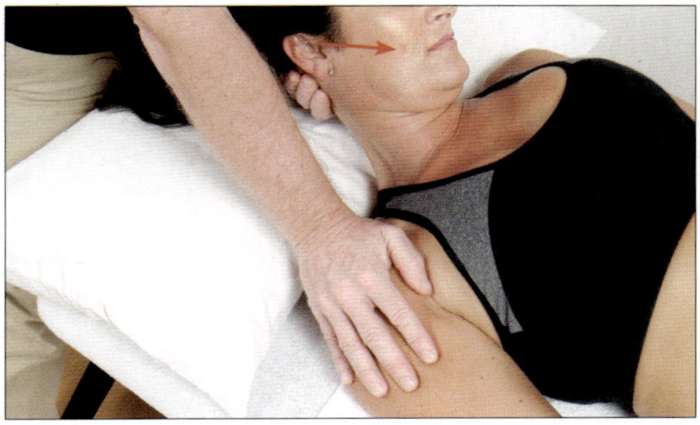

그림 5.8 오른쪽 어깨올림근을 늘리기 위하여 목뼈를 더 굽힌다. 턱은 가슴 쪽으로 향하게 하고, 치료사는 오른쪽 어깨뼈를 고정한다.

일부 치료사들은 환자를 대체할 수 있는 자세에 두는 것보다는 검사 자세에서 어깨올림근을 치료하는 것이 더 적절하다고 생각한다. 이는 선택의 문제이다. 하지만 나의 의견은 일반적으로 바로누운자세에서 어깨올림근을 치료하는 것이 더 편하다고 생각한다.

다만, 현재 목 통증이 있는 일부 환자에게 불편감을 줄 수 있기 때문에 바로누운자세를 취할 수 없을 때도 있을 것이다. 이런 경우에는 앉은 자세가 더 적절할 것이다.

손의 위치는 위등세모근에서와 비슷하다. 차이는 환자의 목뼈가 제한점 지점에 도달하기 위해 좀 더 굽힘 상태로 유지된다는 것이다.

제한점 지점에서 환자는 목뼈를 폄시켜 어깨올림근의 수축이 일어나도록 요청받는다(그림 5.7).

적절한 시간과 휴식 후에 환자의 목뼈를 더 굽히고 왼쪽으로 회전하는 운동을 추가한다(그림 5.8).

다른 방법은 치료사가 앉지 않고 서서 진행된다. 앉은 자세는 팔만 사용하여 머리를 제어하기에 너무 무거울 수 있어서 일부는 선 자세를 선호한다.

TIP: 어깨올림근은 목의 위치가 앞으로 가 있을 때(forward head posture, 거북목 증후군) 편심성 수축으로 작용한다. 이는 근육이 길어진 위치에 있지만 여전히 수축된 상태를 나타낸다. 환자는 어깨뼈 위각(superior angle of the scapulae)에 놓인 어깨올림근 닿는곳(insertion)에서 통증을 느낄 수 있다. 만약 이런 경우에는 이미 늘어난 구조를 신장시키는 MET는 적절하지 않을 수 있다.

CHAPTER 6

목빗근과 목갈비근 (Sternocleidomastoid and Scalenes)

목갈비근과
목빗근 평가

목빗근(Sternocleidomastoid)

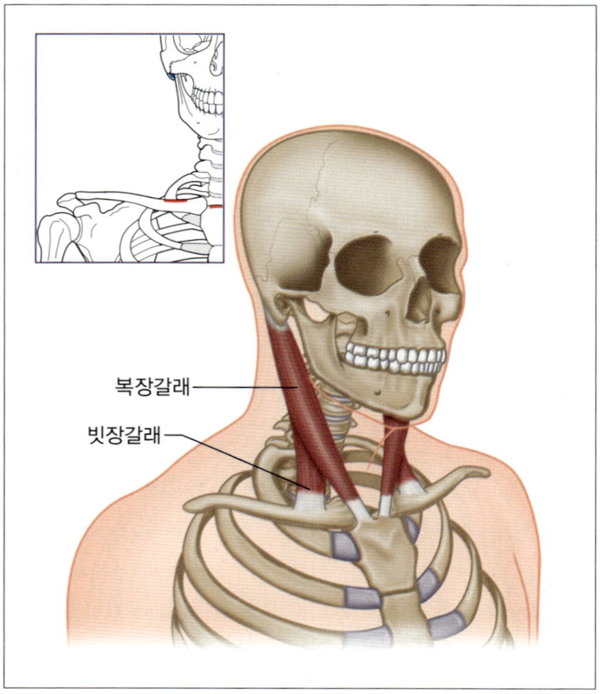

이는곳	• 복장갈래: 복장뼈sternum 위앞면 • 빗장갈래: 빗장뼈clavicle 안쪽 1/3
닿는곳	관자뼈의 꼭지돌기Mastoid process(귀 바로 뒤쪽의 뼈 융기).
신경	부신경(XI), 고유감각을 위한 감각을 목신경(C2, C3)으로부터 공급받음
움직임	• 양쪽 같이 수축: 목 굽힘(머리를 앞으로 당김). 깊은 날숨동안 복장뼈를 올림하며, 결과적으로 갈비뼈를 올림. • 한쪽 수축: 머리를 같은쪽 기울임. 머리를 돌려 반대쪽

SCM 평가

환자는 바로누운 자세에서 무릎을 굽히고 양팔을 몸통 옆에 나란히 둔다. 환자는 이 자세에서 컬업curl-up을 수행한다(그림 6.1).

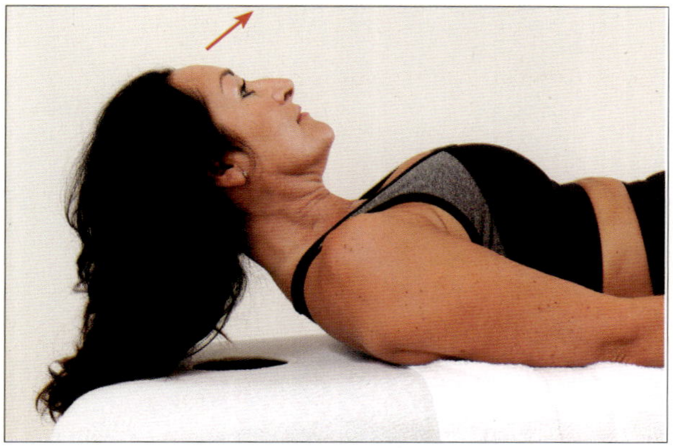

그림 6.1 이마가 움직임을 주도함–정상적인 목빗근.

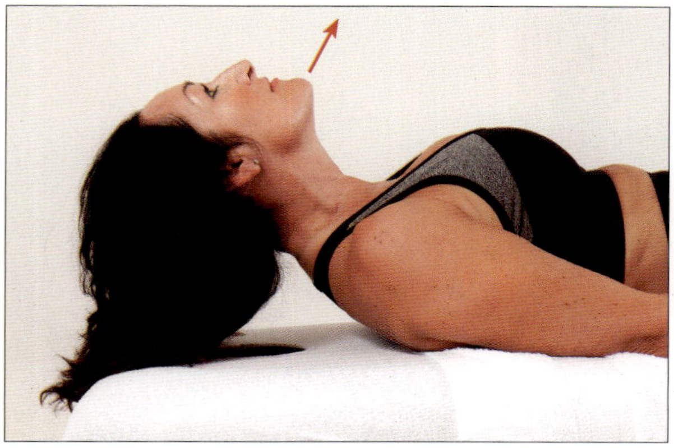

그림 6.2 턱이 움직임을 주도함–단축된 목빗근.

치료사는 환자가 컬 업$_{\text{curl-up}}$을 수행하는 동안 턱과 이마의 위치를 관찰한다. 그림 6.1은 컬 업 시 이마가 움직임을 주도하는 것이 정상적인 SCM임을 보여준다. 여기서 환자는 몸통을 굽히는 동안 턱을 집어넣은 채로 유지할 수 있다. 만약 컬 업을 시도하는 동안 턱이 앞쪽으로 나온다면 SCM은 짧아졌다고 분류된다(그림 6.2).

MET를 적용한 오른쪽 목빗근 치료

환자는 바로 누워 무릎을 굽힌다. 환자의 어깨뼈 사이에 베개를 둔다. 치료사는 부드럽게 환자의 목을 왼쪽으로 완전히 회전시킨다. 환자는 10초 동안 이 자세를 유지한다. 그림 6.3에서 환자는 거의 치료사의 도움 없이 자신의 머리를 유지시키고 있는 것을 볼 수 있다.

환자가 머리를 회전된 위치에서 10초간 유지함으로써 목빗근을 등척성으로 수축시키면 치료사는 머리의 위치를 조절하여 천천히 침대 위로 내려놓는다(그림 6.4). 어떤 경우에는 이미 SCM이 늘어나기 시작했을 것이다.

오른쪽 SCM을 효과적으로 늘리기 위해 치료사는

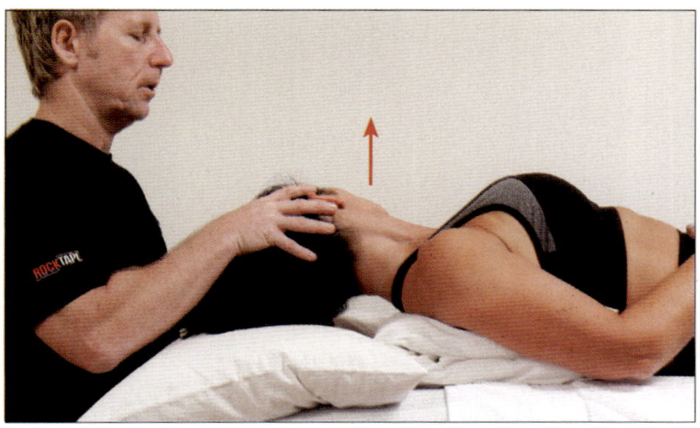

그림 6.3 치료사가 목을 왼쪽 돌림하고 환자에게 오른쪽 목빗근을 등척성 수축하도록 지시한다.

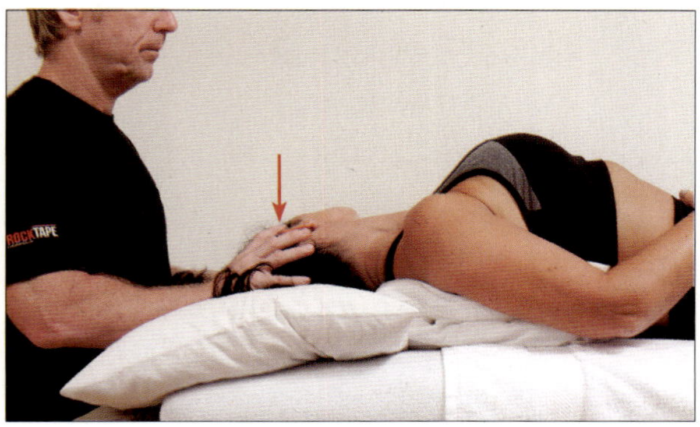

그림 6.4 치료사는 환자의 머리를 베개를 향하여 내리는 것을 조절한다.

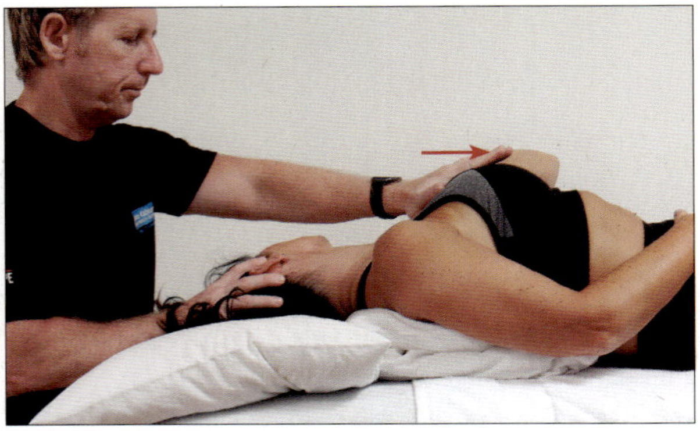

그림 6.5 왼손으로 꼬리쪽 방향으로 압력을 가하고 오른손으로 머리를 고정한다.

환자의 관자뼈에 오른손을 올리고 왼손은 복장뼈에 올린다(여성의 경우, 환자의 손을 복장뼈에 올리게 하고 그 위에 치료사의 손을 얹는다). 환자에게 숨을 들이마시도록 하고 이완 단계에서 치료사는 오른손이 머리를 안정시키는 동안 왼손으로 아래쪽을 향해 압력을 가한다(그림 6.5).

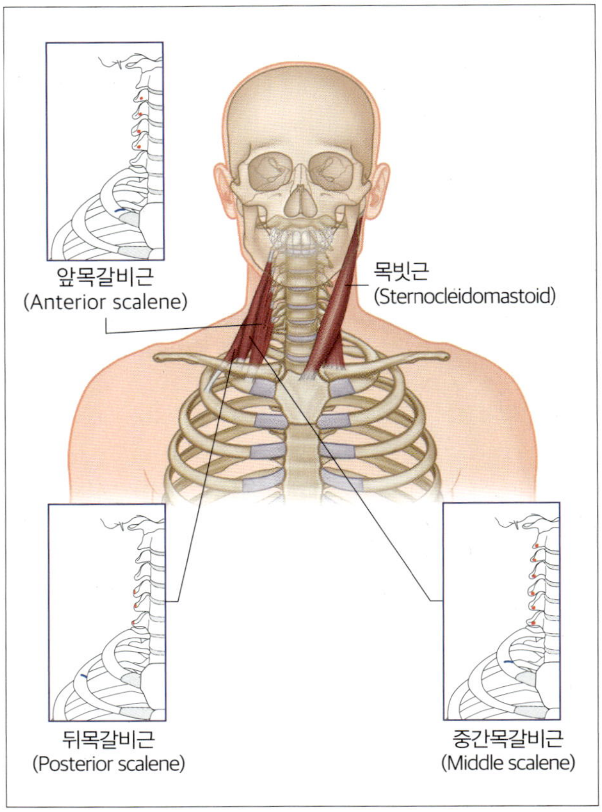

목갈비근(Scalenes)

이는곳	목뼈 가로돌기Transverse processes
닿는곳	• 앞과 중간: 첫번째 갈비뼈 • 뒤: 두번째 갈비뼈
신경	부신경(XI), 목신경의 배측 가지(C3 – C8).
움직임	• 함께 작용: 목 굽힘. 강한 날숨동안 첫번째 갈비뼈 올림. • 개별적으로 작용: 가쪽굽힘과 목 돌림

목갈비근 평가

상대적으로 짧아진 목갈비근을 평가하기 위해 반드시 목뼈와 목갈비근은 척추동맥과의 관계를 알아야 한다.

척추동맥 검사

중요 참고: 이 검사는 목을 신장시키고 회전한 자세에 놓는다. 검사를 수행할 때, 만약 환자의 눈 움직임에 이상이 있거나 환자가 불편함을 느끼거나 심지어 기절하는 것 같다면 척추동맥이 손상되려는 것이기 때문에 즉시 검사를 중단해야 한다. 만약 검사

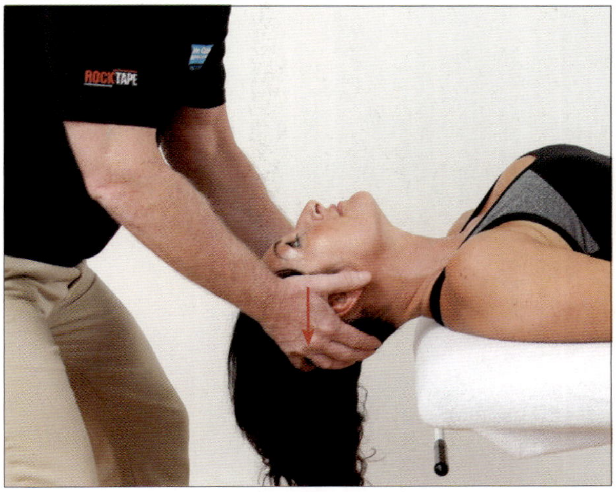

그림 6.6 치료사는 환자의 목뼈를 부드럽게 폄 자세로 유도하며 머리 위치를 조절한다.

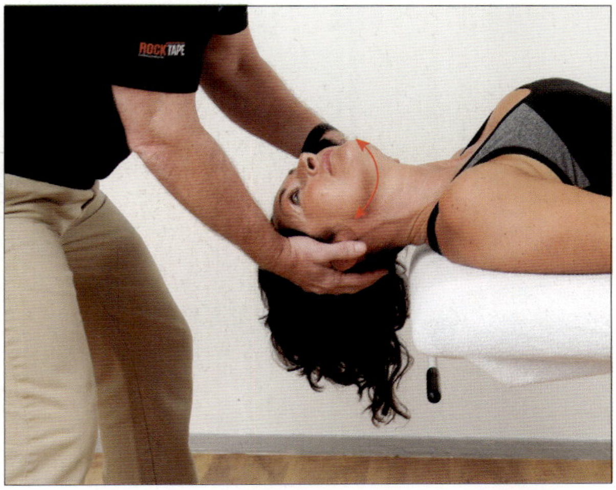

그림 6.7 치료사는 환자의 목뼈를 폄 자세에서 부드럽게 왼쪽 가쪽굽힘과 오른쪽 돌림시킨다.

에서 척추동맥 압박에 대해 양성반응이 나왔다면 목의 신장이나 회전은 반드시 피해야 한다.

MET를 사용한 목뼈 치료 중 더욱 안전한 접근법은 더욱 굽힘시킨 자세에서 시행하는 것이다. 그래도 여전히 불확실하다면 전문의에게 조언을 구하라.

오른쪽 목갈비근 평가

환자는 바로누운 자세에서 무릎을 굽히고 머리를 침대 끝을 벗어나게 한다. 치료사는 환자의 머리 위치를 조절하고 부드럽게 목을 신장시킨다(그림 6.6). 그 다음에 왼쪽으로 목을 굽힘시키고 오른쪽으로 회전시킨다.

약 80°의 완전한 회전을 만든다. 만약 전체 회전이 이루어지기 전에 제한점이 있다면 오른쪽 목갈비근은 짧아졌다고 분류한다.

목갈비근의 특정한 짧아짐 판단하는 다른 방법이 있다. 치료사는 머리를 지지하고 부드럽게 목을 신장시키고 오른쪽으로 구부린 다음, 왼쪽으로 회전시킨다(왼쪽 검사). 또는 목을 신장시키고 왼쪽으로 구부린 다음, 오른쪽으로 회전시킨다(오른쪽 검사). 그림 6.7을 참고하라.

완전한 회전(80°) 전에 저항이 느껴지면 과긴장상태이다.

목갈비근의 상대적 짧아짐에 대한 관찰 검사

목갈비근은 호흡보조근이다. 상대적인 짧음을 식별하기 위해서 치료사는 바로누운자세에서 환자의 호흡 주기를 관찰한다(그림 6.8).

치료사는 오른손으로는 복장뼈를, 왼손으로는 가로막 부위를 가볍게 촉진하는 동안 환자는 정상적으로 숨을 들이마시고 내쉬도록 한다. 호흡 단계에서 치료사는 움직임을 관찰하고 느낀다. 만약 호흡 시 가슴 윗부분이 가로막보다 먼저 움직이는 것 같다면 이는 목갈비근의 기능부전과 과활성화를 나타낸다.

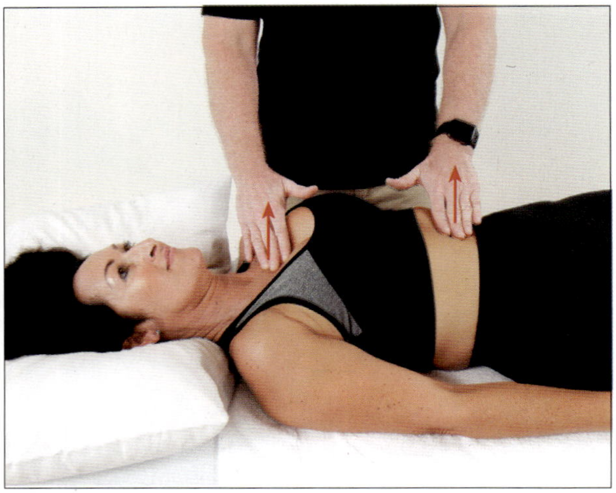

그림 6.8 환자가 바로누운자세로 누워 있는 동안 치료사는 호흡 주기 동안 복장뼈와 가로막을 관찰하고 촉진한다.

MET를 이용한 오른쪽 목갈비근 치료

환자의 자세는 목빗근 치료 시와 매우 유사하다. 베개를 환자의 어깨뼈 아래에 놓고 치료사가 환자의 목뼈를 왼쪽으로 완전히 회전시킨다 (SCM은 또한 목갈비근을 치료하는 동안 영향을 받을 수 있다.).

치료사의 왼손은 환자의 오른쪽 관자뼈 위에 두고 환자의 오른손은 자신의 오른쪽 빗장뼈에 두게 한다. 환자 오른손 위에 치료사의 오른손을 얹는다.

환자는 숨을 들이마시고 치료사는 위쪽 가슴우리rib cage의 움직임에 저항을 준다. 치료사는 아래쪽으로 압력이 가해지는 동안 환자의 머리 위치를 안정화시킨다. 이는 목갈비근의 뒤쪽섬유에 영향을 미친다(그림 6.9).

환자는 완전히 수축을 유지하고 편안하게 숨을 내쉬면, 치료사는 왼손을 사용해 아래쪽으로 압력을 주어 오른쪽 목갈비근이 늘어나도록 유도한다(그림 6.10).

만약 해부학적 이는곳과 닿는곳을 알고 있다면, 이 장의 앞부분에서 설명한 바와 같이 목갈비근은 위등세모근과 유사한 세 그룹의 섬유로 구성되어 있다는 것을 알 수 있을 것이다.

목갈비근의 해부학적 부착지점으로 인해 개별 섬유들의 신장에 영향을 미치는 특정한 기술을 적용하는 것이 가능하다. 그림 6.9에서와 같이 MET 기법은 환자의 목을 완전히 회전시켜 목갈비근의 뒤쪽 섬유에 영향을 미친다. 뒤쪽 섬유의 닿는곳은 2번째 갈비뼈이기 때문에 손의 위치를 조금 조정해야 한다. 손

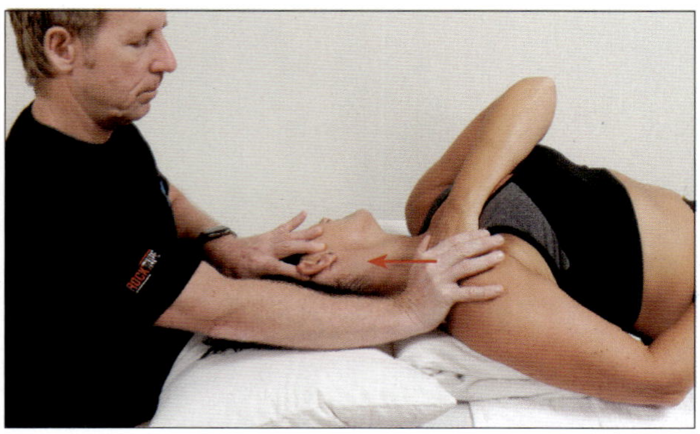

그림 6.9 이 자세에서 환자는 치료사의 오른손이 가하는 저항에 맞서 숨을 들이마시도록 한다.

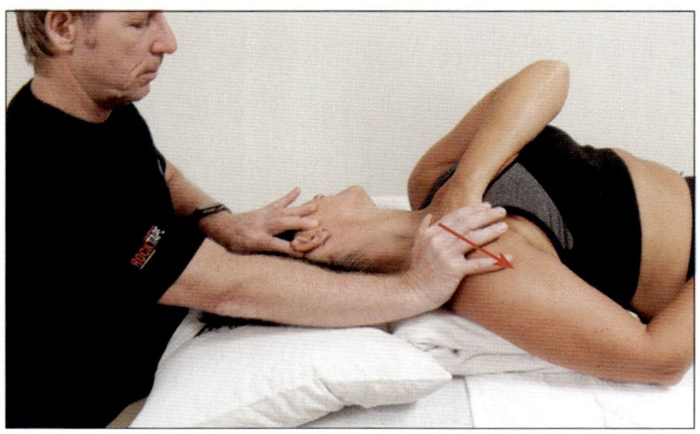

그림 6.10 왼손으로 머리를 고정하고 가쪽과 꼬리쪽으로 압력을 가한다.

은 빗장뼈 중심 바로 아래에 있는 2번째 갈비뼈에 둔다. 중간섬유를 신장시키는 기법은 목을 절반만 회전시킨다. 만약 목갈비근의 앞쪽 섬유에 MET 적용이 필요하다고 생각된다면 목의 회전이 없다는 것을 제외하고는 같은 기법과 자세를 사용할 수 있다.

TIP: 앞쪽 목갈비근의 과활성화(앞목갈비증후군)는 흉곽출구증후군(TOS, thoracic outlet syndrome)을 가져올 수 있다. 팔신경얼기(brachial plexus)로 알려진 신경혈관다발은 C5에서 T1에서 발생하며 목갈비근의 앞쪽과 중간을 지나 빗장밑동맥(subclavian artery)과 연결된다. 팔신경얼기는 빗장뼈 아래, 첫 번째 갈비뼈 위, 그리고 작은가슴근 아래로 이어진다. 팔신경얼기에 대한 압박은 팔과 손에 통증이나 감각의 변화를 가져올 수 있다.

CHAPTER 7

가슴근육과 부리돌기 부착 근육들 (Pectorals and Coracoid Muscles)

가슴근의 MET 치료 및 평가

이 장의 목적은 가슴근의 평가와 치료에 있다. 그러나 이 과정에는 또 다른 요소가 있다. 우리는 어깨뼈의 부리돌기coracoid process에 부착되는 다른 두 개의 근육인 부리위팔근coracobrachialis과 위팔두갈래근biceps brachii 짧은갈래근short head을 구분하는 방법을 살펴본다.(작은가슴근pectoralis minor은 제외)

큰가슴근(Pectoralis Major)

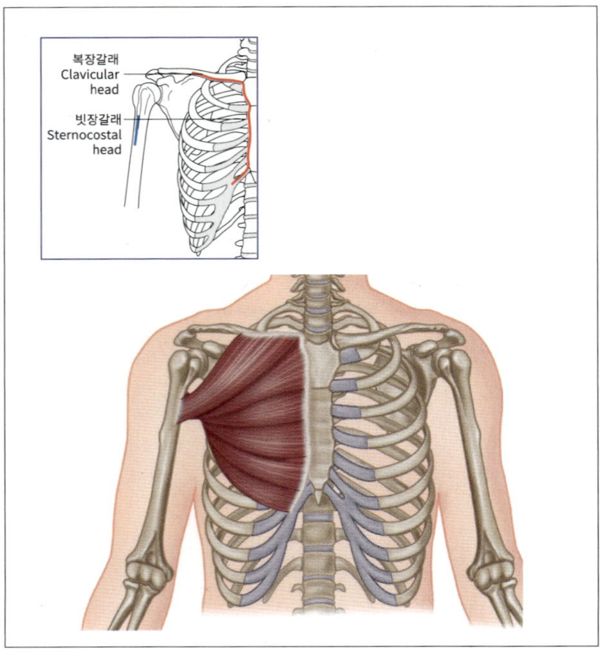

이는곳	• 빗장뼈 부분: 빗장뼈 앞쪽의 안쪽 1/2 또는 2/3 • 복장갈비 부분: 복장뼈와 6개 갈비연골 위쪽 인접부
닿는곳	위팔뼈 위쪽 몸통
신경	• 위섬유에 대한 신경: 가쪽가슴신경Lateral pectoral nerve(C5 – C7). • 아래섬유에 대한 신경: 가쪽과 안쪽가슴신경 medial pectoral nerves(C6 – C8, T1).
움직임	위팔뼈 벌림과 안쪽돌림. • 빗장뼈 부분: 어깨관절 굽힘과 안쪽돌림, 위팔뼈를 반대쪽 어깨쪽으로 수평모음 • 복장갈비 부분: 위팔뼈를 반대쪽 엉덩이쪽으로 사선 모음. 주요 등반 근육 중 하나로, 몸을 고정된 팔까지 끌어당김.

큰가슴근은 가슴우리thorax 앞면에서 위팔뼈까지 연결되는 유일한 근육이다. 큰가슴근의 기능은 위팔뼈를 안쪽으로 회전시키면서 수평모음(굽힘)시키는 것이다.

빗장뼈 부분clavicular portion은 (신장상태에서) 굽힘시키고 어깨 관절에서 안쪽으로 회전시키며 반대편 어깨쪽으로 위팔뼈를 수평모음시킨다.

복장갈비 부분sternocostal portion은 벌림 상태에서 반대편 엉덩이쪽으로 위팔뼈를 사선 모음시키고(굽힌 상태에서) 신장시키며 위팔뼈를 안쪽으로 회전시킨다. 팔이 고정된 경우에는 작은가슴근과 함께 큰가슴근이 몸통을 고정된 위팔뼈로 당겨오는 데 도움을 준다. 큰가슴근은 몸통을 현재 고정된 팔까지 끌어당기는 주요 등반 근육climbing muscle 중 하나이다.

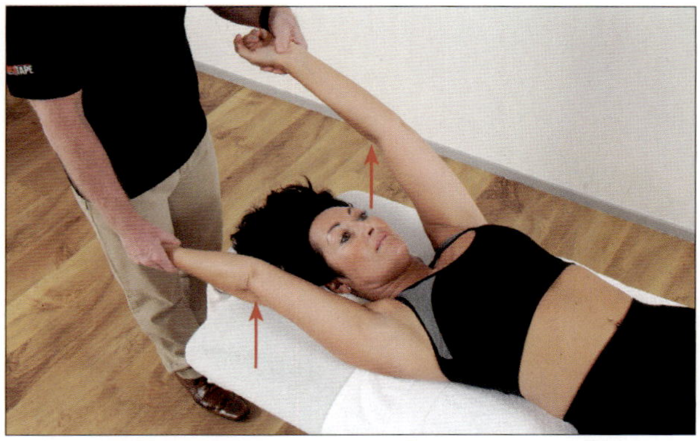

그림 7.1a 왼쪽 팔이 오른쪽 팔에 비해 더 높은 것으로 보인다.

큰가슴근 평가

팔 올림 검사

이 검사는 8장에서 설명했던 넓은등근 평가와 유사하다. 가장 큰 차이점은 환자 팔의 위치이다.

치료사는 환자의 팔을 완전히 굽힘시킨 상태를 유지하면서 침대 쪽으로 천천히 팔을 내린다. 만약 팔이 침대가 닿지 않는다면 큰가슴근의 짧음을 의심해 볼 수 있다.

그림 7.1은 좌우 어느 팔도 침대에 닿지 않기 때문에 짧아졌다는 것을 보여주고 있다. 자세히 보면 환자의 왼쪽 팔이 오른쪽보다 침대에서 더 높게 위치해 있는 것을 볼 수 있는데, 이는 왼쪽 팔이 더 짧아졌다는 것을 나타낸다(그림 7.1a). 하지만 오른쪽도 역시 짧아졌다는 것을 유의해야 한다.

만약 ROM에 제한이 있다면 치료사는 어깨 관절로부터의 제한이 아니라 움직임을 제한하는 근육이라는 것을 분명히 하기 위해 '제한점bind'을 느끼도록

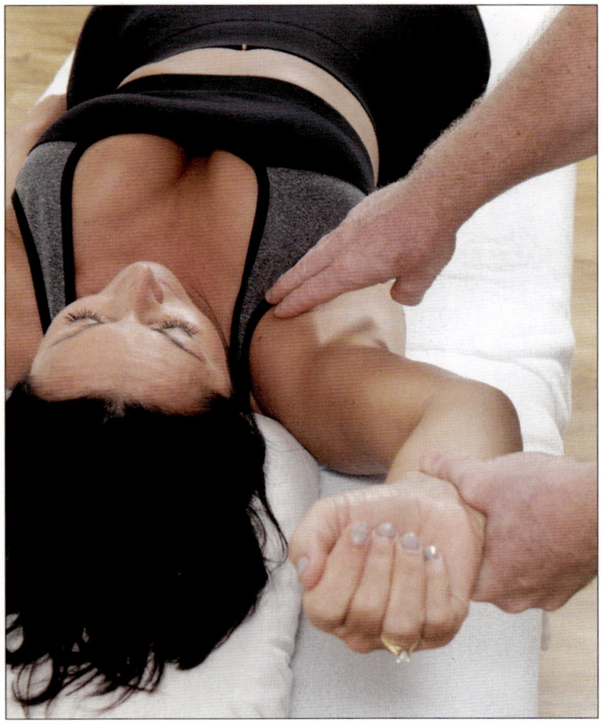

그림 7.1b 치료사는 큰가슴근의 복장뼈 섬유를 촉진하여 제한점을 확인한다.

큰가슴근의 복장섬유를 촉진해볼 수 있다(그림 7.1b).

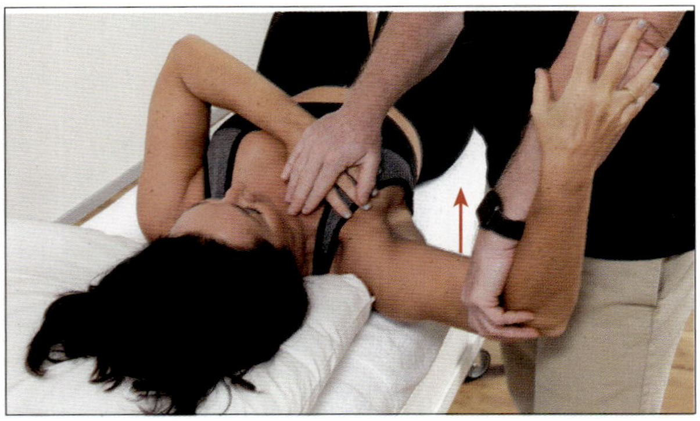

그림 7.2 치료사는 제한점 지점을 촉진하고 환자의 큰가슴근에 저항을 가한다.

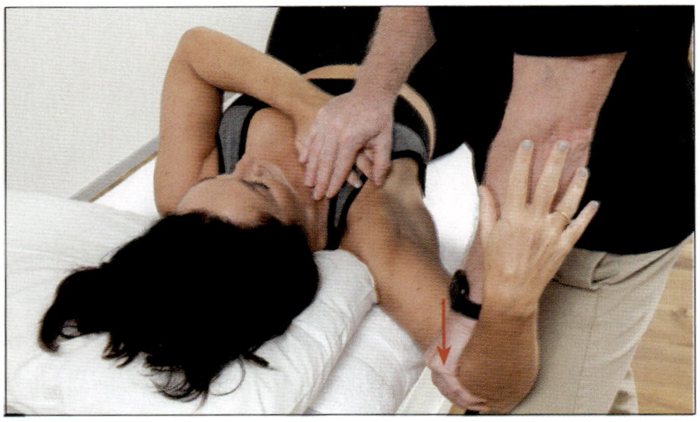

그림 7.3 치료사는 여성 환자의 팔 위에 손을 얹어 고정한다. 화살표 방향으로 압력을 가하여 오른쪽 큰가슴근을 늘린다.

MET를 적용한 큰가슴근 치료

팔은 어깨면scapular plane을 따라 몸에서 멀어져 큰가슴근의 복장섬유sternal fibers의 신장을 유도하고, 치료사는 MET를 수행하기 전에 제한점 지점을 촉진할 것이다.

제한점 지점에서 환자는 팔을 몸에 가로질러 당기고(수평 모음) 오른쪽 큰가슴근의 수축을 유도한다(그림 7.2).

환자가 10초 동안 수축하고 나면, 환자(여성)에게 큰가슴근 위에 손을 두게 하고 치료사는 환자의 손 위에 치료사의 손을 얹는다. 그 다음, 치료사는 환자의 오른팔을 조절하고 천천히 어깨를 어깨면을 따라 더 멀리 보낸다. 이것은 큰가슴근의 복장섬유를 늘어나게 할 것이다 (그림 7.3).

빗장뼈섬유(Clavicular Fibers)

이 기법은 오른쪽 큰가슴근의 빗장뼈 섬유를 신장시키기 위해 사용된다. 환자의 팔은 중심선을 기준으로 부드럽게 약 90도 정도 벌림시키고 오른쪽 큰가슴근의 빗장뼈섬유clavicular fibers의 제한점을 유도한다. 제한점 지점에서 환자는 치료사가 주는 저항을 버티면서 팔을 들어올린다.

10초 정도의 수축 후에 빗장뼈섬유는 새로운 제한점 지점을 가지게 된다(그림 7.4).

대체 방법(Alternative Technique)

큰가슴근 치료를 위한 대체 기법을 시행하기 위해 환자는 앉은 자세를 취한다. 환자는 팔을 90도 벌리고 팔꿈치는 구부려 저항에 대해 수평모음 한다(그림 7.5a). 수축 후에 치료사는 수평 벌림을 하도록 돕

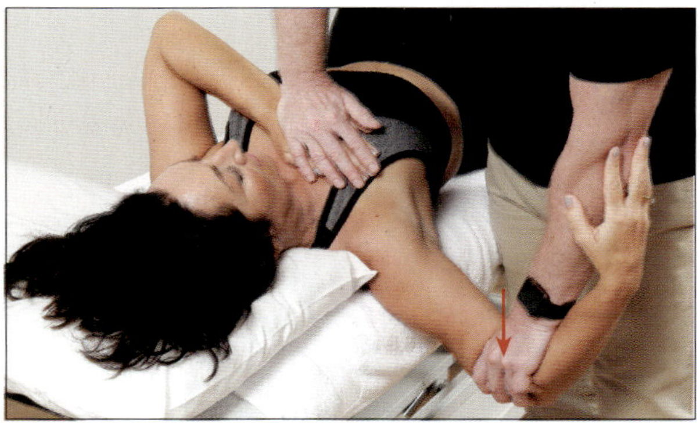

그림 7.4 큰가슴근의 빗장섬유를 늘림. 치료사에 의해 화살표 방향으로 압력이 가해진다.

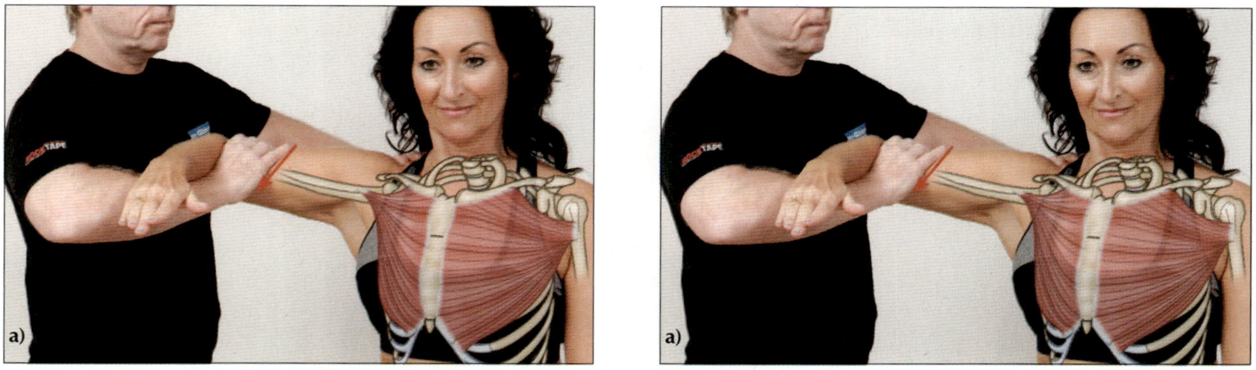

그림 7.5 a) 환자는 저항에 맞서 수평모음을 실시한다. (b) 치료사는 팔을 수평모음을 실시한다.

는다(그림 7.5b).

다른 방법은 환자에게 앉으라고 요청한 후, 환자의 양손을 엉덩이에 얹고 치료사의 저항에 대해 어깨뼈를 내밈protraction시킨다(그림 7.6a). 수축 후에 치료사는 환자의 팔을 더 뒤당김retraction할 수 있다(그림 7.6b).

TIP: 짧아진 작은가슴근에 의한 어깨뼈의 내밈은 관절오목을 안쪽으로 회전시키는 결과를 가져온다. 이는 결과적으로 큰가슴근이 짧아지는 자세에 놓이게 한다.

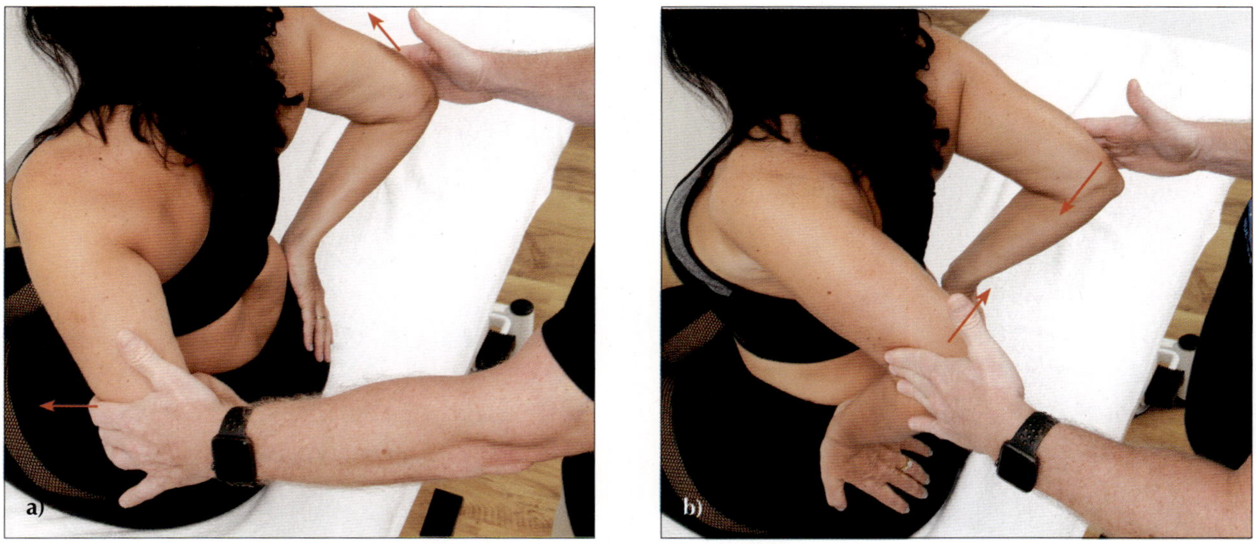

그림 7.6 (a) 환자는 내밈한다. (b) 치료사는 환자의 팔을 더 뒤당김하여 큰가슴근을 늘린다.

작은가슴근(Pectoralis Minor)

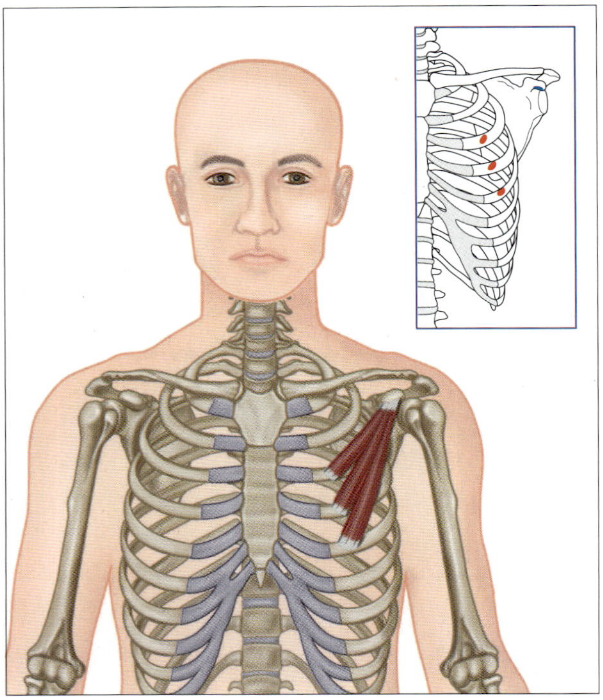

이는곳	3~5번째 갈비뼈의 가쪽 표면과 해당하는 갈비사이공간intercostal spaces의 근막.
닿는곳	어깨뼈의 부리돌기Coracoid process
신경	안쪽가슴신경, 가쪽가슴신경의 교통 가지(C6－C8, T1)로 부터 연결된 섬유를 포함
움직임	어깨뼈 앞과 아래로 당김. 강제 들숨 시 갈비뼈를 올림(즉, 어깨뼈가 마름근과 등세모근에 의해 안정되어 있다면 들숨 보조 근육).

작은가슴근은 갈비뼈(제3~5번)에 부착되어 있고 어깨뼈의 부리돌기coracoid process라고 불리는 돌출부에 정지한다. 작은가슴근은 어깨뼈의 앞쪽 기울임을 만들어내는 주요 근육이다. 만약 이 근육이 과긴장상태이거나 축진 상태에 있다면 일반적으로 전방어깨자세forward shoulder position를 불러일으킬 수 있다. 작은가슴근의 정상적인 기능은 어깨뼈의 내밈protract, 뒤당김depress 그리고 아래쪽으로 회전하는 것이 있다.

작은가슴근은 호흡을 돕는 보조 역할을 하며, 호흡기능부전Breathing pattern disorders은 작은가슴근의 과긴장성 또는 과수축 상태가 주요 원인 중 하나로 여겨진다. 또한 팔신경얼기brachial plexus (C5~T1)와 빗장밑동맥은 작은가슴근 바로 밑을 지나가기 때문에 이 근육이 지속적으로 수축한다면 가슴문증후군(TOS) thoracic outlet syndrome을 불러일으킬 수 있다.

위팔두갈래근(Biceps Brachii)

이는곳	• 짧은갈래: 어깨뼈의 부리돌기 위쪽. • 긴갈래: 위관절오목 결절 (어깨관절의 푹 들어간 부분 바로 위)
닿는곳	노뼈 거친면radial tuberosity와 안쪽 팔꿈치의 깊은근막
신경	근육피부신경Musculocutaneous nerve, C5－C6
움직임	아래팔 굽힘. 아래팔 뒤침supinates. (코르크를 돌려서 뽑아내는 근육이라고 묘사된다.) 어깨 관절에서의 약한 팔 굽힘

위팔두갈래근은 음식 근육food muscle이라고도 하는데 이유를 설명해보겠다. 사과를 집을 때,과일을 먹기 위해 처음에 손가락으로 과일을 잡는다. 그 다음

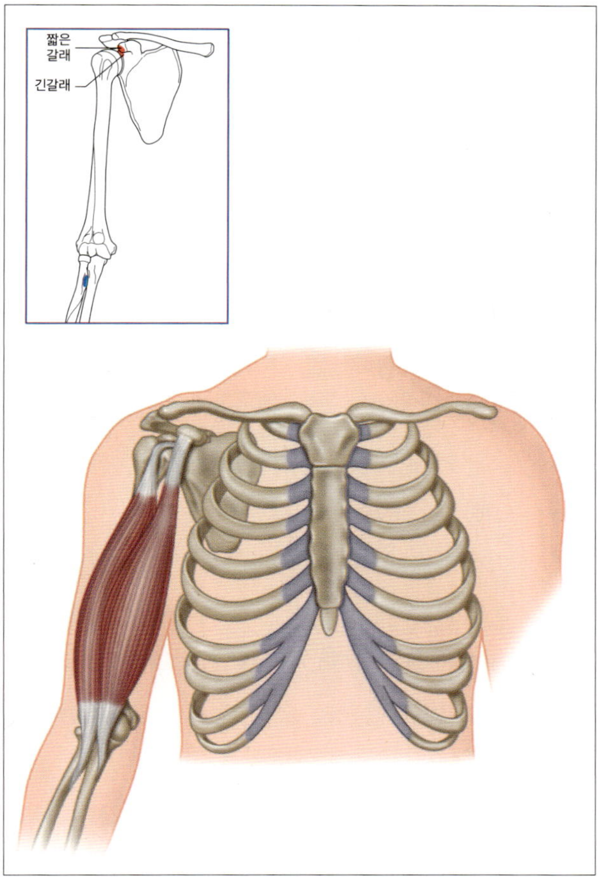

첫 번째 동작은 팔을 가쪽으로 회전하는 것(위팔두갈래근의 주요 작용)이며, 사과를 입으로 가져올 때 팔꿈치와 어깨가 굽혀지므로 위팔두갈래근은 이 세 가지 동작 모두에 부분적으로 관여한다.

위팔두갈래근은 위에서 언급한 것 외에도 추가적으로 많은 기능을 가지고 있기 때문에 특별하다. 이 근육의 부착면은 관절위결절supraglenoid tubercle에서 부터이다. 관절주머니joint capsule를 지나 큰결절greater tuberosity과 작은결절lesser tuberosity 사이에 위치한 두갈래근고랑bicipital groove 결절사이고랑intertubercular sulcus까지 내려간다.

두갈래근 긴갈래는 위팔가로인대transverse humeral ligament에 의해 고랑 내에 안정되게 위치한다. 때때로 이 인대가 찢어질 수 있는데, 이런 일이 발생하게 되면 긴갈래가 고랑을 들락날락 하면서 발음성 증후군snapping type of syndrome이 나타난다.

위팔두갈래근의 긴갈래는 짧은갈래와 결합하여 근복muscle belly를 형성하고 계속해서 힘줄을 형성하며 이는 노뼈거친면radial tuberosity에 위치한 특정 결절뿐만 아니라 위팔두갈래근의 널힘줄bicipital aponeurosis라고 불리는 근막(결합)조직 시트sheet에 부착한다.

위팔두갈래근의 긴갈래는 네 개의 돌림근띠rotator cuff와 어울리며, 해부학적 위치 때문에 위팔뼈 앞쪽의 안정화를 돕는다. 예를 들어, 위팔뼈의 안쪽돌림이나 어깨뼈의 앞쪽 기울임과 같은 위치의 변화는 긴갈래에 과사용으로 인한 염증을 유발할 수 있다. 이를 위팔두갈래근힘줄윤활막염bicipital tenosynovitis라고 한다. 위팔두갈래근의 긴갈래는 오목테두리glenoid labrum의 일부이기도 한 오목위결절supraglenoid tubercle에 힘줄이 부착되어 박리 손상avulsion injur를 견딜 수 있다. 만약 오목테두리에서 힘줄이 떨어져 나간다면, 이는 일반적으로 SLAPsuperior labrum anterior to posterior lesion병변이라고 한다.

위팔두갈래근의 긴갈래는 부분적으로 유착성 관절낭염(동결견)의 원인이 되는 요소이거나 적어도 관련이 있다.

부리위팔근(Coracobrachialis)

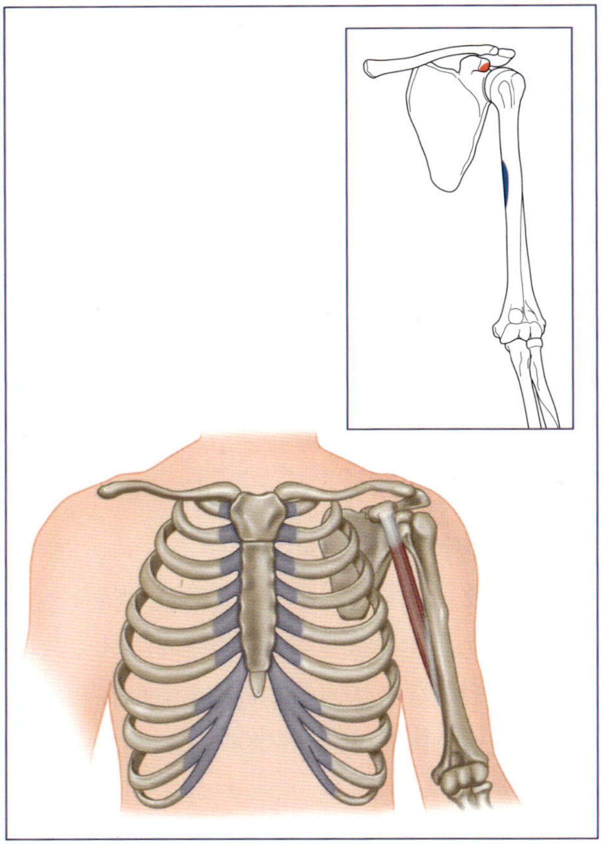

이는곳	어깨뼈의 부리돌기 끝
닿는곳	위팔뼈의 안쪽 몸통 안쪽면
신경	근육피부신경(C6, C7)
움직임	어깨관절을 약간 모음시킨다. 입증되지 않았지만 어깨 관절의 굽힘을 돕는다. 위팔뼈의 안정화를 돕는다.

부리위팔근은 이름에서도 알 수 있듯이 부리돌기에 부착한다. 이 근육은 위팔뼈의 약한 굽힘근이면서 모음근이다. 만약 과긴장 상태가 되면 어깨뼈는 굽은등rounded shoulder처럼 보이는 앞기울임이 과해질 수 있다.

작은가슴근의 관찰 평가

작은가슴근의 길이length 검사는 관찰을 통해 수행된다(그림 7.7). 환자는 오목위팔관절(GHJ)Glenohumeral joint 앞쪽의 위치를 관찰하기 위해 환자는 바로누운 자세를 취한다. 만약 한쪽 어깨가 더 앞쪽에 있는 것 같다면 작은가슴근의 짧아짐이 의심된다. (어깨가 앞쪽이라고 언급할 때는 올바른 위치가 어깨뼈가 내밈protract되는 위치를 말한다.)

부리돌기 부착 근육들과 진단의 차이

작은가슴근의 상대적인 짧아짐이 앞쪽 위치를 의미한다고 결론 내리는 것은 정확하지 않을 수 있다. 그 이유는 부리위팔근과 위팔두갈래근의 짧은갈래는 모두 부리돌기에 부착되어 있기 때문이다.

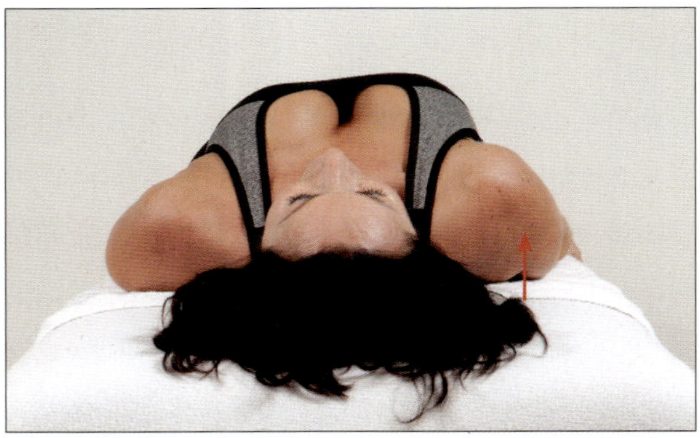

그림 7.7 어깨관절(GHJ)의 앞쪽 위치를 관찰하는 모습. 화살표는 거리가 오른쪽에서 더 멀다는 것을 보여준다.

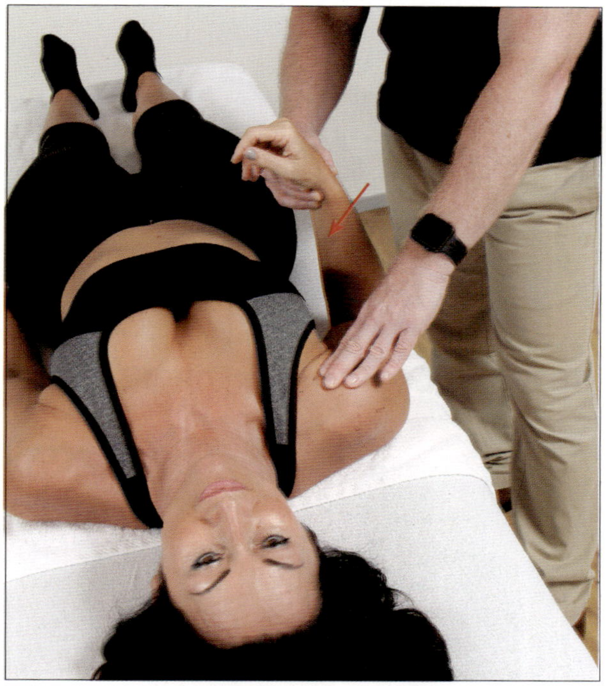

그림 7.8 위팔두갈래근의 짧은갈래 평가. 팔꿈치를 수동적으로 굽힘하고 거리를 관찰한다. 변하면 위팔두갈래근이 짧다.

어떤 구조가 짧아졌는지 확인하기 위해 치료사는 환자의 오른쪽 팔꿈치를 조절하여 천천히 구부린다(그림 7.8). 만약 어깨가 중립자세로 돌아가려 한다면 이는 위팔두갈래근의 짧은갈래가 짧아진 구조라는 것이다.

그림 7.9는 치료사가 다시 환자의 오른쪽 팔을 감싸고 있지만 이번에는 어깨를 천천히 굽힘시킬 것이다. 만약 어깨가 중립자세로 돌아가려고 한다면 부리위팔근이 어깨의 앞쪽자세 근육이다.

만약 이 검사들 중 어느 것도 양성이 아니라면 어깨의 위치에 관여하는 근육은 작은가슴근이라고 추측할 수 있다.

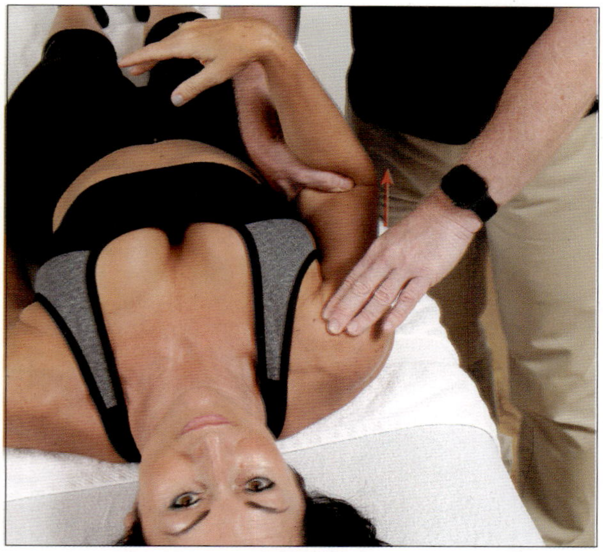

그림 7.9 부리위팔근 평가. 어깨를 수동적으로 굽힘(화살표)하고 틈새를 관찰한다. 틈새가 변하면 부리위팔근이 팽팽하다.

MET를 적용한 작은가슴근 치료

환자는 바로누운자세를 취하고 치료사는 왼손을 환자의 오른쪽 어깨뼈 밑에 놓는다. 그다음 치료사는 환자의 오른쪽 어깨의 앞쪽 면을 조절한다. 환자는 적절한 시간 동안 오른쪽 어깨뼈를 내밈하도록 한다(그림 7.10a). 수축 후에 치료사는 오른쪽 어깨뼈를 뒤당김 시키도록 유도한다(그림 7.10b). 이는 오른쪽 작은가슴근의 신장을 가져온다.

환자가 옆으로 누운 자세에서 작은가슴근을 치료하기 위한 MET의 대체 방법이 수행될 수 있다. 치료사는 환자의 오른쪽 어깨뼈를 감싸고 환자는 치료사가 주는 저항에 대해 오른쪽 어깨뼈를 내밈시킨다(그림 7.10c).

10초 간의 수축 후에 치료사는 오른쪽 어깨뼈를 부드럽게 뒤당김 시키도록 유도하여 오른쪽 작은가슴근의 신장을 유도한다(그림 7.10d).

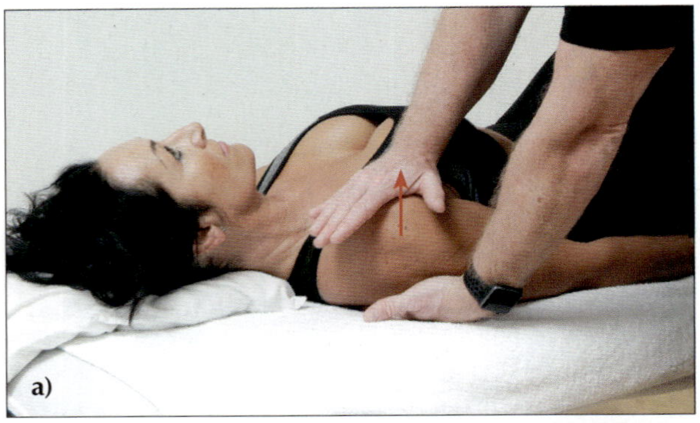

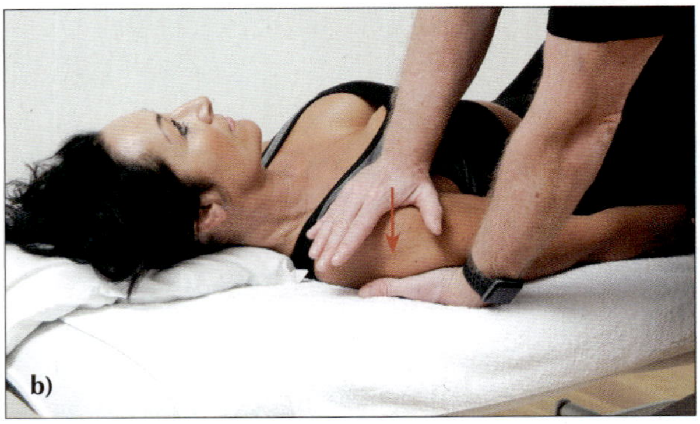

그림 7.10 (a) 환자는 오른쪽 어깨뼈를 내밈한다–바로누운자세; (b) 치료사가 어깨뼈를 천천히 뒤당김한다.

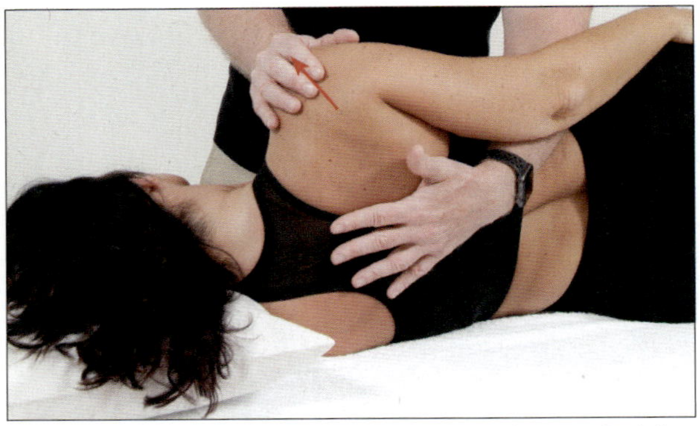

그림 7.10c 환자가 오른쪽 어깨뼈를 내밈한다–옆으로 누운자세

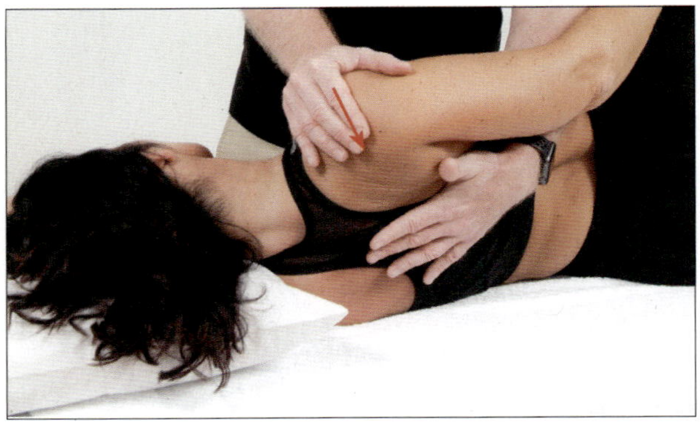

그림 7.10d 치료사는 오른쪽 작은가슴근의 길이를 늘리기 위해 뒤당김 움직임을 적용한다.

상호억제 기법

등척성 수축 후 이완(PIR)Postisometric Relaxation을 사용하고 나서 작은가슴근에 상호억제 기법(RI)Reciprocal inhibition을 사용할 수 있다(그림 7.10c). 환자에게 어깨뼈 사이에 동전을 쥐고 있다고 상상해보라 하자. 그리고 치료사가 앞쪽 어깨에 동일한 압력을 가하는 동안 환자는 몸을 가로질러 손을 뻗도록 한다. 이는 마름근을 활성화시키고 작은가슴근의 억제를 가져온다(그림 7.10e).

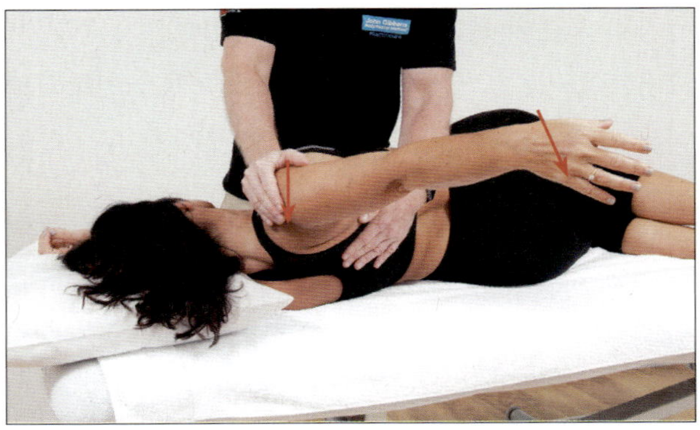

그림 7.10e 상호억제(RI) 방법 – 치료사가 어깨뼈를 뒤로 당기는 압력을 가하는 동안 환자는 어깨뼈를 서로 모으도록 지시한다.

CHAPTER 8

넓은등근과 큰원근 (Latissimus Dorsi and Teres Major)

넓은등근의 MET치료와 평가

넓은등근(Latissimus Dorsi)

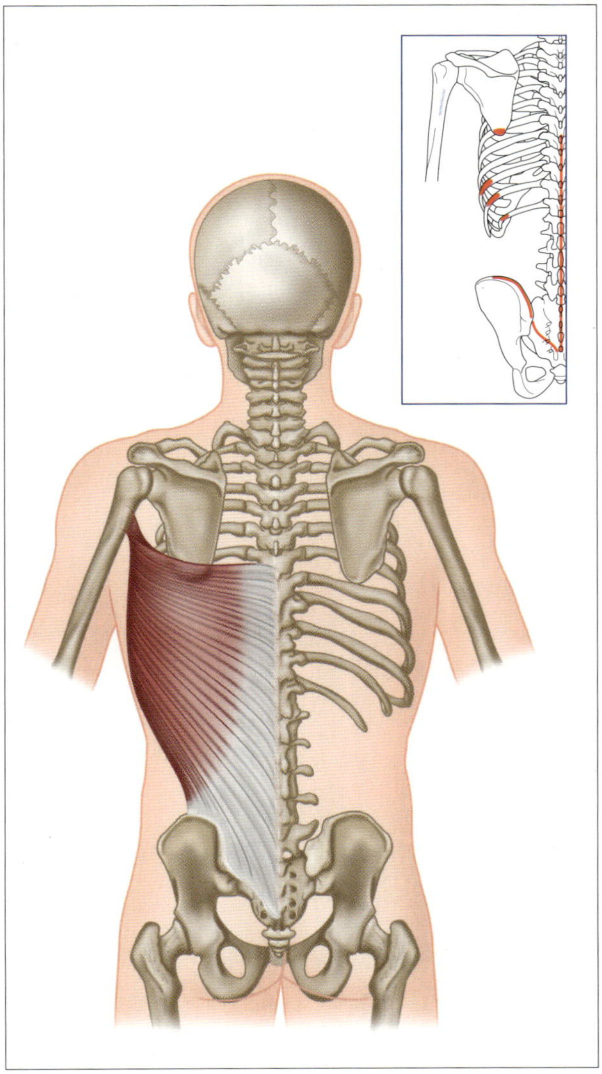

이는곳	T7–S5에 걸쳐 힘줄이 넓게 부착되어 있다. 뒤쪽엉덩뼈능선. 아래쪽 갈비뼈 3–4개. 어깨뼈 아래쪽 각.
닿는곳	위팔뼈의 두갈래근고랑intertubercular sulcus의 기저에 꼬인 형태로 부착되어 있다.
신경	팔신경얼기 뒤쪽으로 지나가는 가슴등신경 Thoracodorsal nerve(C6–C8)
움직임	팔의 폄과 모음, 팔 안쪽돌림(예를 들어 팔을 뒤로 빼는 동작 또는 몸 안쪽으로 팔을 모으는 동작). 어깨를 아래쪽, 뒤쪽으로 당기고 고정된 팔을 몸통까지 끌어올리기 때문에 (수영할 때 활성화된다). 등반근육climbing muscle중 하나에 포함된다. 아래쪽 갈비뼈를 들어올림으로써 강제호흡을 돕는다.

넓은등근은 많은 기능을 가지고 있다. 이 근육은 오목위팔관절(GHJ)Glenohumeral joint에서 펴하고 안쪽돌림하며 모음시킨다. 또한 어깨복합체를 구성하는 모든 근육 중 척주에서 위팔뼈까지 부착되어 있는 유일한 근육이다. 넓은등근은 아래쪽 3~4개의 갈비뼈의 부착 부위가 낮기 때문에 아래쪽 갈비뼈를 들어 올

려 강제 호흡을 도울 수 있다.

넓은등근의 사선섬유는 어깨뼈 아래각을 지나며 부착하기 때문에 가슴우리 주위의 어깨뼈의 아래쪽과 가쪽 움직임을 조절함으로써 아래등세모근과 앞톱니근을 보조한다. 또한 이 근육은 등허리근막 thoracolumbar fascia과 반대측 큰볼기근을 연결하는 후방사슬(POS)posterior oblique sling의 일부이기도 하다.(그림 8.1) 이러한 근육과 근막의 집단은 힘결합 메커니즘을 통해 엉치엉덩관절(SIJ)Sacroiliac joint 안정성에 필수적인 부분으로 작용한다.

넓은등근은 또한 몸통과 척추의 회전운동을 가속하고 감속할 수 있을 뿐만 아니라 엉치엉덩관절, 허리 및 등의 주요 안정화 요소중 하나로 여겨진다.

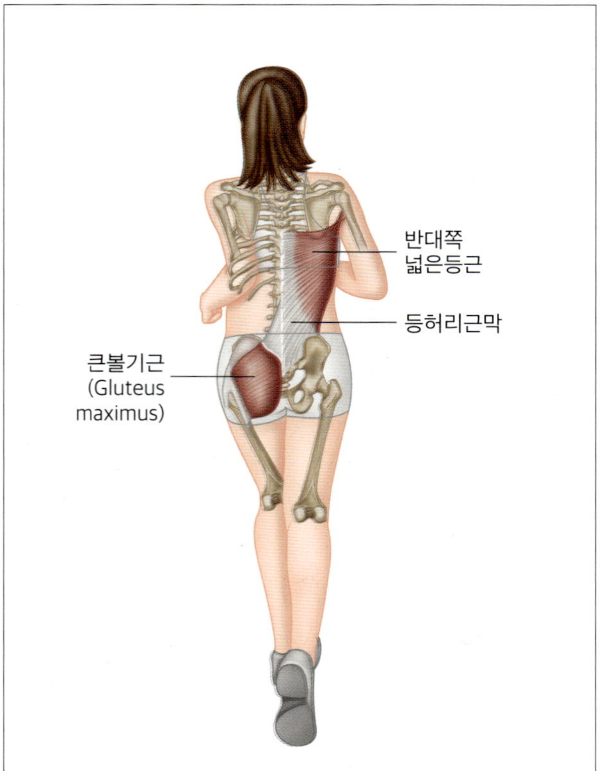

그림 8.1 후방사슬(Posterior oblique sling).

잠재적으로 약화되거나 억제된 반대측 큰볼기근 때문에 넓은등근이 과활성화 또는 과긴장 되었다면, 큰볼기근이 더 이상 역할을 수행할 수 없기 때문에 넓은등근이 엉치엉덩관절을 안정화시키는 역할을 하게 된다. 이렇게 함으로써 어깨의 생체역학은 위팔뼈와 어깨뼈에 대한 넓은등근의 특정 부착 부위 때문에 바뀌게 된다. 이러한 과정은 어깨뼈의 앞기울임, 내림을 초래하여 과활성화된 어깨올림근과 위등세모근을 유발시킬 수 있다. 시간이 지남에 따라 이러한 반복적인 기능부전 패턴은 자연스럽게 환자의 목과 어깨 부위에 통증이 나타나게 한다.

넓은등근은 어깨뼈 아래각에 부착되어 있어서 어깨뼈를 내림시키고 아래쪽돌림을 돕는 마름근과 어깨올림근을 보조한다.

큰원근(Teres Major)

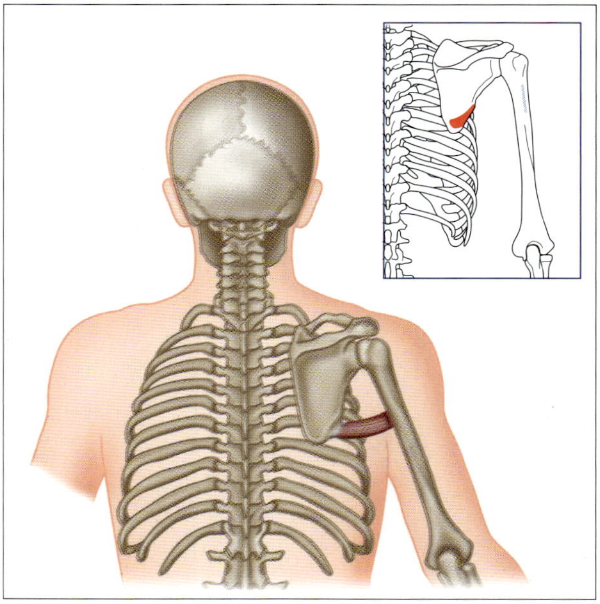

이는곳	어깨뼈 아래쪽 각과 가쪽 가장자리
닿는곳	위팔뼈의 두갈래근고랑intertubercular sulcus의 안쪽 입술medial lip
신경	아래쪽 어깨밑신경subscapular nerve(C5, C6)
움직임	오목위팔관절(GHJ)에서 팔의 안쪽 돌림과 폄

'teres'라는 단어는 '둥근round'을 의미한다. 즉 어깨돌림근띠의 한 부분인 작은원근와 비교해서 더 둥근 근육이다. 큰원근은 넓은등근과 협력하여 팔의 모음, 폄 그리고 안쪽돌림을 수행한다.

넓은등근 평가

팔 들어올리기 검사

넓은등근의 짧아짐을 평가하기 위해서는 팔 들어올리기 검사를 수행할 수 있다. 치료사는 환자의 팔을 보조하며 머리 위로 완전히 굽힘시키게 한 후, 천천히 침대로 다시 내려놓는다 (그림 8.2a). 치료사는 제한점bind이 있는지 그리고 팔이 모음 되려는지를 감지하려고 해야 한다. 환자의 오른팔은 왼쪽과 비교하여 모음되어 있는 것을 확인할 수 있다(그림 8.2b). 또한 환자의 오른쪽 팔꿈치가 굽혀져 있는 것을 볼 수 있을 것이다. 이는 환자의 오른쪽 넓은등근이 짧아졌다는 것을 나타낸다.

넓은등근의 대체 평가

치료사는 환자의 오른팔을 벌림시키도록 하고 넓은등근의 제한점을 느낀다. 팔이 중심선으로부터 약간 모음되도록 허용하면서 팽팽함이 있는지 확인한다.

치료사는 팔의 모음 자세에서 팔꿈치를 곧게 펴도록 한다(그림 8.3). 만약 넓은등근이 짧아져 있다면 팔은 원래의 모음 상태로 돌아올 것이며, 근육이 짧아진 상태로 유지되는 것을 확인할 수 있다.

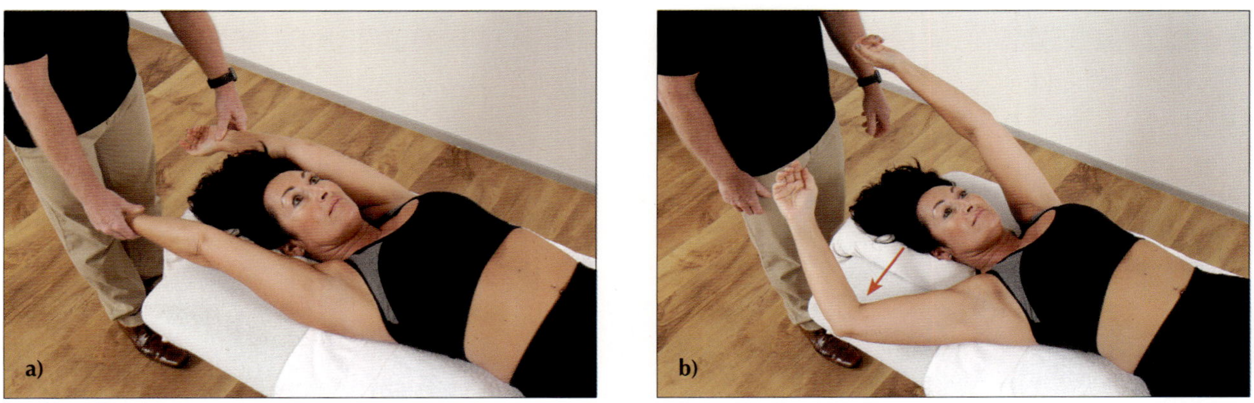

그림 8.2 (a) 팔 들어올리기 검사, (b) 오른쪽 넓은등근의 긴장이 표시됨.

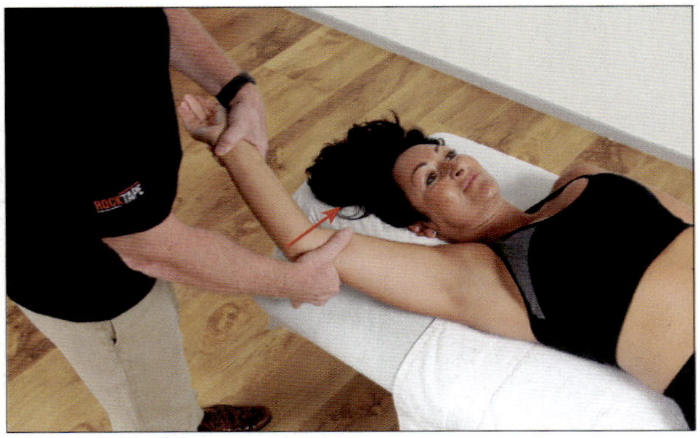

그림 8.3 치료사가 팔꿈치를 펴기 위해 압력을 가하고 있다.

MET를 이용한 오른쪽 넓은등근의 치료

환자는 왼쪽으로 눕고 치료사는 환자의 오른팔 아래 왼팔을 맞댄다interlock.

환자에게 오른쪽 팔을 허리뼈 쪽으로 가져가 모음시키도록 한다(그림 8.4).

치료사는 환자의 오른쪽 엉덩뼈능선iliac crest에 압력을 가한다. 이 수축 후에 환자의 팔은 더 벌림된다. 이는 짧아진 오른쪽 넓은등근을 신장시켜줄 것이다(그림 8.5).

참고: 봉우리빗장관절 염좌, 어깨충돌증후군 또는 유착성 관절낭염과 같은 어깨 병변이 있다면 위의 기법은 부상을 악화시키기 때문에 왼쪽으로 누운 자세에서 수행될 수 없다.

이러한 경우에는 넓은등근에 대한 대체 치료방법으로 환자가 앉은 자세에서 수행될 수 있다. 환자는 저항이 느껴질 때까지 팔을 수평모음horizontal flexion 및 왼쪽으로 회전한다. 여기서 환자는 오른쪽으로 가슴뼈 회전에 저항해야 한다(그림 8.6a). 이 수축 후에 치료사는 왼쪽으로의 가슴뼈 회전을 더 유도할 수 있다(그림 8.6b)

TIP: 넓은등근의 짧아짐(shortening) 결과로 인한 과활성화는 등허리근막을 지나는 후방사슬(POS)의 관계로 인해 반대측 큰볼기근의 약화를 초래할 수 있다(그림 8.7).

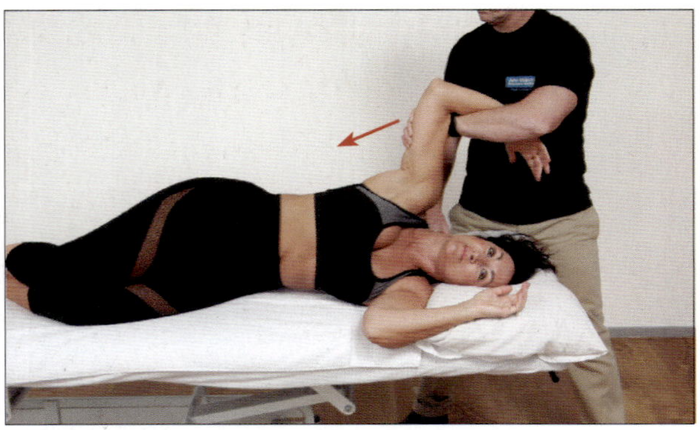

그림 8.4 환자가 오른팔을 허리뼈를 향하여 당긴다.

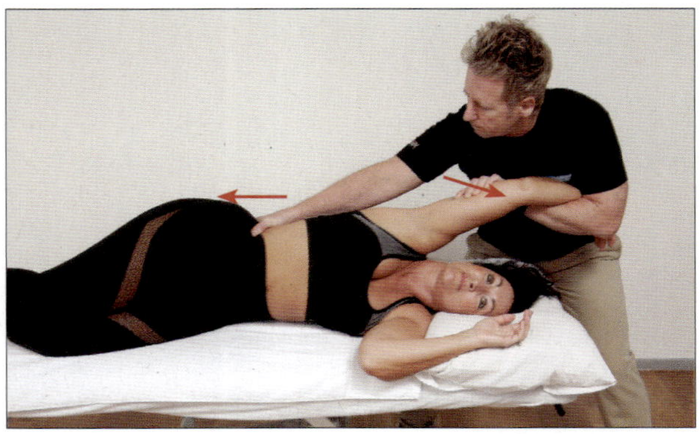

그림 8.5 화살표로 표시된 방향으로 압력을 가해 오른쪽 넓은등근을 늘린다. 치료사의 오른손은 엉덩뼈능선을 고정한다.

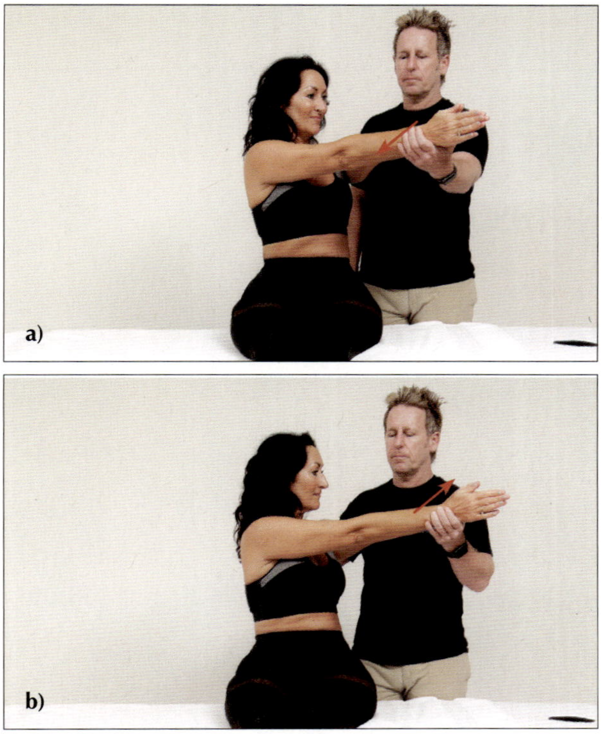

그림 8.6 (a) 환자는 저항에 맞서 수평으로 벌린다.
(b) 치료사가 환자의 양팔을 가슴돌림 방향으로 이동한다.

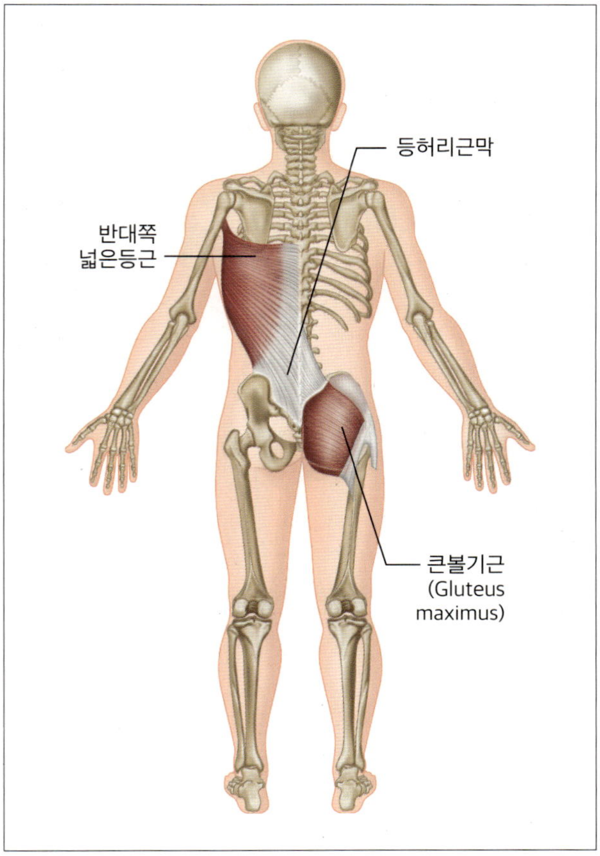

그림 8.7 넓은등근과 반대측 큰볼기근의 연결(등허리 근막을 통해)

CHAPTER 9

돌림근띠-어깨밑근과 가시아래근 (Rotator Cuff—Subscapularis and Infraspinatus)

어깨밑근과 가시아래근의 MET 치료 및 검사

어깨복합체의 역할

어깨복합체shoulder complex의 가장 큰 목표는 손가락을 단순히 그리고 기능적인 자세로 위치시키는 것이다. 예를 들어, 손을 머리 위에 올리거나 유리잔을 꺼내려고 찬장 맨 위에 손을 뻗거나 등이 가려울 때 긁기 위해 또는 차에서 안전벨트를 매기 위해 어깨복합체가 필요하다.

어깨는 신체의 다른 관절들과 비교해 봤을 때 대부분의 인대(부리봉우리인대coracoacromial ligament를 제외한)와 관절주머니가 특별히 강하지 않기 때문에 독특한 구성을 가진다. 그 이유는 어깨는 더 큰 동작을 가능하게 하기 위해 안정성을 희생해야 하기 때문이다.

어깨와 관련된 돌림근띠에는 추가적인 압력이 가해진다. 돌림근띠 근육들은 요구되는 동작을 제공할 뿐만 아니라 전반적인 관절 안정성을 유지하는 일종의 이중 기능을 가지고 있다.

돌림근띠(Rotator Cuff)

돌림근띠는 보통 SITS로 알려진 네 개의 근육으로 구성되어 있다. 가시위근Supraspinatus, 가시아래근Infraspinatus, 작은원근Teres minor 그리고 어깨밑근Subscapularis이다. 각 근육은 오목위팔관절(GHJ) Glenohumeral joint의 기능에 특정한 목적을 제공하지만, 네 가지 근육들의 역할은 관절오목glenoid fossa에 위치한 위팔뼈 머리를 공동으로 안정화시키고 내리는 것이다. 돌림근띠는 셔츠의 소매처럼 둥글게 연결되어 있다.

다음의 비유가 좀 더 적절해 보인다. 수동(기어) 자동차를 운전하고 있다고 상상하자. 기어를 바꾸려고 손가락을 벌리고 기어봉에 손을 올린다.

기어봉을 위팔뼈 머리로 생각하고 기어봉 위에 놓여진 손가락을 돌림근띠의 각 근육으로 생각한다. 잠시 이 개념을 상상해보자. 각 손가락 사이사이 모든 공간에 실제 거미줄을 시각화해서 보면 이들은 전부 다 상호연결되어 있다.

개인적으로 위의 설명이 돌림근띠 근육군을 가장 잘 설명한다고 생각한다. 그 이유는 그림 9.1에서 보여지는 바와 같이 네 개의 모든 근육들(손가락)이 상호연결(가상의 거미줄)되어 있는 것처럼 위팔뼈 머리와 띠cuff에 특정하게 개별 부착되어 있어 서로에게 영

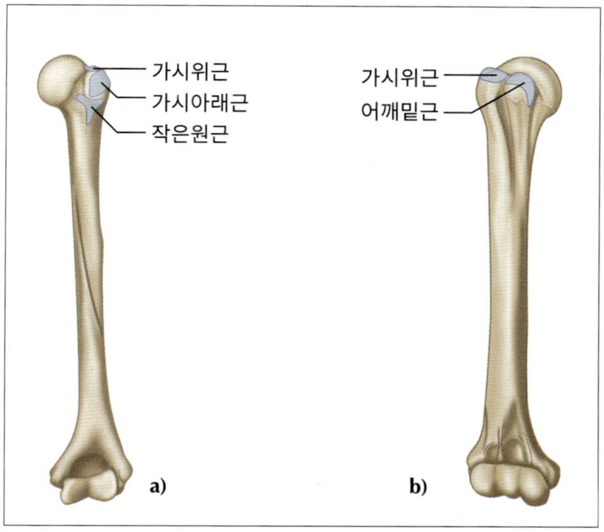

그림 9.1 위팔뼈 머리의 돌림근띠 부착. (a) 뒤쪽; (b) 앞쪽

향을 미칠 수 있기 때문이다.

돌림근띠 근육들에 대해 좀 더 자세히 배워보자.

가시위근(Supraspinatus)

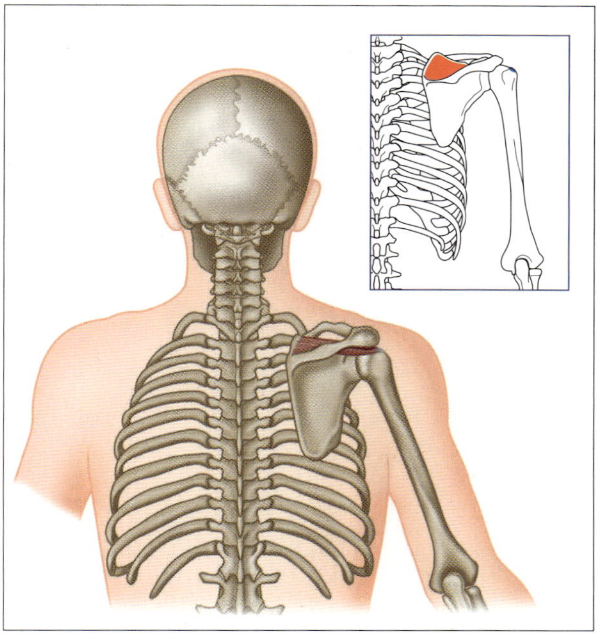

이는곳	어깨뼈의 가시위오목Supraspinous fossa
닿는곳	위팔뼈 큰결절Greater tubercle, 어깨관절주머니
신경	어깨위신경Suprascapular nerve(C5, C6)
움직임	오목위팔관절에서 15° 팔을 벌림시킨다.

가시위근이라는 단어를 잠시 생각해보자. 'supra'는 '위' 그리고 'spinatus'는 어깨뼈와 관련이 있기에 이 근육은 가시위오목supraspinous fossa이라고 하는 어깨뼈 윗부분에 부착되고 위팔뼈의 큰결절에 부착되기 위해 어깨 아래(어깨봉우리) 가쪽으로 이동한다. 이 근육의 작용은 '조절기fine tuner'라는 독특한 역할을 한다. 이 근육은 비록 일반적으로 통증은 증상에 불과할 뿐이고 근본적인 원인이 되는 요인은 아니지만 아마도 어깨통증이 나타나는 환자와 적어도 부분적으로 관련이 있을 것이다. 이러한 의견은 Ida Rolf에 의해 '통증이 있는 곳에 문제가 있는 것은 아니다.'라는 말로 간결하게 설명되었다. 예를 들어, 환자 또는 운동선수는 병원에 가시위근힘줄염supraspinatus tendinopathy을 호소할 수 있지만 실제 원인이 되는 요인은 멀리 떨어진 부위에서 발생할 수 있다.

가시위근의 기능

수년에 걸쳐 논의된 가시위근의 수축에 대한 증거와 관련된 오늘날 일반적인 합의는 가시위근이 위팔뼈의 가쪽돌림에 관여하는 동시에 처음 10~15° 회전 동안 이마면에서 어깨 벌림의 초기 동작을 제공한다는 것이다. 더 큰 근육인 어깨세모근은 어깨 벌림을 계속하기 위한 위팔뼈의 특정각도를 만들기 위해 가시위근을 미세하게 조정하는 능력이 필요하다(그림 9.2).

가시위근은 위팔뼈의 큰결절에 부착되어 있고 가시위근의 수축은 위팔뼈 머리가 관절오목glenoid fossa에 가까워지게 하고 기본적으로 관절 내에 있도록 함으로써 어깨 벌림의 초기 동작을 시작한다. 가시위근이 수축하는 동안 볼록한 모양 때문에 위팔뼈머리는 오목한 형태의 관절오목쪽으로 미끄러지기 때문에 자연스럽게 이러한 동작이 허용된다. 만약 벌림동작이 어깨세모근에 의해서만 수행되고 가시위근이 약해, 억제되거나 찢어져서 같이 수행되지 않으면, 어깨세모근의 단독 활성화는 위팔뼈의 위쪽 미끄러짐을 만들고 이는 봉우리밑 공간subacromial space 내에서 위팔뼈 머리 걸림jamming of the humeral head을 초래하여 두 가지 상황이 발생할 것이다. (1) 힘줄염이나 점액낭염과 같은 어깨뼈봉우리 충돌 유형 (2) 유착성 관절낭염과 유사해 보이는 제한된 ROM.

어느 쪽이든 어깨세모근은 가시위근의 수축이 필요하고 반대로 가시위근은 어깨세모근의 보조가 필요하다. 그래서 저자는 강의에서 어깨세모근을 큰 근육 활성근이라 부르고 가시위근은 미세조정기fine-tuner 또는 어깨관절 벌림 조절기controller라고 해왔다.

일단 가시위근이 어깨벌림을 시작하면 위팔뼈에 가쪽돌림 힘이 가해진다. 이는 어깨세모근의 지속적인 수축을 돕기 위해 가쪽돌림이 일어난다고 생각한다. 가시위근은 위팔뼈의 가쪽돌림 중 일부를 제어하지만, 모든 동작을 단독으로 수행할 수는 없기 때문에 어느 정도의 도움이 필요하다. 이때 가시아래근이 동반된다. 가시아래근은 특히 어깨 벌림이 약 60~90°일 때 크게 보조한다. 이 특정 ROM에서 중요한 점은 위팔뼈가 이러한 특정 각도의 움직임 사이에서

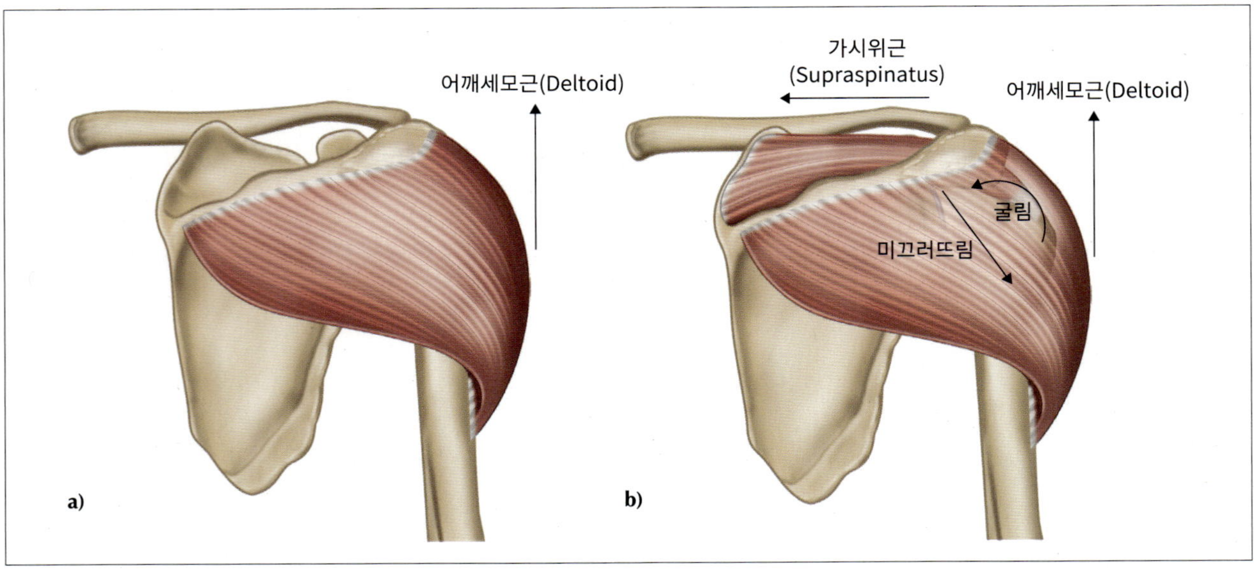

그림 9.2 어깨세모근의 벌림 각도. (a) 어깨세모근의 수축으로 인한 수직 방향의 힘. (b) 가시위근에 의해 발생한 약간의 각도로 어깨세모근은 이제 벌림을 계속할 수 있다.

가쪽돌림을 해야 위팔뼈 머리 큰결절이 어깨봉우리로 계속해서 접근하는 과정에서 벗어나 회전할 수 있다. 그 후, 이러한 가쪽돌림은 어깨충돌증후군 유형의 발생을 감소시킬 것이다.

가시위근은 또한 위팔뼈머리의 불완전탈구를 예방하기도 한다. 이는 위팔뼈를 아래쪽과 가쪽으로 구르는 경향이 있는 위팔뼈의 볼록한 둥근 머리 모양 때문에 일어날 수 있다. 위팔뼈의 큰결절에 부착된 가시위근은 잠재적으로 이 두 가지의 불완전탈구 동작을 예방한다.

이제 흥미로운 개념을 살펴보자. GHJ의 어깨벌림 동작 90° 이상에서, 가시위근은 벌림의 초기 역할을 계속하지 않고 모음근 역할을 수행한다. 즉, 가시위근은 그 역할이 벌림에서 모음으로 바뀐다. 이는 대략 90° 이상에서 위팔뼈머리가 관절오목 내에서 내림depress하고 안정되어야 하기 때문에 발생하는데 어깨밑근의 공동활성화에 의해서도 나타난다.

초기 연구에서는 가시위근이 벌림의 시작에만 관여하며, 최대 활성화는 100°에서 발생한다고 보았다. 하지만 이것은 반증되었고, 최근에는 가시위근이 모든 범위의 벌림에서 활성화되는 것으로 보여진다.

어깨밑근(Subscapularis)

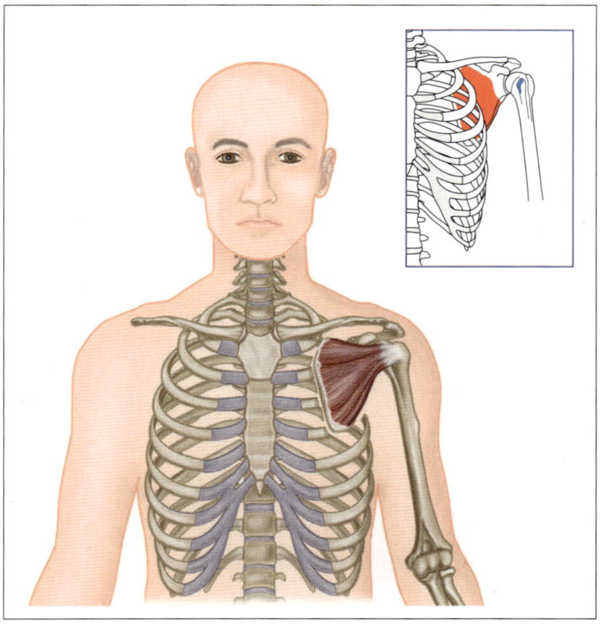

이는곳	어깨밑오목subscapular fossa
닿는곳	위팔뼈 작은결절Lesser tubercle, 어깨관절주머니
신경	위와 아래쪽 어깨밑신경subscapular nerves(C5–C7)
움직임	돌림근띠로서, 어깨밑근은 오목위팔관절을 안정화시킨다. 주로 어깨세모근, 위팔두갈래근, 그리고 위팔세갈래근의 긴갈래가 함께 작용하여 위팔뼈머리가 위로 딸려가는 것을 방지하고 안정화시킨다. 위팔뼈를 안쪽돌림 시킨다.

어깨밑근은 GHJ의 안쪽돌림에 관여할 뿐만 아니라 만세 동작 동안 관절오목 내에서 어깨뼈머리의 내림, 안정화 그리고 모음에도 관여한다. 다른 근육들이 위팔뼈를 앞쪽으로 당기는 동안 이 근육은 위팔뼈를 뒤로 당기기 때문에 가시아래근, 작은원근, 어

깨세모근 뒷면에 대한 대항근 또는 협력근이다. 또는 이 근육들이 한꺼번에 협력해서 관절오목 내의 위팔뼈 머리를 안정화시킨다.

어깨밑근의 약화나 억제는 잠재적으로 위팔뼈머리가 앞쪽으로 이동하도록 한다. 그 이유는 다른 큰 안쪽돌림근들, 넓은등근, 큰원근이 안쪽돌림의 역할을 대신 수행하기때문에 어깨밑근이 위팔뼈의 뒤쪽 미끄러짐 동작을 제어할 수 있는 능력을 잃어 위팔뼈가 앞쪽 위치로 강제 이동될 수 있다.

만약 이러한 상황이 발생한다면 충돌증후군 또는 심지어 위팔두갈래근 긴갈래의 힘줄염이 뒤따를 수 있다.

어깨밑근의 평가

치료사는 환자의 팔을 90° 벌림 및 팔꿈치를 90° 굽힘 시킨다. 이 자세에서의 평가를 90/90 검사라고

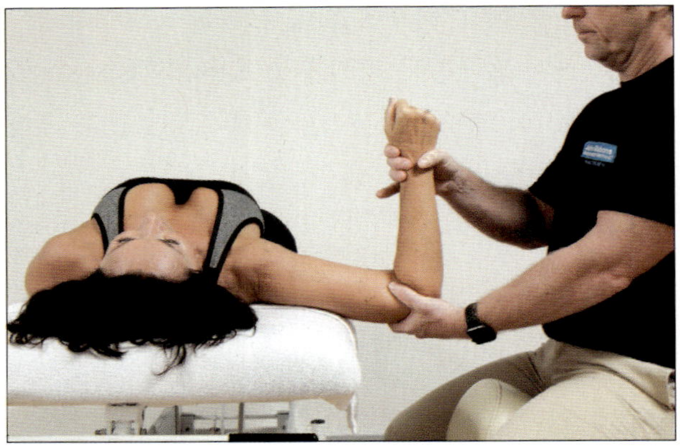

그림 9.3 90/90 위치에서 시작하는 어깨밑근 평가.

한다. 이 자세에서 치료사는 오른손으로 환자의 팔꿈치를 왼손으로는 환자의 아래팔을 지지한다(그림 9.3).

그 후 치료사는 제한점bind이 느껴질 때까지 환자의 팔을 가쪽돌림한다. 어깨밑근의 정상적인 ROM에서는 가쪽돌림이 90°가 되어야 한다. 즉, 환자의 아래팔이 침대와 평행해야 한다.

만약 어깨밑근에 짧아짐이 있다면 ROM은 90° 미만이 될 것이다(그림 9.4b).

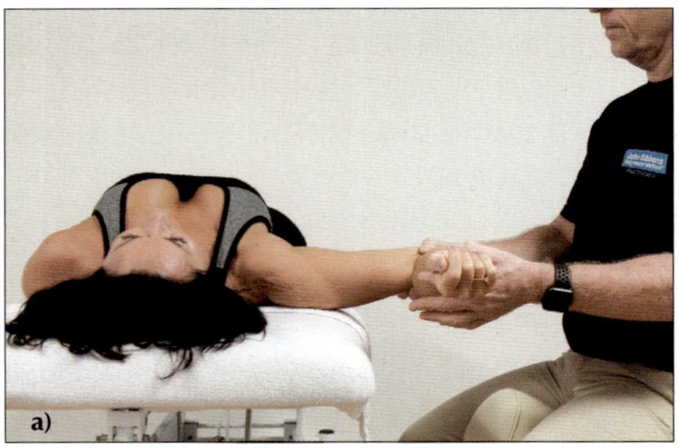

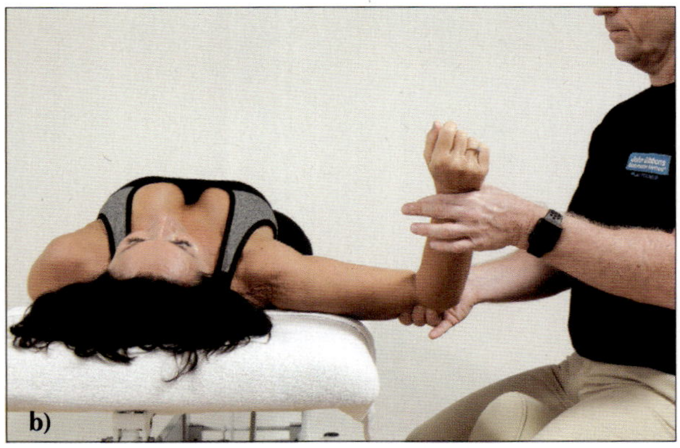

그림 9.4 (a) 환자의 아래팔은 침대와 평행해야 한다.
(b) 어깨밑근이 짧아진 상태로 유지되어 있으며, 이는 가쪽돌림에서의 제한된 관절가동범위(ROM)로 나타난다.

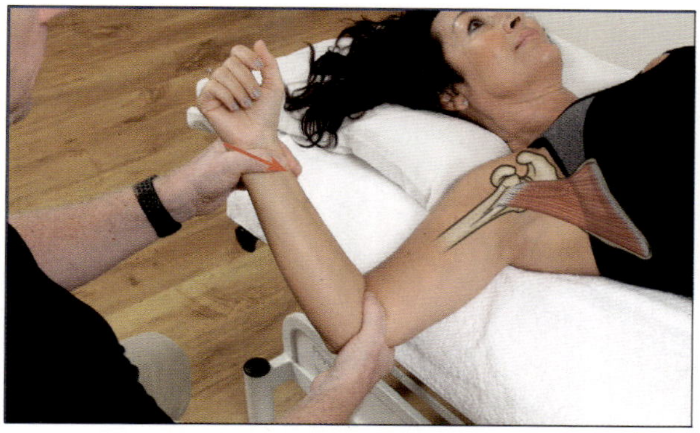

그림 9.5a 어깨밑근의 근에너지기법(MET) 치료 – 등척성 수축 후 이완(PIR) 방법. 어깨밑근의 제한점 지점과 환자가 어깨밑근을 활성화하기 위해 어깨를 안쪽돌림한다.

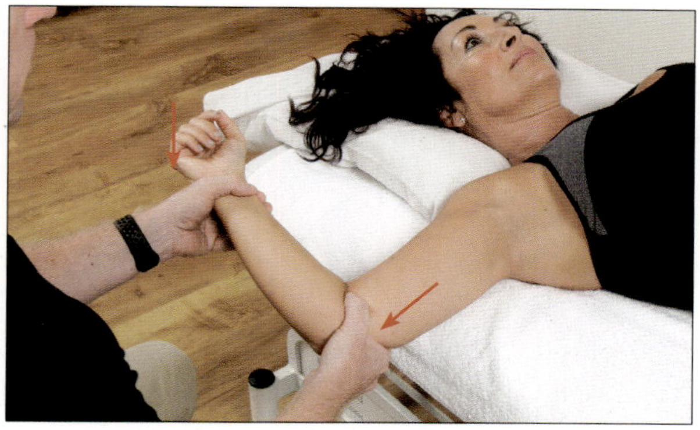

그림 9.5b 어깨밑근 수축 후 치료사는 위팔뼈를 당김하고 추가적인 가쪽돌림을 적용한다.

MET를 적용한 어깨밑근 치료

등척성 수축 후 이완 방법

치료사는 환자의 어깨를 제한점이 느껴질 때까지 가쪽돌림 시킨다. 이 자세에서 환자에게 어깨를 안쪽돌림 함으로써 어깨밑근$_{subscapularis}$을 수축하도록 한다(그림 9.5a).

10초 후에 이완 단계에서 치료사는 어깨관절에 견인을 가하고(충돌을 방지하기 위해) 가쪽돌림하도록 천천히 유도한다(그림 9.5b).

상호억제 방법

만약 환자가 어깨밑근을 활성화하는 데 불편함이 있다면, 대신 대항근인 가시아래근을 활성화할 수 있다. 제한점 지점에서 환자는 가쪽돌림에 저항한다. 이는 가시아래근을 수축시키고 상호억제(RI)를 통해 어깨밑근이 이완되게 할 것이다(그림 9.6). 그러면 이완 단계에서는 어깨밑근의 신장이 수행될 것이다.

TIP: 어깨밑근(subscapularis)는 돌림근띠(rotator cuff) 중 하나이며 오목위팔관절(GHJ)의 주요 안쪽돌림근이다. 어깨밑근의 염좌는 어깨세모근 결절(deltoid tuberosity) 부위에 연관통(referred pain)을 가져올 수 있다.

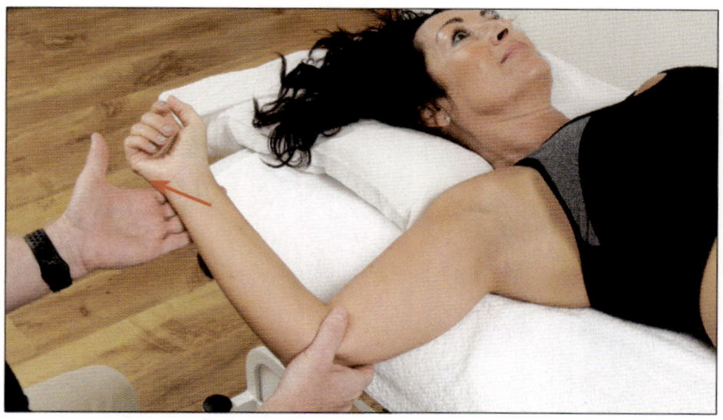

그림 9.6 위팔뼈를 저항에 대항하여 가쪽돌림시켜 어깨밑근을 이완시키는 상호억제(RI) 방법은 어깨밑근을 이완시킨다.

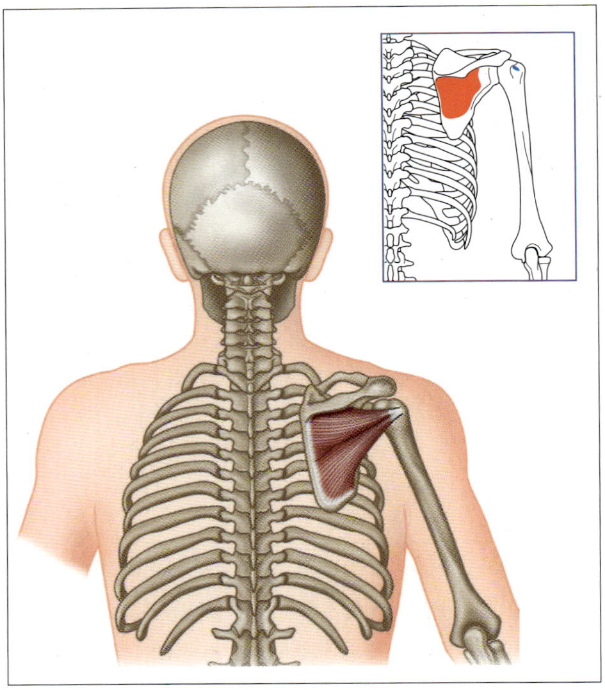

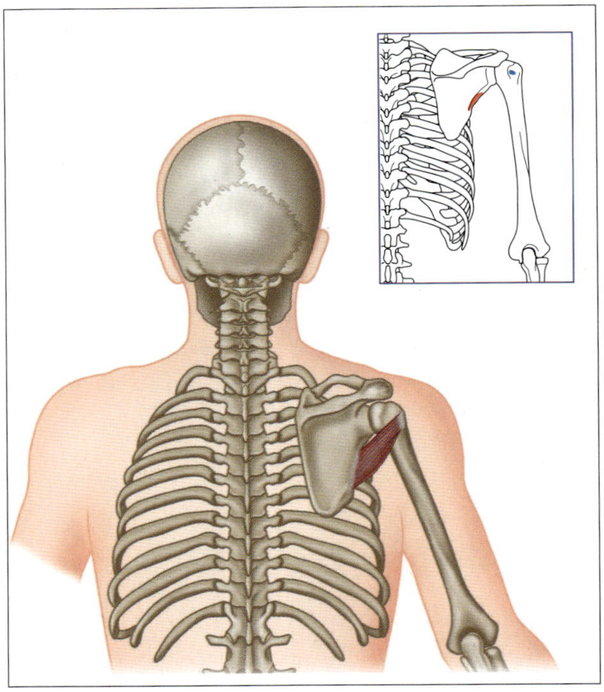

가시아래근(Infraspinatus)

이는곳	가시아래오목Infraspinous fossa
닿는곳	위팔뼈 윗부분의 큰결절Greater tubercle, 어깨관절의 관절주머니
신경	팔신경얼기의 위신경줄기upper trunk에서 분지되는 어깨위신경Suprascapular nerve(C5, C6)
움직임	오목위팔관절에서 팔의 가쪽돌림

작은원근(Teres Minor)

이는곳	어깨뼈의 가쪽/ 겨드랑이 경계
닿는곳	위팔뼈 윗부분의 큰결절 후면, 어깨관절의 관절주머니
신경	팔신경얼기의 위쪽 신경줄기upper trunk와 뒤쪽 신경다발posterior cord에서 분지되는 겨드랑신경Axillary nerve(C5, C6)
움직임	오목위팔관절에서 팔의 가쪽돌림

이름에서 알 수 있듯이 가시아래근은 어깨뼈가시 아래의 가시아래오목infraspinous fossa에 부착되며, 가쪽으로 이동하여 위팔뼈의 큰결절 또는 결절tuberosity의 후면으로 이어지며, 이는 가시아래근의 이는곳 바로 아래에 위치한다.

작은원근은 어깨뼈의 겨드랑이 또는 가쪽모서리

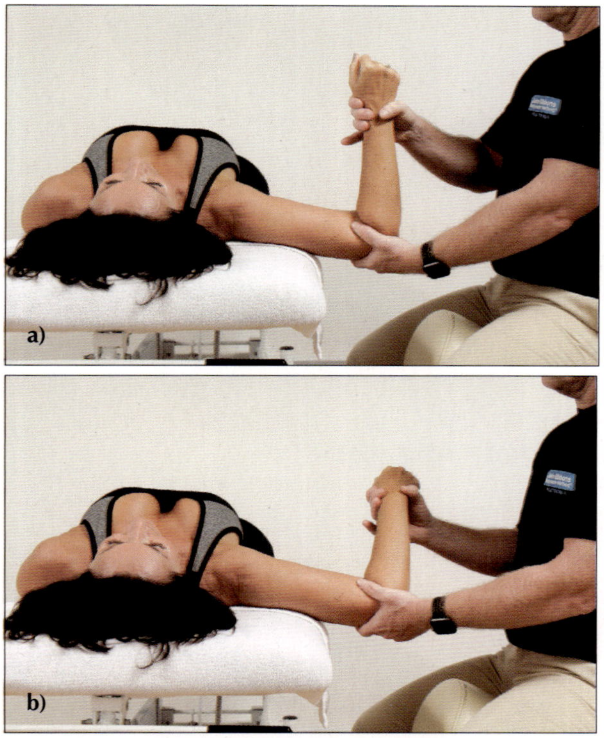

그림 9.7 (a) 가시아래근 평가를 위한 시작 위치;
(b) 가시아래근은 정상 길이 위치; 안쪽 돌림은 70도 달성.

에 부착되며 가시아래근 닿는곳 바로 아래에 있는 큰결절의 가쪽 위로 이동한다. 가시아래근과 작은원근은 특히 60~90° 사이에서 벌림하는 동안 팔을 가쪽으로 돌림하기 위해(두 근육이 각각 다른 신경을 지배함에도 불구하고) 조화를 이루어 작용한다.

이러한 근육들은 위팔뼈 큰결절을 가쪽, 뒤쪽 그리고 아래쪽으로 돌림하는 것을 돕기 위해 함께 작용하여 가시위근 힘줄과 봉우리밑주머니가 봉우리밑공간subacromial space에서 미끄러질 수 있는 여분의 공간을 만든다. 만약 가시아래근과 작은원근에 약화나 억제가 있다면 위팔뼈 머리가 안쪽돌림 상태로 유지되고 위팔뼈 큰결절이 잠재적으로 봉우리돌기acromion process 아래에 압박을 받을 수 있기 때문에 충돌증후군의 가능성이 증가한다.

두 근육은 또한 어깨세모근을 위쪽으로 당겨 대응함으로써 만세 동작 동안 관절오목 내에서 위팔뼈 머리가 내려가 있도록 돕는다.

가시아래근의 평가

90/90 검사에서 치료사는 제한점이 느껴질 때까지 환자의 팔을 안쪽돌림시킨다(그림 9.7a). 가시아래근의 정상적인 ROM에서는 안쪽돌림이 70°가 되어야 한다(그림 9.7b). 만약 ROM이 70° 미만이라면 가시아래근은 짧아졌다고 분류된다.

MET를 적용한 가시아래근 치료

등척성 수축 후 이완 기법

치료사는 제한되는 지점이 느껴질 때까지 어깨를 안쪽돌림시킨다. 이 위치에서 환자에게 어깨를 가쪽돌림 하도록 요청한다.(그림 9.8a) 이로 인해 가시아래근이 활성화된다. 10초 정도 수축 후, 치료사는 어깨를 견인하고 어깨를 천천히 더 안쪽돌림하도록 유도한다(그림 9.8b).

상호억제(RI) 기법

만약 환자가 가시아래근을 활성화시키는데 불편함이 있다면, 대항근인 어깨밑근을 활성화시킬 수도 있다. 제한점 지점에서 환자는 안쪽돌림에 저항한다. 이는 어깨밑근을 수축시키고 RI를 통해 가시아래근

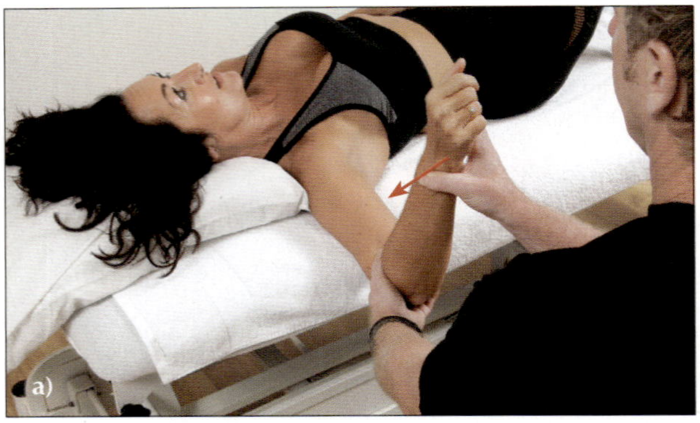

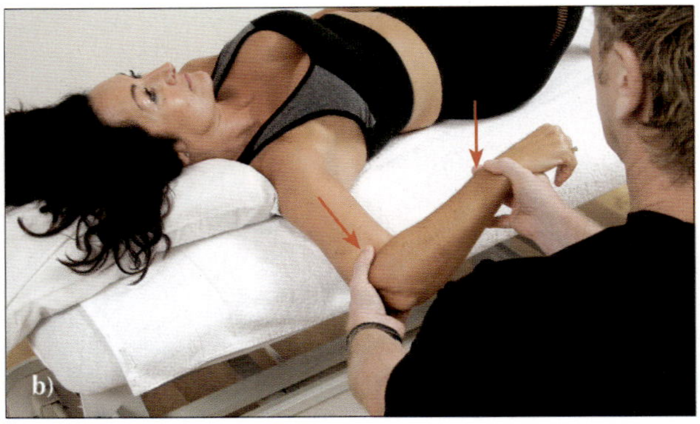

그림 9.8 가시아래근의 근에너지기법(MET) 치료 – 등척성 수축 후 이완(PIR) 방법.
(a) 가시아래근의 제한점 지점과 환자에게 가쪽돌림에 저항하도록 지시한다.
(b) 치료사는 위팔뼈에 당김 기술을 적용하고 가시아래근을 늘리기 위해 더 안쪽 돌림을 시행한다.

의 이완을 가져온다(그림 9.9). 이완 단계에서 가시위근의 신장이 수행될 수 있다.

TIP: 가시아래근에 위치한 통증유발점(Trigger points)은 보통 어깨 앞부분의 연관통이다.

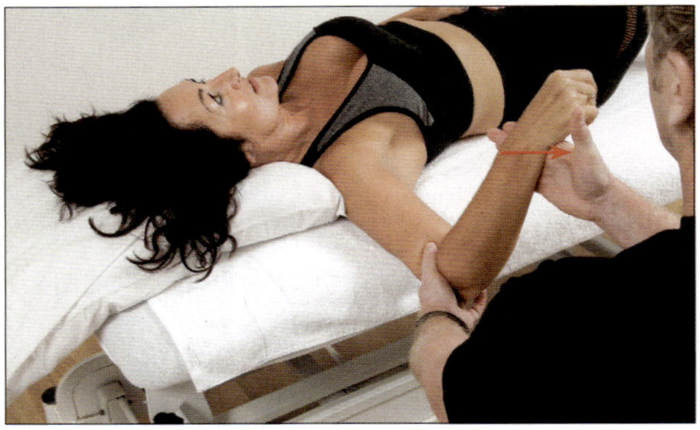

그림 9.9 위팔뼈를 안쪽으로 돌림하여 가시아래근근을 이완시키는 상호억제(RI) 방법은 가시아래근을 이완시킨다.

결합 동작: 어깨위팔리듬 (2:1)

시상면에서 머리 위로 팔을 굽히고 이마면에서 어깨복합체shoulder complex의 벌림은 다음 나열된 각 관절의 정확한 통합을 위한 완전한 조화가 요구된다: 오목위팔관절(GHJ)Glenohumeral joint, 어깨가슴관절(STJ)scapulothoracic joint, 봉우리빗장관절(ACJ)acromioclavicular joint, 복장빗장관절(SCJ)sternoclavicular joint. 이것을 분명히 하기 위해 간단한 인용을 하겠다. 만약 이 네 개의 관절들 중 어느 하나라도 제대로 작동하지 않으면 기능부전이 발생할 것이다.

가장 단순한 형태의 어깨위팔리듬Scapulohumeral Rhythm은 굽힘과 벌림 모두에서 정상적인 동작으로 간주되는 약 160–180°의 끝범위를 가진 GHJ와 STJ 사이의 움직임이다. 기본적으로 어깨위팔리듬은 위팔뼈가 벌림할 때 어깨뼈가 2:1의 비율로 위쪽돌림한다는 것을 말한다(그림 9.10).

어깨의 기능에서 어깨뼈의 메커니즘과 역할을 조사한 초기 연구 결과는 시간이 지남에 따라 진척되어 왔다. 하지만 방사선을 이용하여 연구한 Inman et al.(1944)의 어깨 움직임의 두 비율에 대한 초기 연구

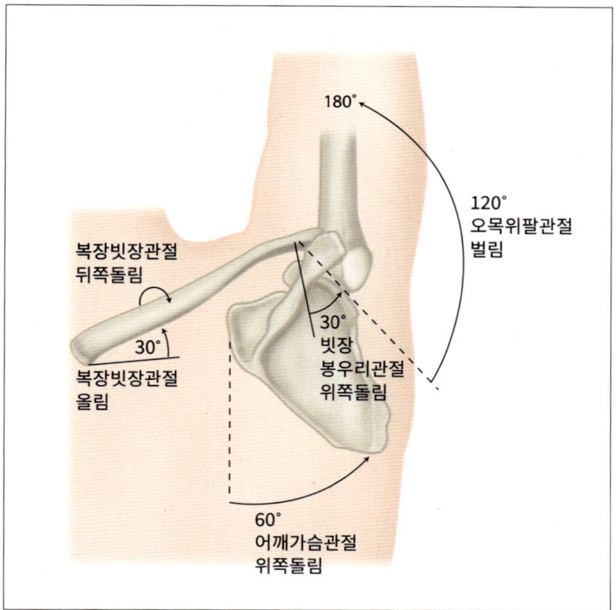

그림 9.10 2:1 비율의 어깨위팔리듬.

는 또한 GHJ의 벌림과 STJ의 위쪽돌림 사이의 전반적인 2:1 비율의 관계를 발견했다. 이는 소위 어깨위팔리듬이라는 고전적인 묘사로 남게 되었다.

예를 들어 180°는 벌림에서 120°에서는 주로 GHJ의 동작이 그리고 나머지 60°는 STJ의 위쪽돌림이 일어난다. 이는 90°에서의 벌림에서 GHJ는 60° 벌림하고 STJ는 30° 회전하므로 2:1 비율은 다른 말로 STJ가 1° 움직일 때마다 GHJ는 2° 움직인다는 뜻이다.

지금 가지고 있는 문제는 이 개념의 다른 관점을 더해야 한다는 것이다. 처음 벌림의 30°에서는 어깨뼈의 움직임이 거의 없고 대부분 GHJ의 움직임이다. 그러므로 벌림은 2:1의 비율로 계속된다.

앞서 GHJ가 60° 벌림되고 어깨뼈가 STJ에서 30° 회전한다는 것을 설명했다. 하지만 빗장뼈는 15° 올라가고 뒤쪽으로 돌림하기 시작할 것이다. 이러한 움직임들은 SCJ와 ACJ에서 허용된다. 90°에서 180°까지 팔의 벌림에서 GHJ는 위팔뼈를 60° 더 벌림시키고(총 120°) SCJ는 나머지 30°를 위쪽돌림시킨다. 그러나 이전과 유사하게 빗장뼈는 15° 더 올라가고 SCJ와 ACJ에서 30°에서 50° 사이 뒤쪽으로 돌림한다. 여기에 또 다른 2:1 리듬을 더하면 어깨빗장리듬scapuloclavicular rhythm이라고 할 수 있다. 이는 어깨뼈가 2° 회전할 때마다 빗장뼈는 1° 올라간다는 것을 의미한다.

고려해야 할 또 다른 점은 위팔뼈가 완전한 벌림을 수행하는 동안 봉우리돌기에 근접한 위팔뼈 큰결절을 방지하기 위해 35°에서 40° 사이에서 가쪽돌림을 해야 한다. 그리고 어깨뼈는 특히 시상면에서의 굽힘을 위해 어깨뼈를 60° 까지 완전히 위쪽돌림을 할 수 있도록 30° 뒤쪽으로 기울어야 한다.

위의 내용들이 다소 벅찰 수 있지만 더 간단히 말하자면 GHJ의 벌림에 대한 전체 ROM은 120°이다. 어깨뼈 구성은 60°이고 SCJ와 ACJ에서 어깨뼈가 60° 위쪽돌림을 할 수 있게 하기 위한 빗장뼈의 특정한 움직임은 대략 50%이다. 그 이상의 위쪽돌림/올림은 빗장뼈의 뒤쪽돌림에 의해 수행된다. 이는 만세 동작 동안 기능부전패턴이 있는지의 여부를 두 개의 작은 관절(SCJ와 ACJ)에서 평가해야 한다.

등뼈의 개입(Thoracic Spine Involvement)

이 개념이 100% 정확할 수는 없기 때문에 또 다른 개념이 필요하다. 어깨복합체shoulder complex의 180°에서 발생하는 완전 굽힘과 벌림을 위해, 마지막 10~15°는 사실 등뼈thoracic spine의 폄에서 시작된다. 기본적으로 어깨뼈의 돌림에서 60°, 오목위팔관절에서 105°, 등뼈의 폄에서 15° 나타난다. 척추 부위는 어깨복합체의 완전 굽힘과 벌림 동작의 끝 범위를 회복시키는 측면에서 매우 중요하다. 이러한 움직임들은 관절가동술mobilization, 특히 등뼈 부위에 관절교정술manipulative techniques을 사용함으로써 개선된다.

어깨위팔리듬과 돌림근띠

오목위팔관절(GHJ)의 움직임 동안 돌림근띠의 기능을 살펴보자. 이는 매우 흥미로운 주제이며 스포츠의학 분야의 전문가들은 다음 이어질 내용에 항상 동의하지는 않는다.

일반적으로 GHJ의 벌림 초기에서 대략 처음 10~15°는 가시위근에 의해 일어난다. 그 후 가시위근의 지속적인 활성화와 함께 어깨세모근의 중간섬유가 역할을 수행한다. 대략 (GHJ 에서의) 어깨 벌림 30°에서 어깨뼈는 위와 아래등세모근뿐만 아니라 앞톱니근serratus anterior의 수축을 통해 위쪽돌림을 시작한다. 자연스럽게 벌림동작이 계속되면서 일반적으로 대략 60°에서 90° 사이로 여겨지는 움직임 동안에 위팔뼈의 큰결절이 봉우리돌기에 근접해질 것이다. 봉우리돌기로의 근접은 잠재적으로 봉우리밑공간 내에 놓여있는 물렁조직구조물들을 압박할 수 있다. 결과적으로 충돌증후군을 초래한다.

충돌을 방지하기 위해 가시아래근과 작은원근이 동원되며 수축할 때 가쪽으로 돌림해 위팔뼈와 큰결절을 봉우리돌기로부터 멀어지게 돕는다. 이때 어깨벌림은 여전히 계속되고 있다(그림 9.11).

위팔뼈는 어깨뼈의 위쪽돌림과 함께 벌림 동작 (가쪽돌림도 함께)을 지속하는 동안 어깨밑근과 가시위근은 위팔뼈의 모음 동작을 수행한다(그림 9.12). 이 모음 동작은 충돌 방지와 전반적인 안정성을 제공

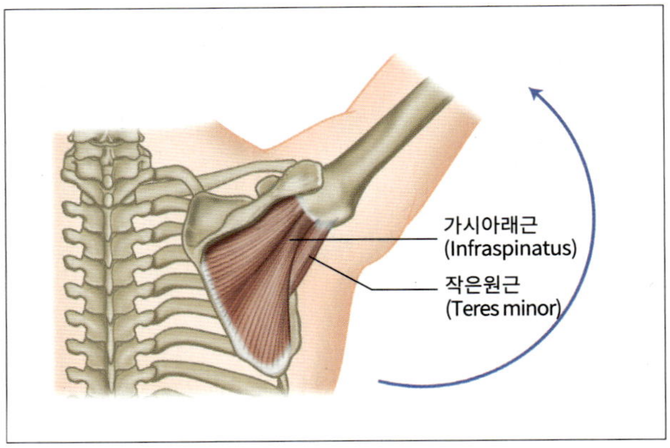

그림 9.11 가시아래근과 작은원근이 위팔뼈를 가쪽돌림 시킨다.

하기 위해 관절오목 내에서의 끌어내리는 동작(모음) 또는 위팔뼈머리의 아래쪽 미끄러짐을 돕는다. 반대의 경우는 모음 동작에서 나타날 것이다(이는 팔을 몸통 옆으로 다시 내려올 때의 움직임이다).

명확하게 설명하자면, 벌림과 굽힘을 수행할 때는 모두 어깨복합체의 청사진에 기여하기 때문에 특히 근육과 물렁조직의 균형을 이루는 능력뿐만 아니라 각 네 개의 관절의 정확한 상호작용을 필요로 한다. 환자와 운동선수의 만세 동작을 관찰할 때 단순히 GHJ의 역학을 평가하는 것 이상이 필요하다는 것은 꽤나 명백하다. 또한 다른 세 개의 관절인 ACJ, SCJ, STJ를 고려하면서 등뼈의 관계를 기억할 필요가 있다. 그 이유는 모든 관절은 머리 위의 동작에 대한 안정성과 움직임에 필수적이기 때문이다.

임상적 관점에서 볼 때, GHJ의 가쪽돌림은 충돌을 방지하기 위해 어깨뼈 큰결절은 이마면frontal plane에서 완전한 벌림동작을 하기 위한 필요조건이다. 그 이유는 어깨뼈 큰결절이 어깨뼈봉우리와 부리봉우리인대에 닿지 않게 해야 하기 때문이다. 유착성관절낭염과 같은 어깨의 병리학적 상태에서는 가쪽돌림을

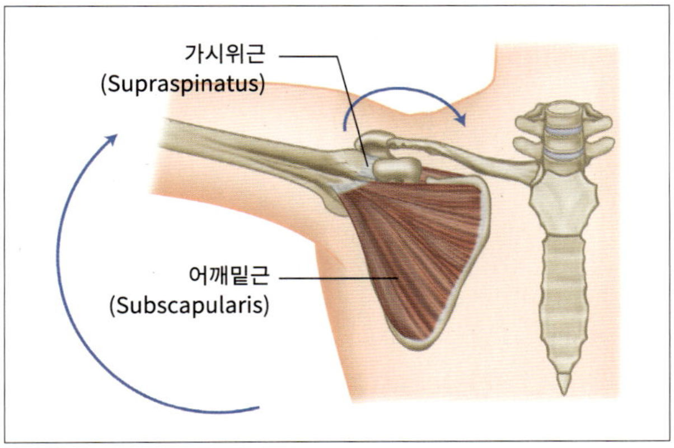

그림 9.12 90~180도 벌림 시 가시위근과 어깨밑근에 의한 위팔뼈머리 내림.

개선하기 위해 신장을 하고 가쪽돌림을 수행하는 가시아래근과 작은원근 치료 프로토콜의 초기에 사용되어야 한다.

왜냐하면 어깨뼈는 어깨 전체 동작의 1/3을 수행하기 때문에 어깨 병리학을 보이는 모든 환자에게 위의 프로토콜이 다루어져야 한다. 특히 앞톱니근은 팔을 위로 올리는 동작들에서 어깨뼈를 가슴벽에 안정시키는 데 매우 중요하며 이 근육에 대한 피로는 어깨복합체와 그에 따른 충돌증후군에 대해 생체역학적인 변화를 가질 수 있다.

어깨뼈의 중립자세와 어깨면

어깨뼈는 T2과 T7 사이에 이상적으로 위치하며, 어깨뼈 안쪽면은 등뼈의 가시돌기로부터 약 2인치 (5cm) 떨어져 있다.

어깨뼈는 일반적으로 이마면frontal plane에서 약 30° 벌어져 있고 관절오목은 앞쪽으로 향해 있으며 시상면sagittal plane에서는 위쪽으로 10°에서 20° 벌어져서 회전한다. 이러한 위치를 어깨면이라고 하고 이 특정한 면을 따라 움직이는 어깨뼈의 움직임을 스캡션scaption 이라고 한다(그림 9.13).

어깨면은 어깨복합체shoulder complex에서 가장 기능적인 위치로 간주되며, 이 중립 위치는 어깨복합체 특히 GHJ에 대한 충돌증후군을 감소 시키는 데 도움이 될 것이다.

어깨가슴관절 동작(Scapulothoracic Motion)

다음은 어깨가슴관절(STScapulothoracic joint)이 가지고 있는 기본적인 12가지 동작이다.

내밈protraction, 뒤당김retraction, 올림elevation, 내림depression, 위쪽 돌림upward rotation, 아래쪽 돌림downward rotation, 안쪽돌림internal rotation, 가쪽돌림external rotation, 뒤쪽기울임posterior tilting, 앞쪽기울임anterior tilting, 모음adduction, 벌림abduction (그림 9.14).

- **내밈**protraction 가로면transverse plane을 따라 앞쪽으로 동작이 일어나는 전체적인 어깨복합체다. 어깨의 내밈근protractors은 앞톱니근, 큰가슴근, 작은가슴근이 있다.
- **뒤당김**retraction 가로면을 따라 뒤쪽으로 동작이 일어나는 전체적인 어깨복합체다. 어깨의 뒤당김근retractors은 마름근, 중간, 위등세모근 및 아래등세모근, 넓은등근이 있다.
- **올림**elevation 가슴우리rib cage를 따라 위쪽 방향으로 어깨뼈를 올리는 동작이다. 어깨 올림근으로는 위등세모근, 어깨올림근, 그리고 마름근이 있다.

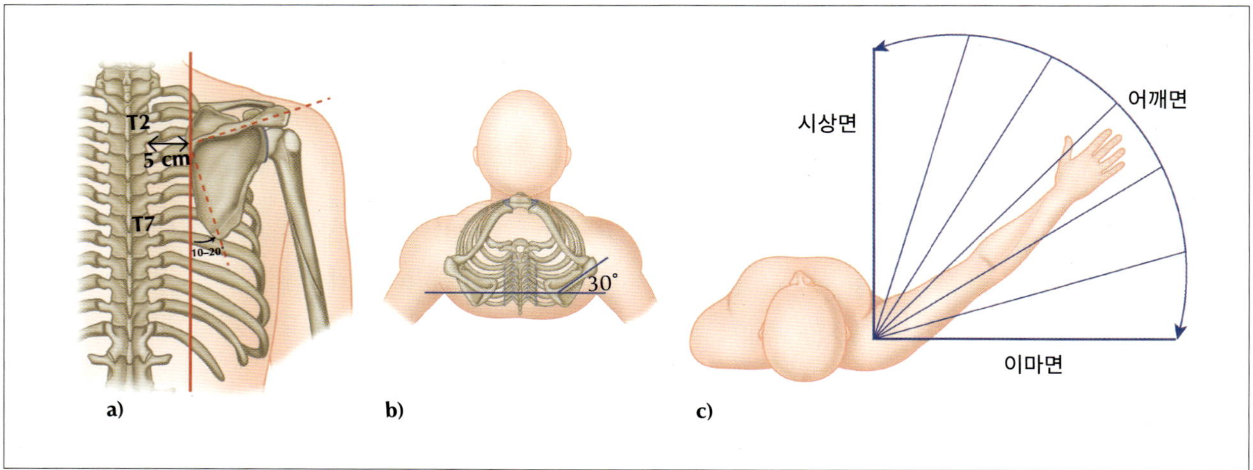

그림 9.13 (a & b) 어깨뼈의 중립 위치, (c) 스캡션(scaption).

- **내림**depression 가슴우리를 따라 아래 방향으로 어깨뼈를 내리는 동작이다. 어깨 내림근으로는 아래등세모근, 넓은등근, 작은가슴근, 큰가슴근의 아래섬유 그리고 앞톱니근의 아래섬유가 있다.
- **위쪽돌림**upward rotation 관절오목glenoid fossa이 위쪽으로 더 향하도록 가슴우리를 따라 어깨뼈가 위쪽 방향으로 회전한다. 어깨뼈의 위쪽돌림근으로는 위등세모근 및 아래등세모근 그리고 앞톱니근이 있다.
- **아래쪽 돌림**downward rotation 관절오목이 아래쪽으로 더 향하도록 이마면을 따라 어깨뼈가 아래쪽 방향으로 회전한다. 어깨뼈의 아래쪽 돌림 근육으로는 작은가슴근, 어깨올림근 그리고 마름근이 있다.
- **안쪽돌림**internal rotation 수직축vertical axis을 따라 어깨뼈가 앞쪽으로 기울임 할 때 안쪽 돌림이 발생한다. 이 동작은 주로 가슴근육에 의해 수행된다.
- **가쪽돌림**external rotation 가쪽돌림은 어깨뼈의 앞 안쪽면이 수직축을 따라 가슴우리thoracic cage에 가까워질 때 발생한다. 등세모근의 세 섬유 모두 그리고 앞톱니근이 주로 이 동작을 수행한다.
- **뒤쪽 기울임**posterior tiliting 시상축sagittal axis을 따라 어깨뼈 위각이 가슴우리로부터 멀어지고 어깨뼈 아래각이 가슴우리에 가까워지는 움직임이다. 아래등세모근과 앞톱니근의 아래섬유는 어깨뼈의 뒤쪽 기울임을 수행한다.
- **앞쪽 기울임**anterior tilting 시상축을 따라 어깨뼈의 위각이 가슴우리에 가까워지고 아래 각이 가슴우리로부터 멀어지는 움직임이다. 작은가슴근과 위팔두갈래근의 짧은갈래가 어깨뼈 앞쪽 기울임의 동작을 수행한다.
- **모음**adduction 어깨뼈가 서로 가까워지거나 어깨뼈가 몸의 중심선으로 더 가깝게 이동하는 동작이다. 어깨뼈의 모음근으로는 중간등세모근과 마름근이 있다.
- **벌림**abduction 어깨뼈가 서로에게서 멀어지거나 몸의 중심선에서 어깨뼈가 멀어지는 동작이다. 어깨뼈의 벌림근으로는 앞톱니근과 작은가슴근이 있다.

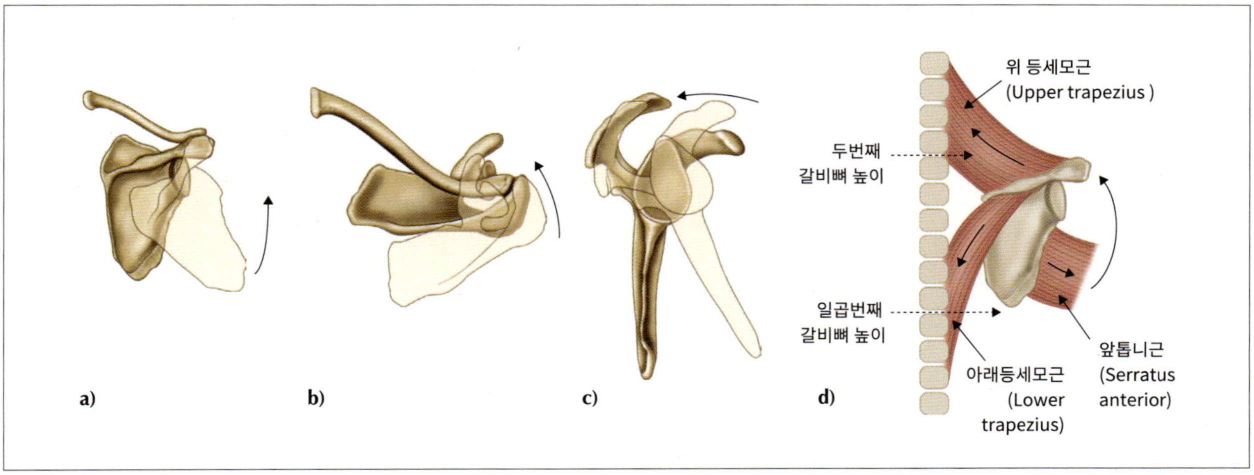

그림 9.14 어깨뼈의 움직임. (a) 위쪽(밝은 색)과 아래쪽 돌림; (b) 안쪽(밝은 색)과 가쪽돌림; (c) 앞쪽과 뒤쪽(밝은 색) 기울임; (d) 어깨뼈 짝힘. 앞톱니근과 위와 아래 등세모근은 함께 위쪽 돌림을 생성하고 아래쪽 돌림을 조절한다.

PART III
실습 - 하지

10장에서 13장까지는 하지와 관련된 근육의 평가와 MET 치료에 초점을 둘 것이다.

아래 나열된 자세유지근을 검사하고 치료할 것이다.

1. 장딴지근Gastrocnemius
2. 가자미근Soleus
3. 뒤넙다리근Hamstrings
   - 반힘줄근semitendinosus,
   - 반막근semimembranosus,
   - 넙다리두갈래근biceps femoris
4. 넙다리근막긴장근(TFL)과 엉덩정강띠(ITB)
5. 모음근Adductors

앞의 장에서 배웠던 상지를 평가하고 치료하는 방법을 기억하라. 하지 부분에서도 같은 과정이 적용될 것이다. 전과 마찬가지로, 학습 초반에는 이는곳, 닿는곳, 신경, 작용 등과 같은 검사 할 각 근육의 기능해부학을 다룰 것이다. 물렁조직의 기능을 이해하고 나면 검사할 근육이 실제로 치료가 필요한지 확인하기 위한 검사 절차를 진행할 것이다.

그 후, 구체적인 MET를 설명하고 보여줄 것이다. MET는 짧고/팽팽한 근육들이 자연스러운 안정 길이로 늘어나도록 도울 것이며 이는 기능장애가 있는 자세를 돕고 정상화 시킬 수 있다.

옆의 자세평가표는 환자와 운동선수를 평가하는 데 지침으로 사용될 수 있다. 부록3에서 평가표를 찾을 수 있을 것이며 이는 저작권이 없으므로 치료사가 인쇄하여 임상에서 사용할 수 있다.

요약하자면, 아래의 자세평가표를 보면 세 가지 날짜가 나열되어 있다. 즉, 환자를 평가한 후(예: 오늘) 날짜를 추가한 다음 2~4주 후에 다시 평가하여 후에 개선이 되었는지의 여부를 확인한다.

근육의 길이를 평가할 때, 첫 번째 날짜의 아래 칸에 검사 대상 근육이 짧은 쪽을 (L) 또는 (R)로 표시한다. 근육 길이가 정상인 경우에는 칸 안에 (E)를 기입한다.

검사할 근육이 양쪽 모두 짧고 팽팽하다면 같은 칸 안에 L과 R을 기입하여 양쪽이 동일하게 짧다는 것을 나타낸다.

자세평가표

환자 이름:
설명: E = 길이가 같음
L/R = 왼쪽(L) 또는 오른쪽(R)이 짧음

근육	날짜:	날짜:	날짜:
가자미근(Gastrocnemius)			
장딴지근(Soleus)			
안쪽뒤넙다리근 (Medial hamstrings)			
가쪽뒤넙다리근 (Lateral hamstrings)			
넙다리근막긴장근/ 엉덩정강띠(TFL/ITB)			
모음근(Adductors)			

CHAPTER 10

장딴지근과 가자미근 (Gastrocnemius and Soleus)

장딴지근과 가자미근의 MET 치료와 평가

장딴지근(Gastrocnemius)

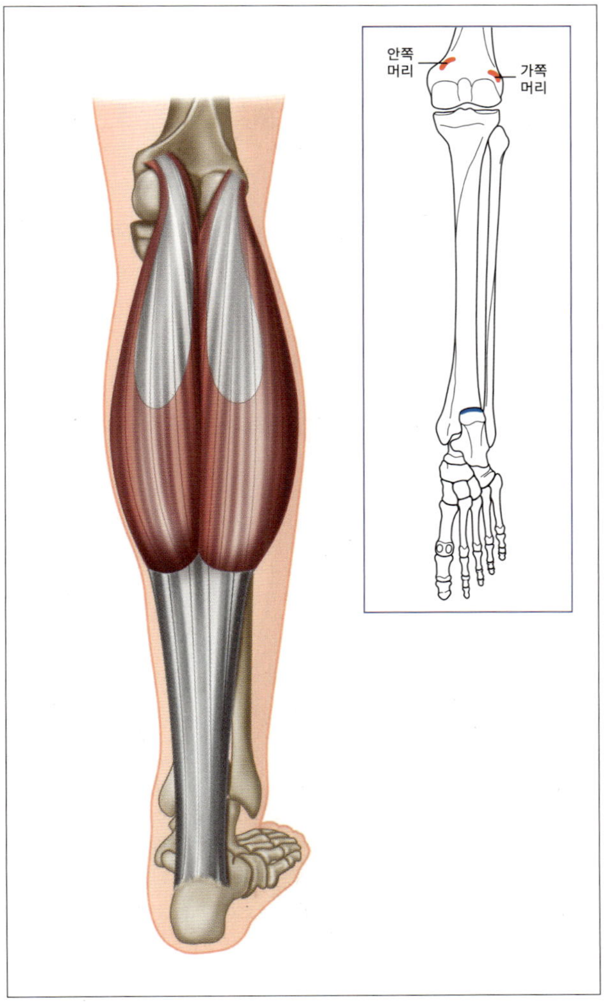

이는곳	• 안쪽머리medial head: 안쪽관절융기medial condyle 위 넙다리뼈의 아래쪽뒤면. • 가쪽머리lateral head: 가쪽관절융기와 넙다리뼈의 아래쪽뒤면
닿는곳	발꿈치(아킬레스)힘줄을 경유하여 발꿈치 뒤쪽(발꿈치뼈). 이는 장딴지근과 가자미근 힘줄이 겹치는 곳이다.
신경	정강신경Tibial nerve(S1, S2)
움직임	발목관절에서 발의 발바닥굽힘plantar flexes. 무릎관절의 굽힘 보조. 걷기와 달리기의 주요 추진력.

장딴지근 평가

환자의 왼쪽 다리를 치료사의 허벅지에 걸쳐 놓는다. 이 자세에서 치료사는 환자의 왼쪽 다리와 발을 조절한다. 환자의 무릎이 제대로 펴져 있는지 여부가 검사 결과에 영향을 줄 수 있기 때문에 분명히 하는 것이 중요하다. 치료사는 제한점bind이 느껴질 때까지 환자의 왼쪽 발목을 발등굽힘dorsiflex시킨다(그림

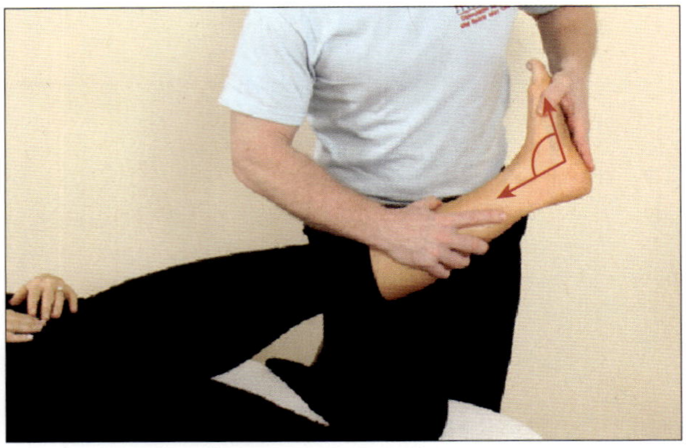

그림 10.1 치료사는 환자의 왼쪽 발목을 발등굽힘(dorsiflex)방향으로 부드럽게 당기며, 제한점이 느껴질 때까지 움직인다. 정상적인 관절가동범위(ROM)는 90도이다.

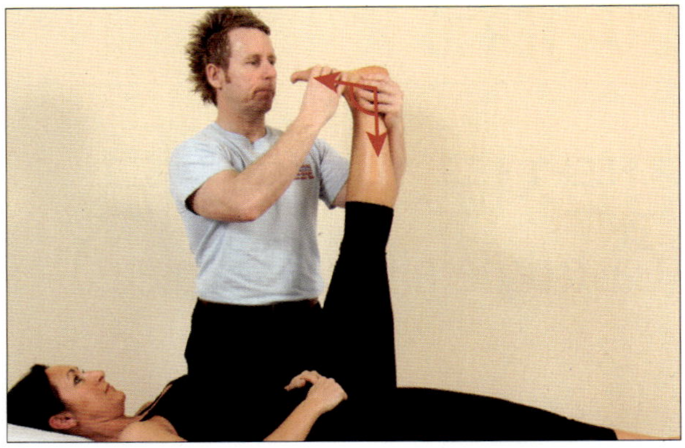

그림 10.2 장딴지근(gastrocnemius) 검사: 정상적인 관절가동범위(ROM)는 90도이다. 이 방법은 뒤넙다리근(hamstring) 길이에 대한 지표를 제공한다.

10.1). 정상적인 ROM은 90°가 되어야 한다. 만약 제한점이 그 전에 느껴진다면 장딴지근은 짧아졌다고 분류한다.

장딴지근 길이 대체 검사

이 검사는 환자가 뒤넙다리근hamstring이 정상적인 ROM일 때 사용할 수 있다. 만약 뒤넙다리근이 짧아져 있다면 반드시 위의 기존 검사 방법을 사용해야 한다.

치료사는 환자의 왼쪽 다리를 수동적으로 가져가 엉덩관절을 90° 굽힘시킨다. 이 자세에서 치료사는 환자의 왼쪽 다리를 조절하고 발목을 안정화시킨다. 치료사는 천천히 환자의 발목을 발등굽힘시키고 제한점을 감지한다(그림 10.2). 어떠한 저항 없이 발등굽힘이 90°가 된다면 장딴지근은 정상으로 분류한다.

MET를 적용한 장딴지근 치료

환자는 장딴지근을 활성화시키기 위해 발가락을

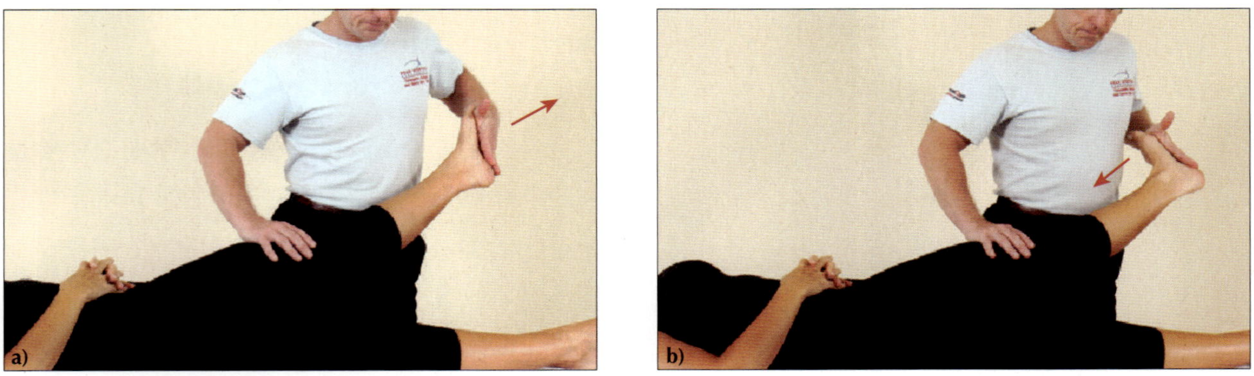

그림 10.3 (a) 장딴지근의 수축; (b)장딴지근의 길이

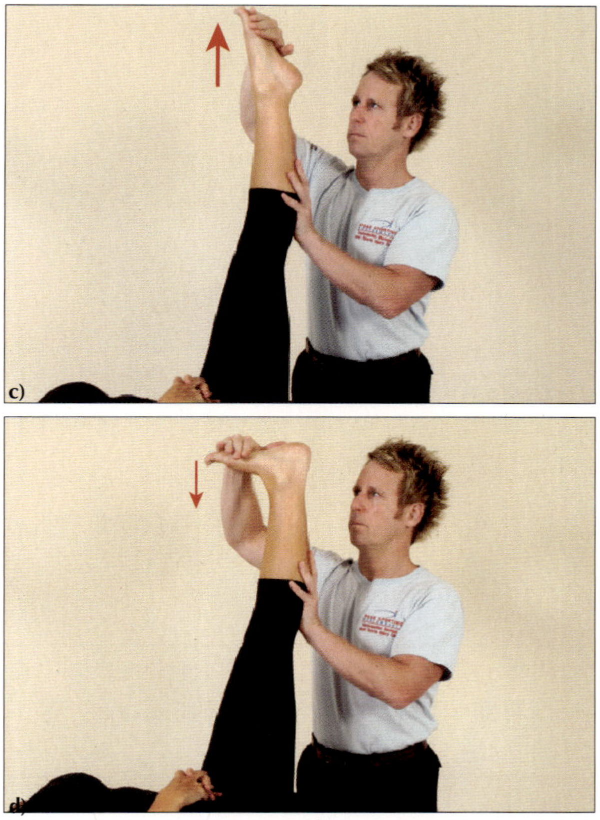

그림 10.3 (c) 엉덩관절 90도 굽힘상태에서 발목을 발바닥굽힘(plantar flexion)시킨다. (d) 수축 후, 치료사는 장딴지근(gastrocnemius)을 늘리기 위해 발목을 발등굽힘(dorsiflexion)하도록 움직인다.

밀어낸다(발바닥굽힘)(그림 10.3a,c). 10초 수축 후 이완 단계에서 치료사는 장딴지근을 더 신장시킬 수 있도록 발등굽힘을 돕는다(그림 10.3b, d)

TIP: 장딴지근의 파열(tear)은 흔히 근육힘줄접합부(MTJ, musculotendionous junction)에서 발생한다. 스포츠의학에서는 이러한 부상을 테니스 다리(tennis leg)라고 한다.

가자미근(Soleus)

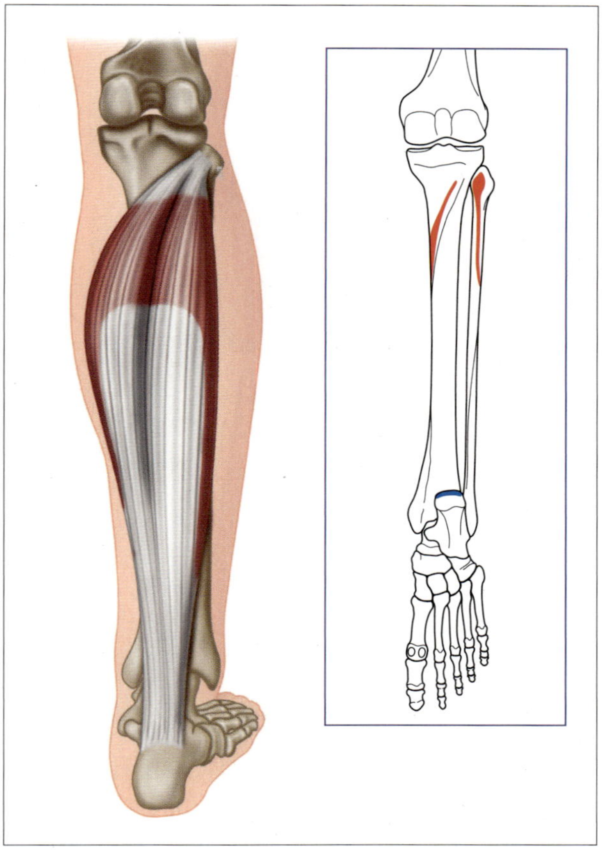

이는곳	정강뼈 위쪽뒤면과 종아리뼈
닿는곳	장딴지근과 함께 발꿈치(아킬레스)힘줄을 지나 발꿈치 뒤쪽(발꿈치뼈).
신경	정강신경(L5, S1, S2)
움직임	발목관절에서 발바닥굽힘. 가자미근은 주로 서 있는 동안 몸이 발목 앞으로 넘어가지 않도록 하기 위해 수축이 일어난다. 즉, 몸의 중력중심(COG)을 지나는 선을 당기는. 따라서 이는 곧게 선 자세의 유지를 돕는다.

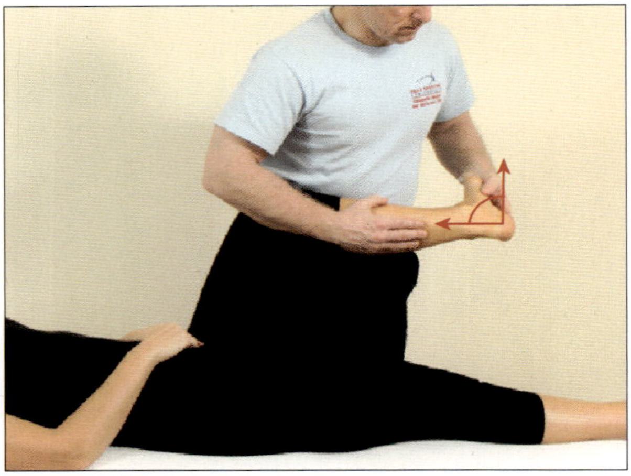

그림 10.4 무릎을 굽힘시켜 가자미근(soleus)을 구분한다.이 자세에서 발목의 정상적인 관절 가동 범위(ROM)는 90도이다.

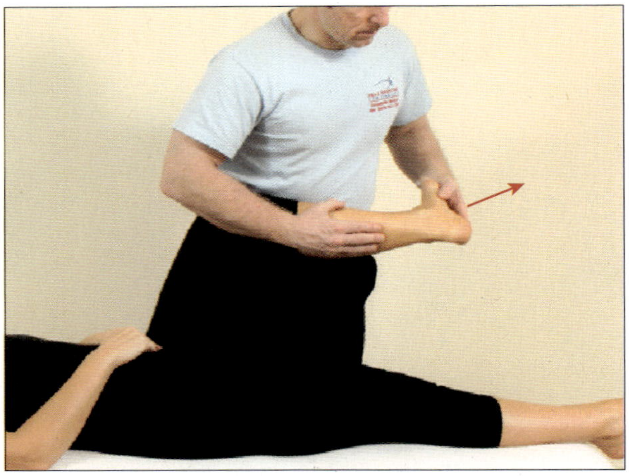

그림 10.5 환자는 발목을 발바닥굽힘(plantar flexion) 시킨다.

가자미근 평가

이 검사는 장딴지근 검사와 유사하지만, 환자의 무릎을 굽히고 진행한다는 것이 차이점이다. 이는 넙다리뼈의 융기 뒤쪽에 위치한 해부학적 부착점으로 인해 장딴지근을 이완시키고 느슨하게 만들어 준다.

무릎을 살짝 굽힘하고 치료사는 다리와 발목을 조절한다(그림 10.4). 이 자세에서는 치료사는 제한점이 느껴질 때까지 발목을 천천히 발등굽힘dorsiflexion시킨다.

MET를 적용한 가자미근 치료

치료사는 제한점이 느껴질 때까지 환자의 발목을 발등굽힘시켜 가자미근을 수축한다(그림 10.5).

정상적인 ROM은 90°이다. 그 전에 제한점이 느껴진다면 가자미근의 짧아짐을 나타낸다. 10초 동안의 수축 후 이완 단계에서 치료사는 부드럽게 발목을 더 발등굽힘시킨다(그림 10.6).

TIP: 가자미근과 장딴지근은 장딴지근의 두 갈래와 가자미근의 한 갈래를 묶어 종아리 세갈래근(triceps surae)이라고도 한다.

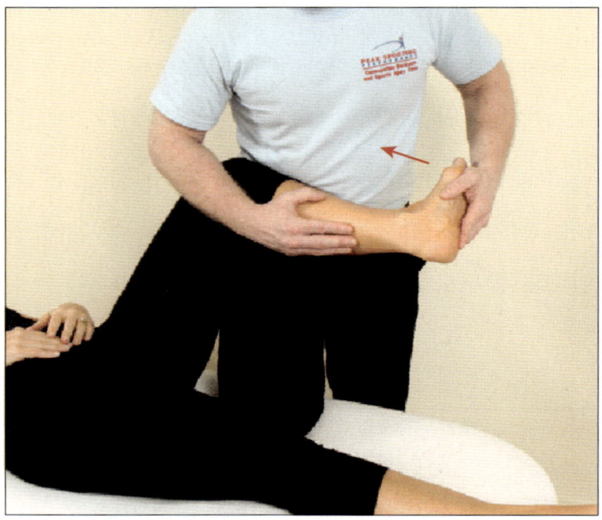

그림 10.6 치료사는 발목을 발등굽힘(dorsiflexion)하여 가자미근(soleus)을 늘린다.

CHAPTER 11

뒤넙다리근(Hamstrings)

뒤넙다리근의
MET 치료와 평가

11장에서는 가쪽 뒤넙다리근(넙다리두갈래근biceps femoris)과 안쪽 뒤넙다리근(반힘줄근semitendinosus과 반막근semimembranosus)으로 분류되는 뒤넙다리근군hamstrings을 각각 평가하는 방법을 공부한다. 뒤넙다리근을 구성하는 세 근육 모두 자연스럽게 짧아지고shorten 그 후 팽팽해지는tight 경향이 있다. 검사에 대한 설명이 끝나고 나면 이 짧아지고 팽팽해진 근육을 신장시키기 위한 구체적인 MET를 소개함으로써 기능부전 자세를 정상화시킬 수 있도록 도울 것이다.

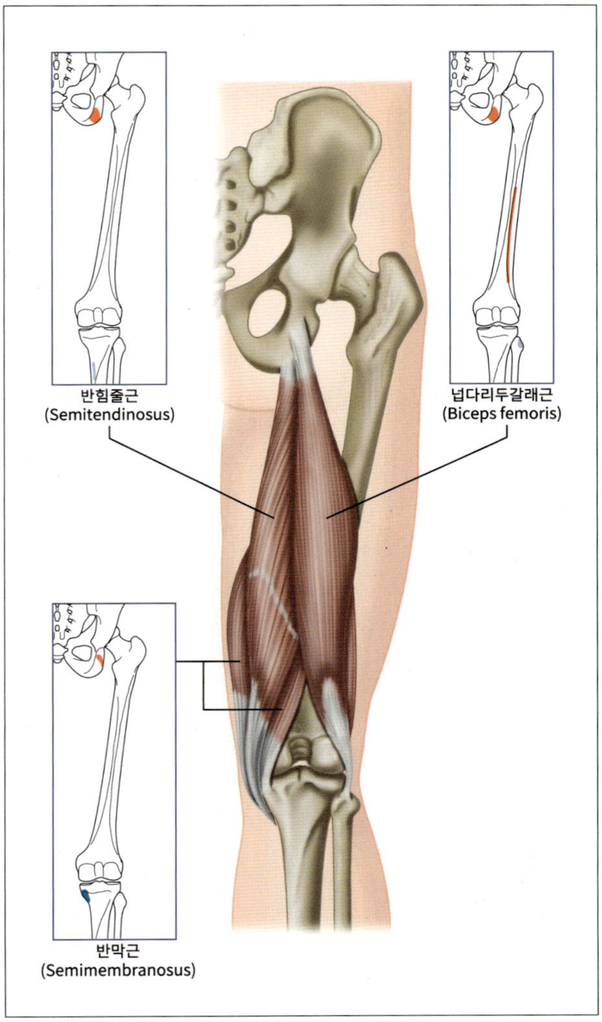

뒤넙다리근(Hamstrings)

이는곳	궁둥뼈 결절Ischial tuberosity
닿는곳	• 반막근: 정강뼈의 안쪽 관절융기 • 반힘줄근: 정강뼈 거친면 안쪽 위. • 넙다리두갈래근: 종아리뼈 머리. 정강뼈의 가쪽 관절융기lateral condyle of the tibia
신경	궁둥신경sciatic nerve가지(L4, L5, S1−S3)
움직임	무릎관절 굽힘. 엉덩관절 폄. 반막근과 반힘줄근은 무릎이 굽힘될 때 종아리를 안쪽돌림한다. 넙다리두갈래근은 무릎이 굽힘될 때 종아리를 가쪽돌림 한다.

뒤넙다리근의 일반적인 평가

엉덩관절 굽힘 검사

이 검사는 뒤넙다리근hamstring의 일반적인 길이에 대한 일반적인 이해를 줄 것이다. 환자는 바로누운자세로 두 다리를 곧게 편다. 치료사는 제한점bind이 느껴질 때까지 수동적으로 환자의 왼쪽 엉덩관절을 굽힘시키도록 돕는다. 정상적인 ROM은 80°에서 90° 사이이다. 80° 미만이면 뒤넙다리근이 짧아진 상태이다. 하지만 궁둥신경sciatic nerve의 '신경 긴장neural tension'과 특정 뒤넙다리근 부상은 엉덩관절 굽힘 ROM을 제한할 수 있다.

그림 11.1a에서 볼 수 있듯이, 환자는 뒤넙다리근의 정상적인 ROM을 가지고 있다. 80°에서 90° 이하는 짧아졌다고 분류한다(그림 11.1b).

MET를 적용한 뒤넙다리근 치료 (비특이적인 경우)

다음 기법은 뒤넙다리근군 신장에 매우 효과적이다. 뒤쪽에서는 안쪽과 가쪽 뒤넙다리근이 구체적으로 어떻게 다뤄지는지 알아 볼 것이다.

치료사는 선 자세로 환자의 오른쪽 다리를 뒤넙다리근의 제한점이 느껴질 때까지 엉덩관절을 굽힘시킨다. 이 자세에서 환자의 종아리는 치료사의 오른쪽 어깨에 둔다(그림 11.2).

환자는 약 10초 동안 치료사의 어깨를 향해다리

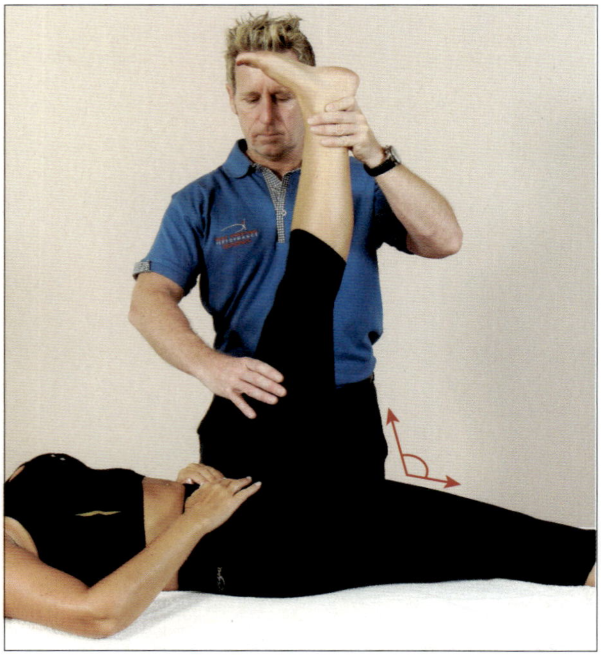

그림 11.1a 엉덩관절 굽힘 검사(Hip flexion test). 정상적인 관절 가동범위(ROM)는 80~90도이다.

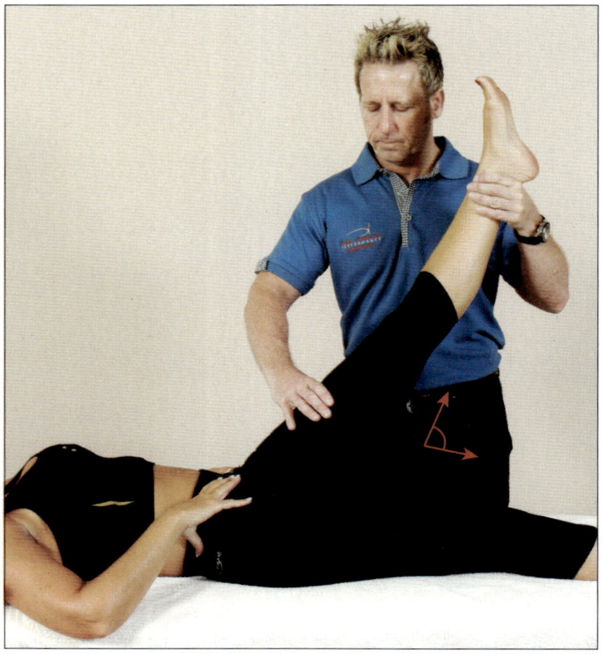

그림 11.1b 엉덩관절 굽힘 검사. 45도 관절가동범위는 뒤넙다리근의 짧아짐(단축)을 나타낸다.

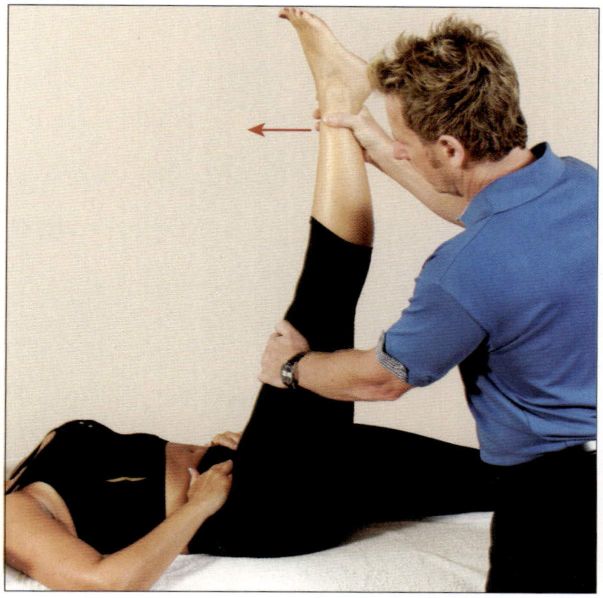

그림 11.2 환자는 치료사의 어깨를 향해 오른쪽 다리를 아래로 내린다.

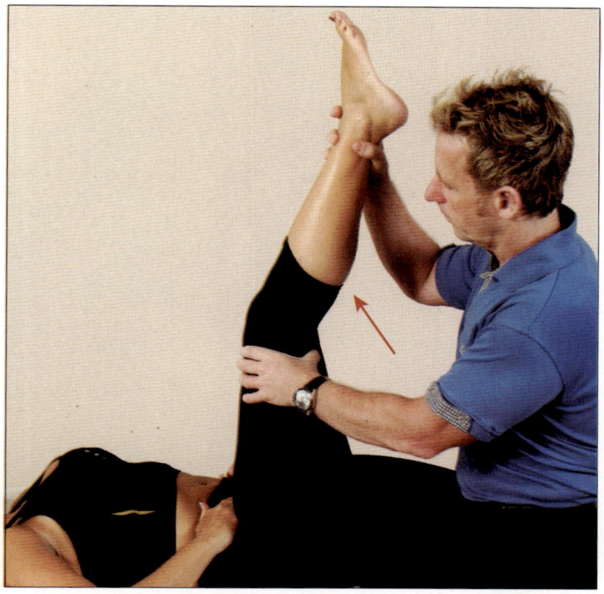

그림 11.3 치료사는 수동적으로 환자의 다리를 더 큰 엉덩관절굽힘 범위로 이동시킨다.

를 눌러 내린다. 뒤넙다리근의 수축 후 이완 단계에서 치료사는 수동적으로 환자의 오른쪽 다리를 더 굽힘시킨다(그림 11.3).

MET를 적용한 뒤넙다리근 닿는곳의 대체치료

이 기법은 뒤넙다리근의 닿는곳 부근을 신장(lengthening)시키는 데 매우 좋다. 환자의 엉덩관절을 90° 굽힘시키고 종아리는 치료사의 어깨에 둔다(그림 11.4).

이 자세에서 치료사는 환자의 발뒤꿈치를 엉덩이 근육 쪽으로 당김으로써 뒤넙다리근의 수축을 활성화시킨다. 10초 수축 후에 이완 단계 동안 치료사는 제한점이 느껴질 때까지 수동적으로 환자에게 무릎폄을 시킨다(그림 11.5).

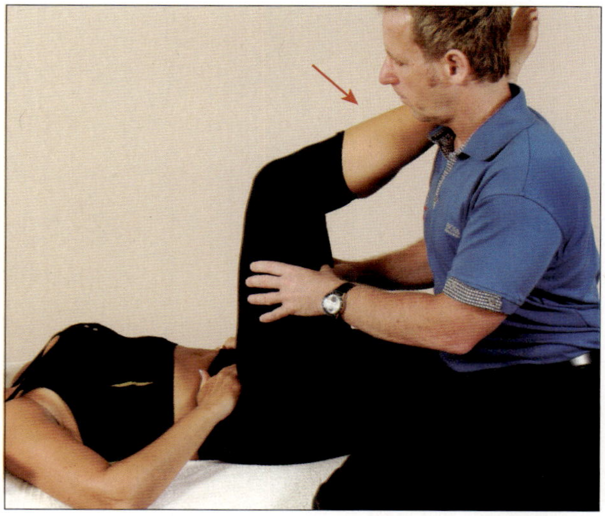

그림 11.4 엉덩관절을 90도 굽힘한 상태에서, 환자는 아래다리를 치료사의 어깨 위에 올린다.

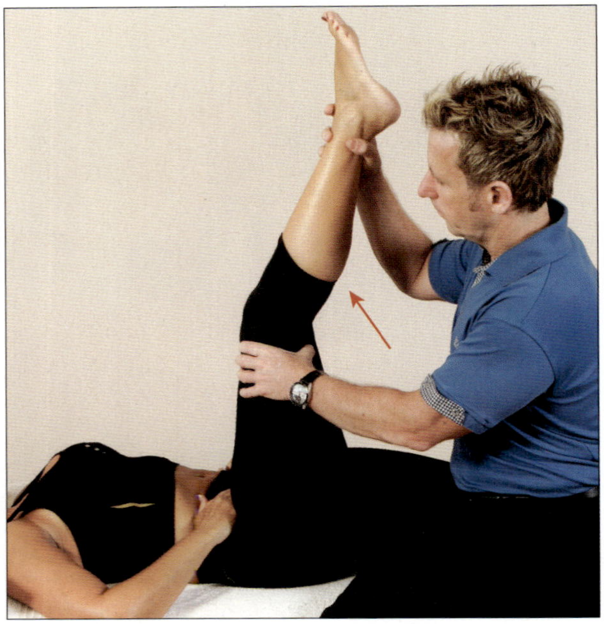

그림 11.5 치료사는 무릎을 수동적으로 폄(extension)하여 뒤넙다리근을 늘린다.

상호억제 기법(RI Method)

환자는 위의 설명대로 뒤넙다리근을 수축한다. 하지만 10초 동안의 수축 후에 이완 단계에서 치료사는 수동적으로(무릎이 굽혀져 있는 상태의) 환자의 무릎을 신장시켜 무릎을 천천히 곧게 펴도록 한다. 환자는 능동적으로 무릎을 곧게 폄으로써 넙다리네갈래근을 수축한다. 이는 뒤넙다리근에서 상호억제 효과(RI effect)를 유도하며 신장시키는 데 더 효과적이고 안전한 방법이다.

안쪽 뒤넙다리근 평가 (반힘줄근과 반막근)

뒤넙다리근의 일반적인 평가를 실시한 후 ROM이 80° 미만이면 물렁조직에 제한이 있다고 결론 내릴 수 있다. 하지만 이 평가는 뒤넙다리근의 어느 쪽 구조가 더 팽팽tighter해져 있는지는 알 수 없다.

구체적인 검사를 통해 뒤넙다리근의 각 근육이 관여하는 부분을 식별할 수 있다. 다음 검사는 평가와 통합하여 안쪽 뒤넙다리근과 가쪽 뒤넙다리근의 근육 길이 이상을 구별할 수 있다.

반힘줄근 또는 반막근의 조직이 제한되었는지 아닌지를 알기 위해 안쪽 뒤넙다리근은 다음과 같이 고립시킨다. 환자의 다리는 치료사에 의해 조절되며 엉덩관절을 수동적으로 굽힘시키는 동시에 다리를 가쪽으로 돌리고 벌림시킨다(그림 11.6a, b). 제한 지점에 주의하자. 만약 ROM이 원래 검사에서의 ROM보다 작으면 안쪽 뒤넙다리근은 짧아졌다고 추측할 수 있다.

가쪽 뒤넙다리근 평가 (넙다리두갈래근)

이 특정 검사는 넙다리두갈래근을 고립시킬 것이다. 치료사는 환자의 다리를 수동 굽힘시키면서 안쪽돌림과 모음을 하도록 한다(그림 11.7a, b). 만약 이 동작에 제한이 느껴진다면 치료사는 원래의 엉덩관절 굴곡 검사와 비교하여 ROM이 더 작은지 확인해야 한다. 만약 그렇다면 가쪽 뒤넙다리근의 넙다리두갈래근은 짧아졌다고 식별될 수 있다.

TIP: 안쪽과 가쪽 뒤넙다리근은 같이 치료하기 보다 개별적으로 다루는 게 필요하다.

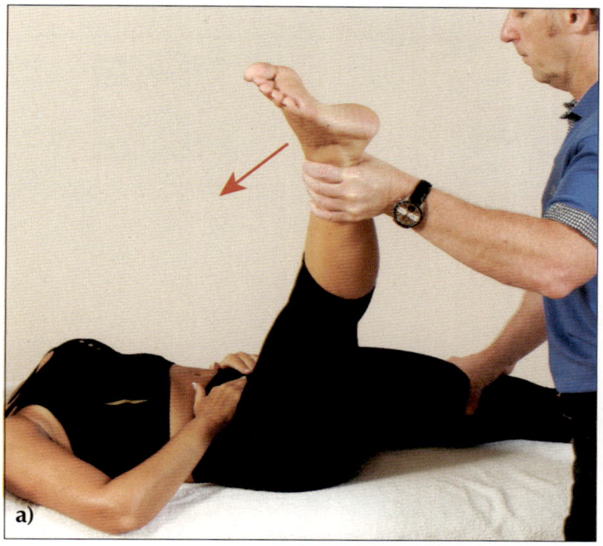

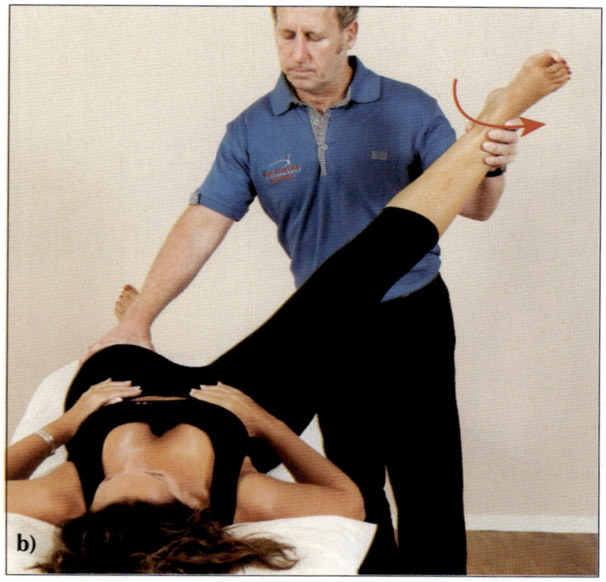

그림 11.6 (a) 저항이있는 조직으로서 안쪽 뒤넙다리근을 구분하기 위해, 환자의 다리를 가쪽돌림 및 벌림(abduction)시킨 상태에서 엉덩관절을 수동적으로 굽힌다. (b) 다른 관점에서 검사자세를 바라본 것이다.

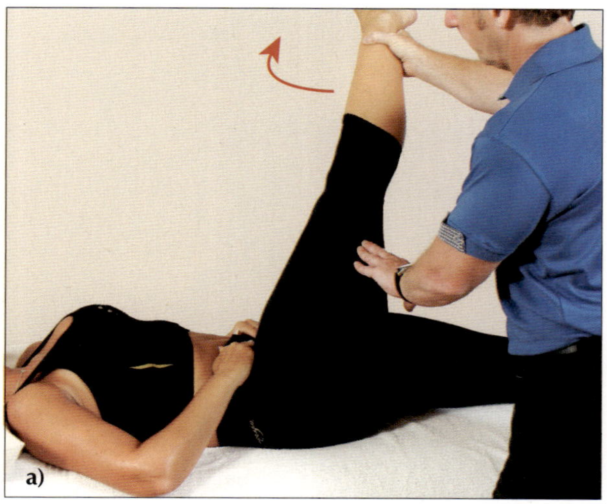

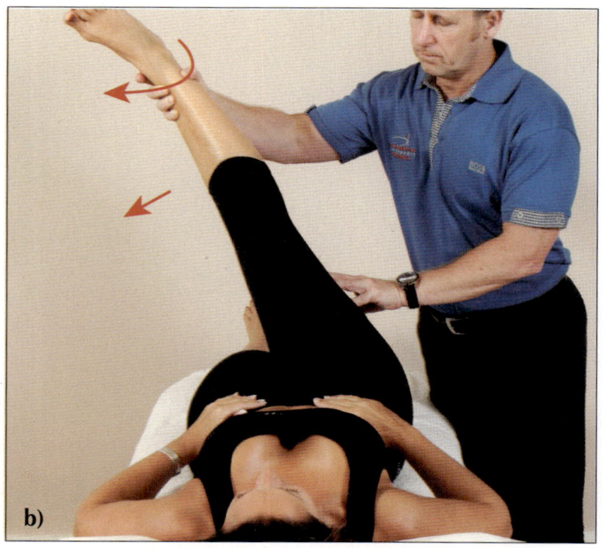

그림 11.7 (a) 넙다리두갈래근(biceps femoris)을 검사하기 위해, 치료사는 다리를 안쪽돌림 및 모음(adduction)시키면서 엉덩관절을 수동적으로 굽힌다. (b) 다른 관점에서 검사자세를 바라본 것이다.

CHAPTER 12

넙다리근막긴장근과 엉덩정강띠 (Tensor Fasciae Latae and Iliotibial Band)

넙다리근막긴장근과 엉덩정강띠의 MET 치료와 평가

넙다리근막긴장근과 엉덩정강띠

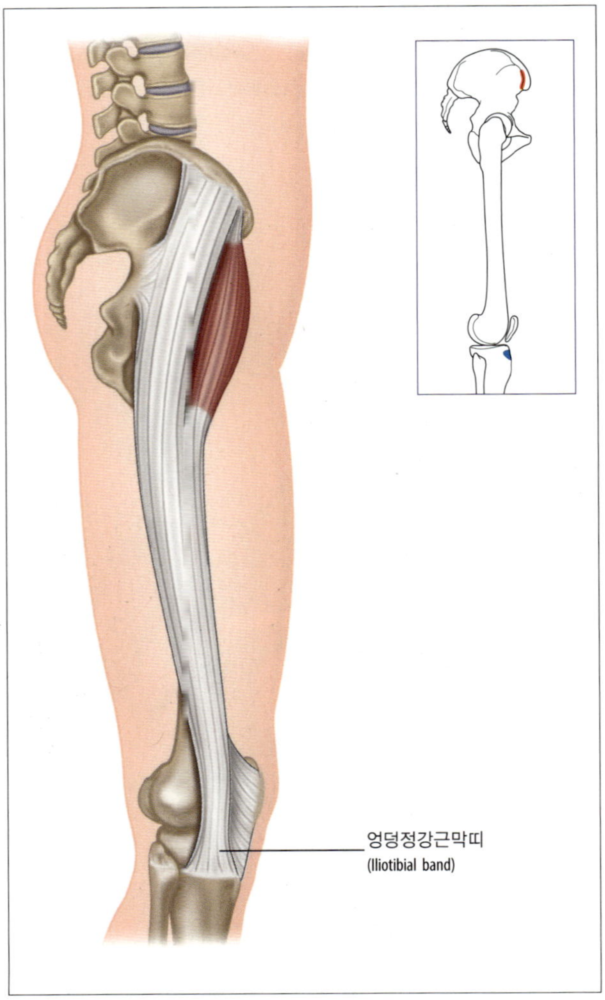

이는곳	엉덩뼈능선iliac crest의 앞쪽의 바깥 가장자리
닿는곳	엉덩이 아래에서 엉덩정강근막띠와 연결되며, 이는 정강뼈의 위가쪽에 위치한 거디 결절Gerdy's tubercle까지 이어진다.
신경	위볼기신경gluteal nerve
움직임	엉덩관절의 굽힘, 벌림, 안쪽돌림. 근막에 긴장을 줌으로써 무릎 안정화

넙다리근막긴장근(TFL)과 엉덩정강띠(ITB) 평가

오버 테스트(Ober's Test)

정형외과 의사인 프랭크 오버(Frank Ober)는 1937년 "허리 삠과 궁둥신경통"(Ober 1935a)이라는 논문에서 이 검사를 소개했다. 그는 수축된 TFL 근육, 허리통증과 궁둥신경통sciatica을 낫춰주는 ITB에 대해 설명했다.

환자를 옆으로 눕히고 환자의 어깨, 골반 그리고 무릎을 정렬시킨다(그림 12.1a).

환자의 긴장이 완전히 풀렸다고 느끼면 치료사는

환자의 왼쪽 무릎을 침대 쪽으로 내리면서 천천히 환자의 무릎을(하프 스쿼트) 굽힌다. 만약 무릎이 수평보다 더 떨어진 것처럼 보이면 TFL과 ITB는 정상으로 분류된다(그림 12.1b). 만약 넙다리가 수평을 유지한다면(또는 경미하게 아래로 내려간다면) TFL과 ITB는 짧아졌다고 분류된다(그림 12.1c).

참고: 만약 TFL과 ITB가 짧아졌다면 다리는 상대적으로 벌림상태가 유지될 것이다. 하지만 엉덩관절은 치료사가 환자의 다리를 내리면서 자연스럽게 안쪽돌림과 함께 엉덩관절 굽힘으로 '떨어지려고' 할

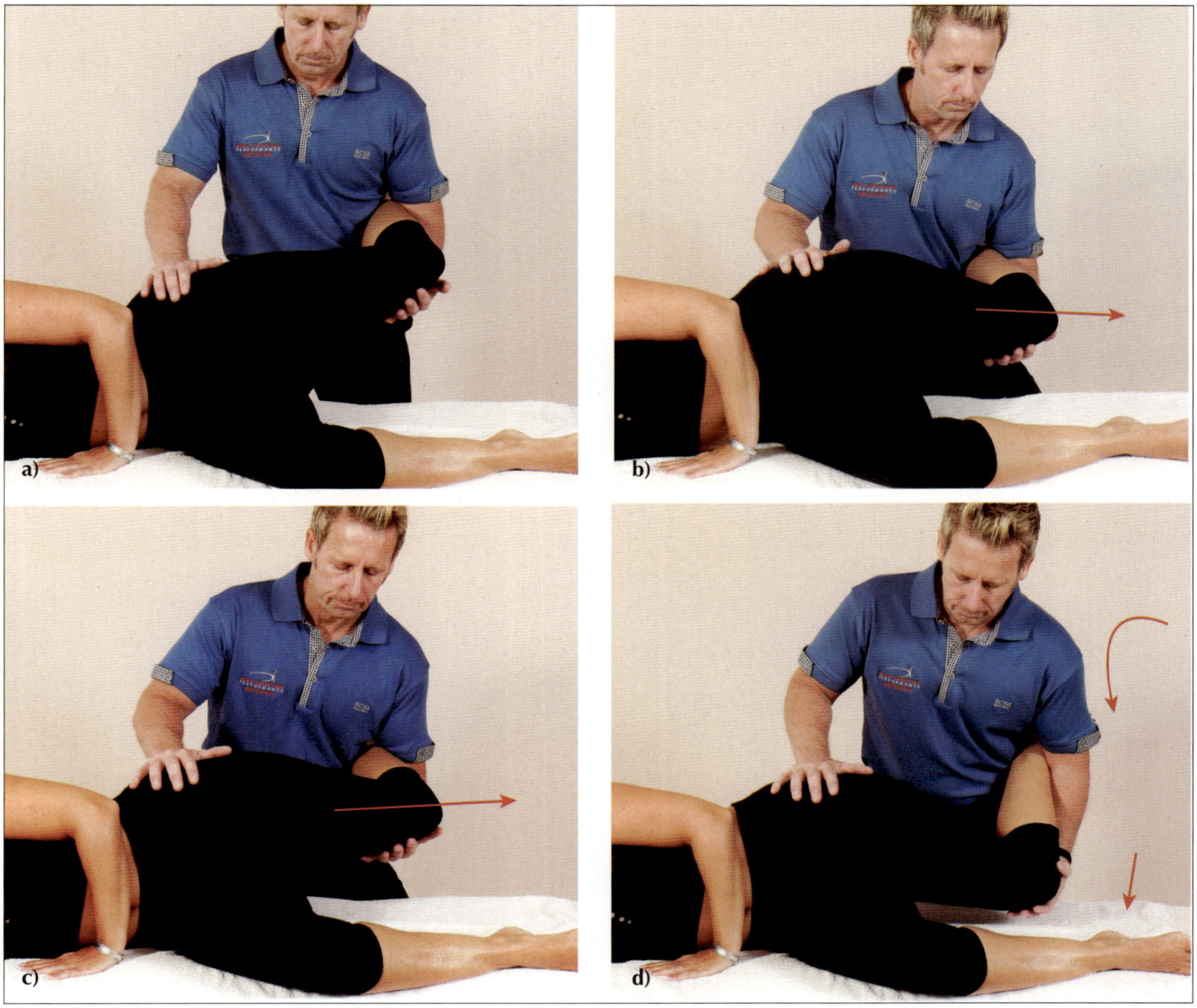

그림 12.1 오버 검사(Ober's test):
(a) 치료사는 환자의 왼쪽 무릎을 지지하며, 무릎을 소파 쪽으로 내리기 전에 환자가 충분히 이완하도록 요청한다.
(b) TFL/ITB(엉덩정강근막띠)의 정상적인 길이는 무릎이 아래로 떨어지는 것으로 나타난다.
(c) TFL/ITB가 긴장된 경우, 무릎이 제자리에서 멈춘다.
(d) 엉덩관절 굽힘 및 안쪽돌림 상태로 '떨어지게' 되면, TFL/ITB의 정상 길이라는 잘못된 결론에 이를 수 있다.

것이다(그림 12.1c). 만약 다리가 침대 쪽으로 접근할 때 이러한 현상이 나타난다면 TFL과 ITB의 길이가 정상이라고 잘못 추측할 수 있다. 하지만 짧아진 이 근육들은 엉덩관절을 다시 기능부전위치로 가져갈 것이다. 따라서 검사 중에 환자의 다리를 다룰 때는 신중하게 환자의 다리를 조절하고 엉덩관절이 굽힘되거나 안쪽돌림 도지 않도록 하는 것이 중요하다.

다음과 같은 상황에 주의해야 한다. 오버 테스트에서 양성이면, 자연스럽게 TFL과 ITB가 짧아져 팽팽하다는 것을 추측할 수 있다. 치료 프로토콜은 ITB의 신장을 돕기 위해 '스트레칭' 및 도수치료기법을 수행하는 것이다. 하지만 최근 연구에서는 도수치료를 통해 ITB의 길이를 변화시키는 것은 거의 불가능하다고 말한다. Chaudhry et al.(2008)에 따르면 ITB의 길이가 1% 변화가 일어나려면 대략 1톤(925kg)의 압력이 요구된다고 한다. 따라서 도수치료 또는 신장stretching기법을 통해 실제로 ITB에 막대한 변형을 가져오거나 덜 팽팽하게 할 가능성은 거의 없다.

그러나 Tenney et al.(2013)의 한 연구에서는 (Ober's Test 양성) 허리골반통증을 경험한 피험자의 배근육abdominals과 넙다리뒤근의 활성화가 골반의 위치 개선을 가져왔고 이후 오버 테스트 결과에서 전반적인 개선을 가져왔다는 것을 입증하였다.

MET를 적용한 넙다리근막긴장근과 엉덩정강띠 치료

MET가 결합조직의 구성요소가 치료계획에 포함되는 것은 적절한 과정이라고 생각한다. 그 이유는, ITB의 길이를 변화시키는 것보다 TFL의 '긴장'을 변화시키는 데 어떤 방식으로든 도움이 될 것이라고 생각하기 때문이다. 이는 TFL에 대한 MET 기법의 등척성 수축 후 이완 효과를 사용하는 것이 훨씬 적합하다. 그리고 개인적으로 이 기법은 TFL을 이완시키는 것을 돕고 ITB의 긴장을 어느 정도 감소시킬 것이라고 생각한다. 이는 심부 마사지 기법(일반적으로 ITB 스트리핑이라고 한다) 또는 ITB를 신장시키기 위해 폼롤러를 사용하여 많은 시간을 들이는 것보다 이러한 구조들을 치료할 때 선호하는 방법이다. 이러한 유형의 기법(특히 폼롤러)은 과거에 고안된 목적에 부합하지 않는데, 이미 논의된 연구 결과와 같이 1톤의 압력으로도 ITB의 길이를 1%도 변화시키지 못하기 때문이다.

옥스퍼드에 있는 한 진료소에서 강의를 하면서, 창문 밖 풍경을 자주 보곤 했다. 특히 날씨가 따뜻한 날, 창문 너머로 보이는 달리기 트랙 건너편의 잔디밭이 내 시선을 끌었다. 그곳에서는 종종 한 젊은 남자가 폼롤러를 사용해 다리를 굴리는 모습을 볼 수 있었다. 그는 거의 매일, 2~3시간 동안 그 작업에 열중했는데, 이로 인해 우리는 그에게 '구르는 데이브'라는 별명을 붙였다. 우리는 그의 행동 이유를 물어보았고, 그는 단순히 자신의 치료사가 ITB를 이완시키기 위해 매일 이렇게 하라고 권유했다고 대답했다. 이 이야기를 듣고 어떤 느낌이 드는지는 여러분의 상상에 맡기겠다.

흥미로운 점은, 내 강의를 듣는 몇몇 학생들도 '구르는 데이브'가 폼롤러로 다리를 굴리는 모습을 자주 목격했기 때문에 이 이야기를 읽으면 분명 웃음을 터뜨릴 것이라는 것이다. 치료사가 ITB를 이완시키기

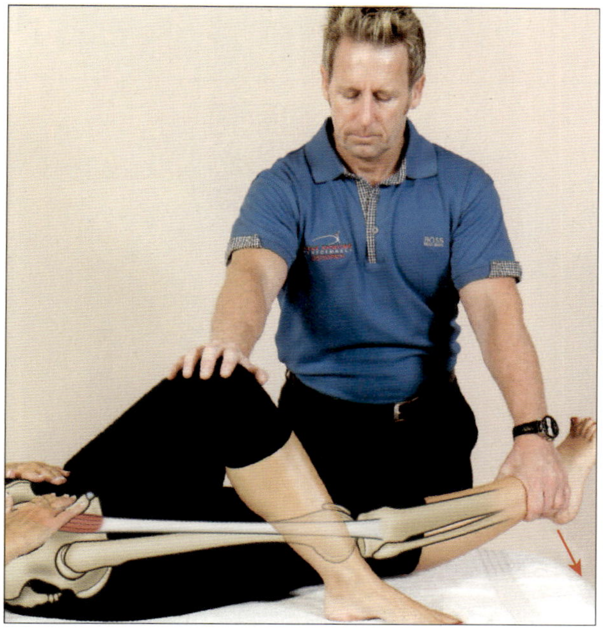

그림 12.2 환자는 저항에 맞서 오른쪽 다리를 벌린다.

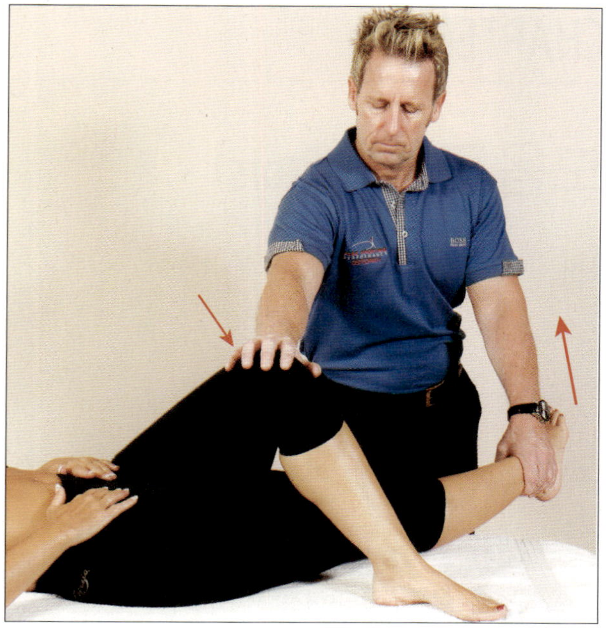

그림 12.3a 치료사가 환자의 왼쪽 무릎을 조절하면서 오른쪽 다리를 모음(adduction)하여 TFL 근육을 늘린다.

위해 매일 이렇게 하라고 했다며 대답했다. 그 생각은 당신에게 맡기겠다. 나의 수업에 참여하는 몇 학생들은 '롤러 데이브'가 폼롤러로 다리를 굴리는 걸 의심의 여지 없이 몇 번이나 봐왔기 때문에, 이걸 읽고 웃음 지을 것이 분명하다.

다시 치료 프로토콜 얘기를 해보자. 환자는 바로 누운 자세를 취하고 치료사는 환자의 굽힘된 왼쪽다리를 오른쪽 다리 위로 교차시킨다. 치료사는 오른손으로 환자의 왼쪽 무릎을 조절하고 왼손으로는 환자의 오른쪽 발목을 잡는다. 그런 다음 환자의 오른쪽 다리는 제한점이 느껴질 때까지 모음 자세로 유지한다. 제한점 지점에서 환자는 치료사가 주는 저항에 대해 오른쪽 다리를 벌림시킨다(그림 12.2).

10초 동안의 수축 후 이완 단계에서 치료사는 수동적으로 환자의 오른다리를 더 모음시킨다(그림 12.3a). 이는 오른쪽 TFL의 신장을 도우며 ITB에도 영향을 끼칠 수 있다.

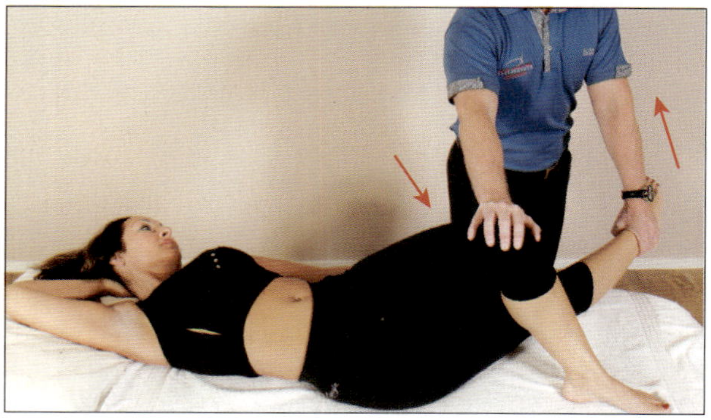

그림 12.3b. 환자는 왼쪽으로 몸을 가쪽굽힘(side bending)하는 동안, 치료사가 오른쪽 다리를 모아 TFL 및 QL(허리네모근)을 늘린다.

그림 12.3b를 보면, 환자는 왼쪽으로 몸통 가쪽굽힘 자세를 취한다. 이는 오른쪽 허리네모근뿐만 아니라 TFL과 ITB를 신장시키는 데 도움을 준다.

CHAPTER 13

모음근(Adductors)

모음근의
MET 치료와 평가

모음근(Adductors)

이 근육들은 특히 엉덩관절 복합체hip complex의 기능과 위치에 관련이 있다고 생각한다.

이는곳	두덩뼈의 앞부분(두덩뼈 가지). 큰모음근의 **이는 곳**은 궁둥뼈 결절ischial tuberosity이다.
닿는곳	넙다리뼈의 안쪽부분, 엉덩관절부터 무릎 전체 길이
신경	• 두덩근pectineus: 넙다리 신경(L2~L4). • 짧은모음근adductor brevis, 긴모음근adductor longus 그리고 두덩정강근gracilis (긴모음근): 폐쇄신경(L2~L4). • 큰모음근adductor magnus: 폐쇄신경(L2~L4) 그리고 궁둥신경(L4, L5, S1).
움직임	엉덩관절 모음, 굽힘 그리고 안쪽돌림

모음근 평가

엉덩관절 벌림 검사(Hip Abduction Test)

왼쪽 엉덩관절을 검사하기 위해 환자는 반듯이 누운 자세를 취한다. 치료사는 환자의 왼쪽 다리를 잡고 오른손으로 모음근을 촉진하면서 수동적으로 엉덩관절을 벌림시킨다(그림 13.1). 제한점이 느껴지면 위치를 기록한다. 수동 벌림 시 정상적인 ROM은 45°이다. 만약 45° 미만이면 왼쪽 모음근군이 짧아졌다고 본다.

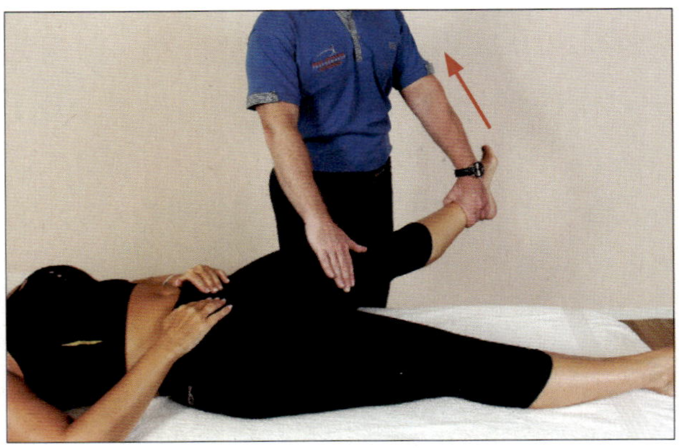

그림 13.1 치료사는 환자의 다리를 벌리며(adduction) 모음근(adductors)을 촉진하여 제한지점을 확인한다.

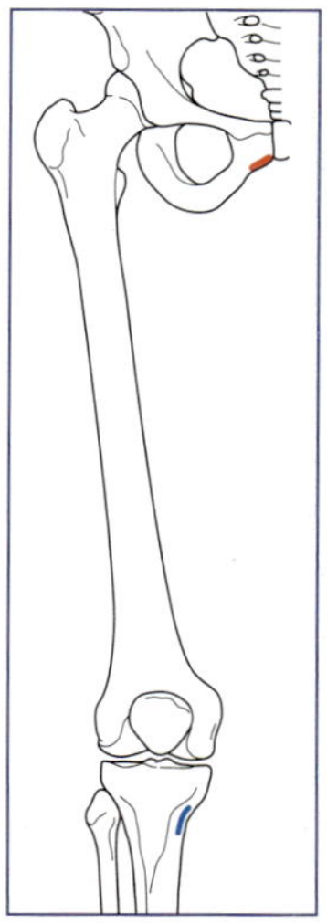
두덩정강근(Gracillis)

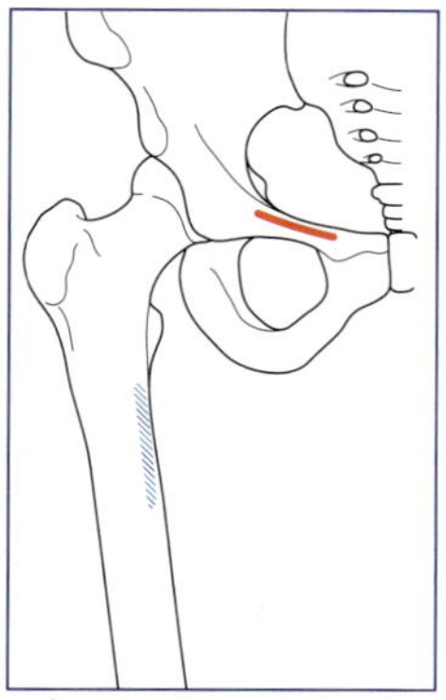
두덩근(Pectineus)

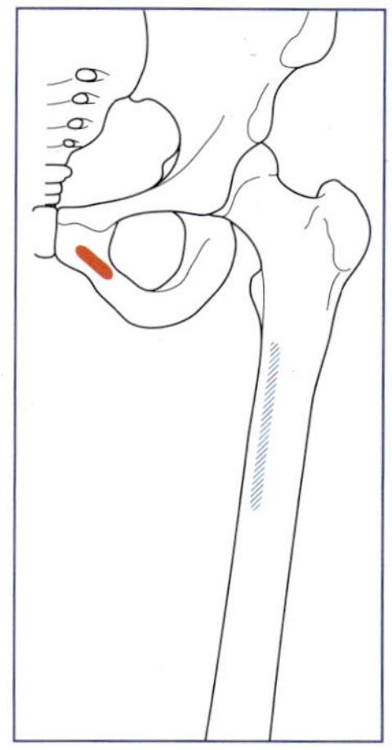
짧은모음근(Adductor brevis)

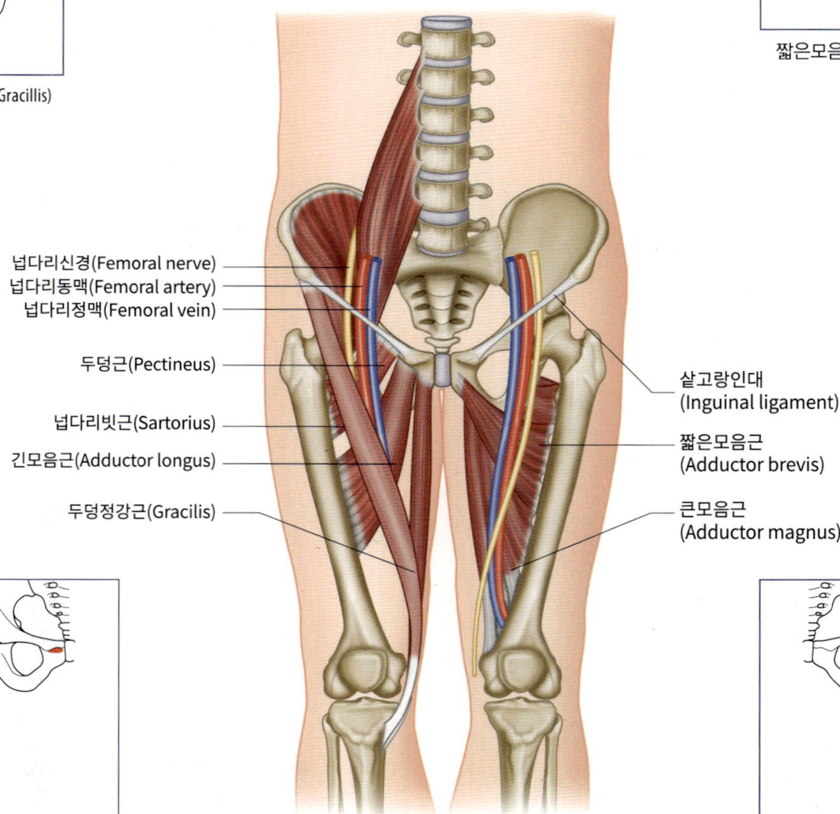

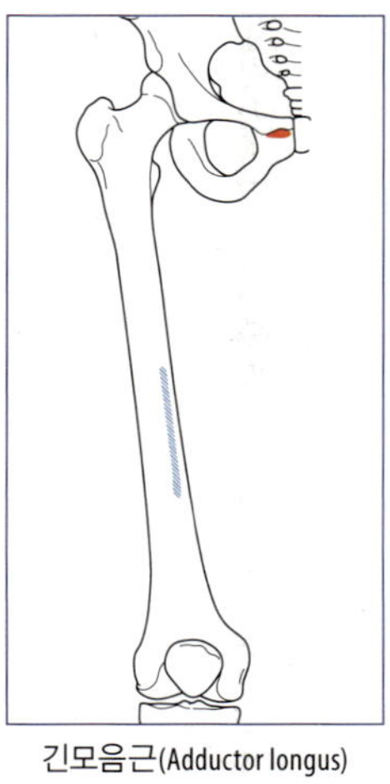
긴모음근(Adductor longus)

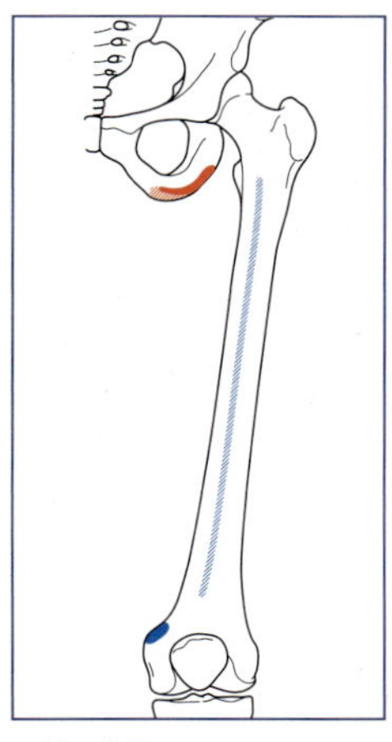
큰모음근(Adductor magnus)

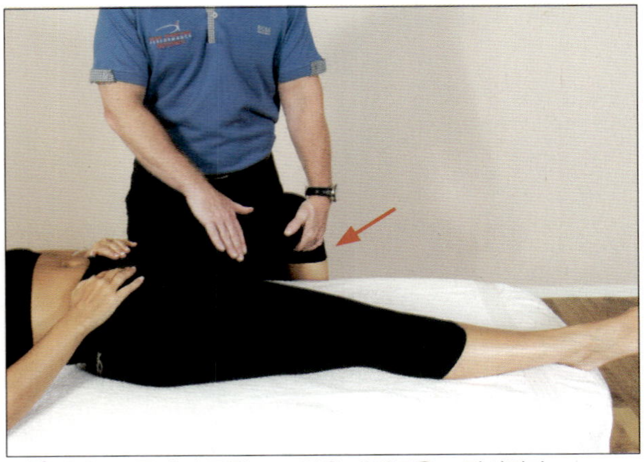

그림 13.2 무릎관절 굽힘으로 짧은 내전근을 고립시킨다.

하지만 규칙에도 예외는 있다. ROM이 45도 미만일 때 안쪽 뒤넙다리근의 수동 벌림에 제한이 있을 수 있다. 모음근들의 짧아짐과 안쪽 뒤넙다리근을 구분하기 위해서 무릎을 90도 굽힘시킨다(그림 13.2). 만약 가동범위가 증가하면 이는 안쪽 뒤넙다리근의 짧아짐으로 본다.

요약하자면, 뒤넙다리근이 제한을 만드는 요인인지 아닌지 확인하기 위해 치료사는 무릎을 수동적으로 굽힘시키고 수동벌림을 계속한다. ROM이 개선된다면 모음근들이 짧아진 게 아니고 뒤넙다리근의 조직이 제한된 것이다.

참고: 짧은 모음근이라는 용어는 넙다리뼈에 붙어 있는 모든 모음근을 말한다. 단, 두덩정강근은 예외이다. 이 특별한 근육은 무릎 아래 안쪽 지점인 거위발 힘줄pes anserinus에 부착하고 무릎뿐만 아니라 엉덩관절에도 작용한다.

MET를 적용한 모음근들의 치료

모음근들을 신장시키는 데 가장 효과적인 방법 중 하나는 환자가 바로누운 자세로 무릎을 구부리고 발뒤꿈치를 함께 사용하는 MET를 활용하는 것이다. 치료사는 모음근들의 제한이 느껴질 때까지 천천히 그리고 수동적으로 엉덩관절을 벌림시킨다.

제한 지점에서 환자는 짧은 모음근을 수축시키기

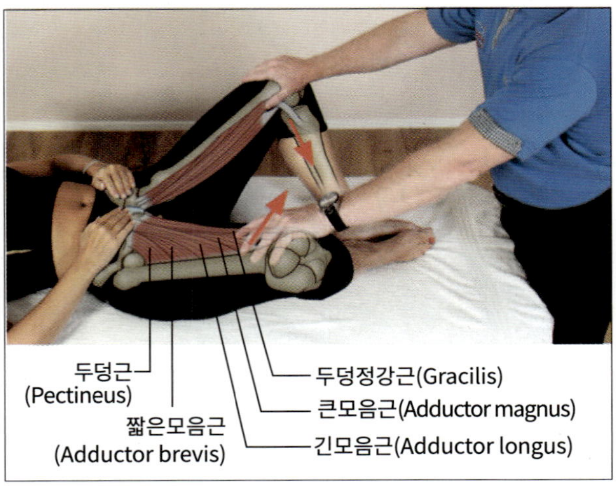

그림 13.3a 환자는 저항에 맞서 엉덩관절 모음을 한다.

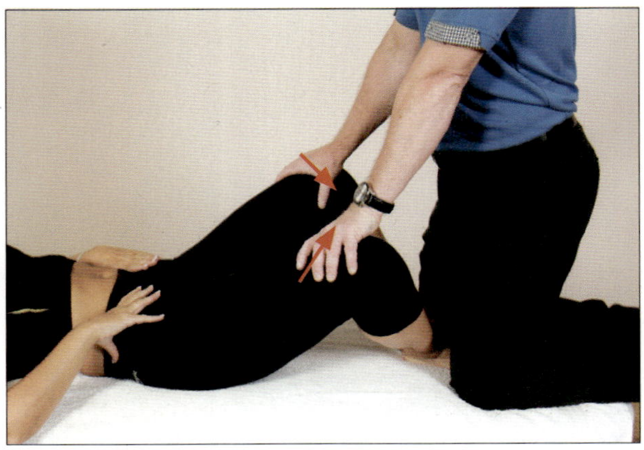

그림 13.3b 대체 가능한 자세: 치료사가 무릎을 꿇은 상태에서 환자가 저항에 맞서 다리를 모은다.

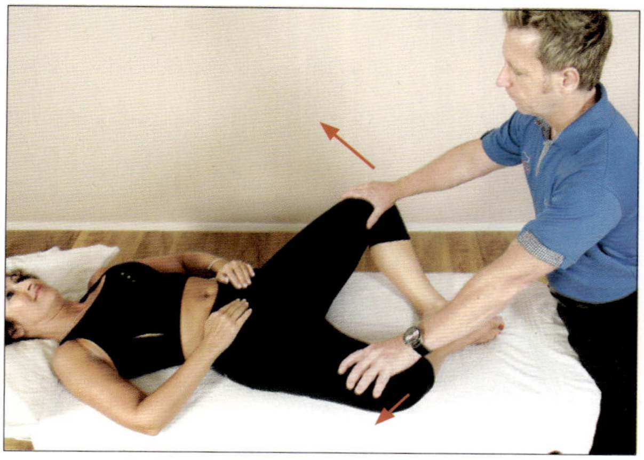

그림 13.4a 치료사는 모음근을 늘린다.

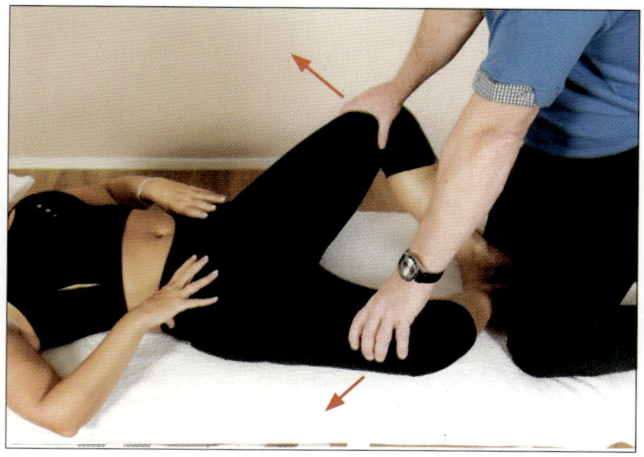

그림 13.4b 대체 가능한 자세: 치료사가 무릎을 꿇고 모음근을 늘린다.

위해 치료사가 주는 저항에 대해 엉덩관절을 모음시킨다.

10초 정도 수축 후 이완 단계에서 치료사는 환자의 엉덩관절을 수동적으로 더 벌림시킨다(그림 13.4a, b).

TIP: 모음근의 과활동은 잠재적으로 벌림근, 특히 중간볼기근의 약화를 가져올 것이다. 이는 결과적으로 트렌델렌버그 보행(Trendelenburg pattern of gait)을 초래할 수 있다.

PART IV

실습 –
몸통과 골반

14장에서 16장은 구체적인 몸통과 골반대pelvic girdle의 평가와 MET치료에 중점을 둘 것이다.

아래 나열된 자세유지근들을 검사하고 치료할 것이다.

1. 엉덩허리근iliopsoas
2. 넙다리곧은근rectus femoris
3. 궁둥구멍근piriformis
4. 허리네모근(QL)quadratus lumborum
5. 척추세움근erector spinae

이전과 같이 학습의 초반에서는 검사할 각 근육의 기능해부학, 즉 이는곳, 닿는곳, 신경 그리고 작용을 이해할 것이다. 물렁조직의 기능을 이해하고 나면 검사할 근육이 실제로 치료가 필요한지 파악하기 위해 검사 절차를 진행할 것이다.

그런 다음 구체적인 MET를 이용한 치료를 설명하고 시연할 것이다. 이는 짧고 팽팽해진short/tight 근육이 자연스러운 이완 길이까지 신장lengthen 될 수 있도록 하여 기능부전자세를 정상화하는 데 도움을 줄 수 있다.

옆의 자세평가표는 환자와 운동선수를 평가하는 데 지침으로 사용될 수 있다. 부록3에서 평가표를 찾을 수 있을 것이며 이는 저작권이 없으므로 치료사가 인쇄하여 임상에서 사용할 수 있다.

요약하자면, 아래의 자세평가표를 보면 세 가지 날짜가 나열되어 있다. 즉, 환자를 평가한 후(예: 오늘) 날짜를 추가한 다음 2~4주 후에 다시 평가하여 치료사의 권고 후에 개선이 되었는지의 여부를 확인한다.

근육의 길이를 평가하고자 할 때 첫 번째 날짜 아래 해당 칸에 검사할 근육의 왼쪽 또는 오른쪽이 짧은지를 나타내는 (L) 또는 (R)을 근육의 길이가 정상이라면 칸 안에 (E)를 기입한다.

검사할 근육이 양쪽 모두 짧고 팽팽하다면 같은 칸 안에 L과 R을 기입하여 양쪽이 동일하게 짧다는 것을 나타낸다.

자세평가표

환자 이름:
설명: E = 길이가 같음
L/R = 왼쪽(L) 또는 오른쪽(R)이 짧음

근육	날짜:	날짜:	날짜:
엉덩허리근(Iliopsoas)			
넙다리곧은근rectus femoris			
궁둥구멍근piriformis			
허리네모근(QL) quadratus lumborum			
척추세움근erector spinae			

CHAPTER 14

엉덩허리근과 넙다리곧은근 (Iliopsoas and Rectus Femoris)

엉덩허리근의 MET 치료와 평가

엉덩허리근(Iliopsoas)

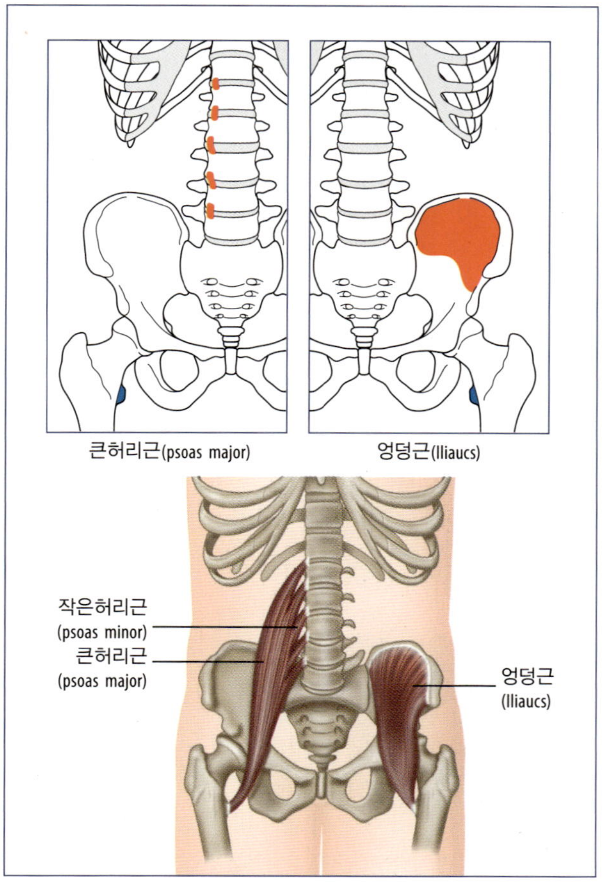

이는곳	• 큰허리근psoas major: 허리뼈(L1–L5)의 모든 가로돌기(TPs). 12번 등뼈몸통과 모든 허리뼈(T12~L5). 각 허리뼈 위의 척추사이 원반intervertebral disc • 엉덩근Iliaucs: 엉덩뼈오목iliac fossa의 위쪽 2/3. 허리엉치뼈lumbosacral의 앞쪽인대와 엉치엉덩관절(SIJ)
닿는곳	넙다리뼈의 작은돌기lesser trochanter
신경	• 큰허리근psoas major: 허리신경얼기(L1~L4) • 엉덩근(iliacus): 넙다리신경(L2~L4)
움직임	엉덩관절의 주요 굽힘근으로 엉덩관절의 안쪽돌림을 돕는다. **이는곳**에서의 **움직임**은 바로누운자세에서 앉을 때 몸통을 굽힌다.

Grieve(1983)가 골반 정렬이 교정된 후에도 엉덩허리근iliopsoas의 긴장이 증가하는 것이 부정렬증후군malalignment syndrome의 재발 주요 원인 중 하나라고 말했듯이 엉덩관절 굽힘근에서 상대적인 짧아짐을 평가할 수 있다는 것이 중요하다.

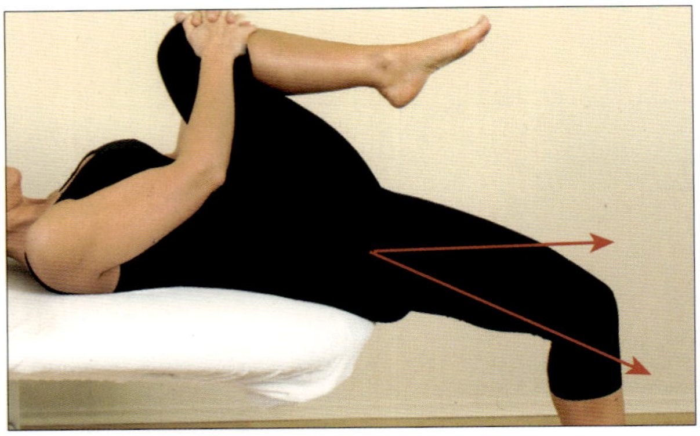

그림 14.1 오른쪽 무릎은 엉덩관절의 레벨 아래에 있으며, 엉덩허리근의 정상적인 길이를 나타낸다.

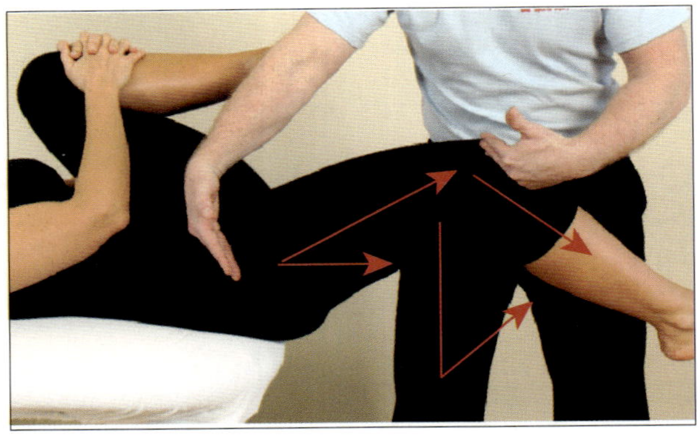

그림 14.2 오른쪽 엉덩허리근이 단축을 확인할 수 있다. 넙다리곧은근의 단축 또한 볼 수 있다.

Schamberger(2013)는 오른쪽보다 왼쪽 엉덩허리근에서 더 많은 긴장과 약화tenderness가 있는 것이 일반적이라고 지적했다. 이에 대한 한 가지 이유는 오른쪽 엉치엉덩관절(SIJ)Sacroiliac joint이 잠김상태locked 이거나(보상작용으로 오른쪽 뒤쪽돌림의 결과) 다른 이유로 인해 저이동성hypomobile이 되면 가해지는 압박 증가로 왼쪽 엉치엉덩관절에 과운동성이 나타날 수 있기 때문이다. 왼쪽 엉덩허리근은 과움직임이 나타나는 왼쪽 엉치엉덩관절을 안정화시키기 위해 수축할 것이다.

엉덩허리근 평가

수정된 토마스 검사

오른쪽 엉덩관절을 검사하기 위해 환자는 침대 끝에 누워 왼쪽 무릎을 잡는다. 환자는 뒤쪽으로 몸을 구르면서 왼쪽 구릎을 가슴 쪽으로 최대한 당긴다(그림 14.1).

이러한 엉덩관절의 완전굽힘은 볼기뼈의 완전한 뒤쪽돌림과 허리앞굽음lordosis을 감소시키는 데 도움을 준다. 이 자세에서 치료사는 환자의 오른쪽 무릎이 상대적으로 오른쪽 엉덩관절에 대해 어디 위치하는지 본다.

무릎의 위치는 엉덩관절 바로 아래 있어야 한다. 그림 14.1은 오른쪽 엉덩허리근의 정상적인 길이를 보여준다.

그림 14.2에서 치료사는 오른쪽 무릎과 비교하여 오른쪽 엉덩관절의 위치를 팔을 사용하여 보여주고 있다. 엉덩관절이 굽힘된 위치에서 유지되는 것을 볼 수 있는데, 이 경우 오른쪽 엉덩허리근과 넙다리곧은근의 짧아짐을 확인할 수 있다.

환자가 수정된 토마스 검사 자세를 취할 때, 치료사는 엉덩관절의 모음동작 다음 벌림동작을 적용할 수 있다(그림 14.3). 각각 10~15°의 ROM은 일반적으로 정상으로 받아들여진다.

엉덩관절 벌림에 제한이 있으면, 즉 10~15° 미만에서 제한점이 발생하면 모음근 근육군은 짧아진 위치에서 유지된다. 만약 모음 동작이 제한되면, 넙다리

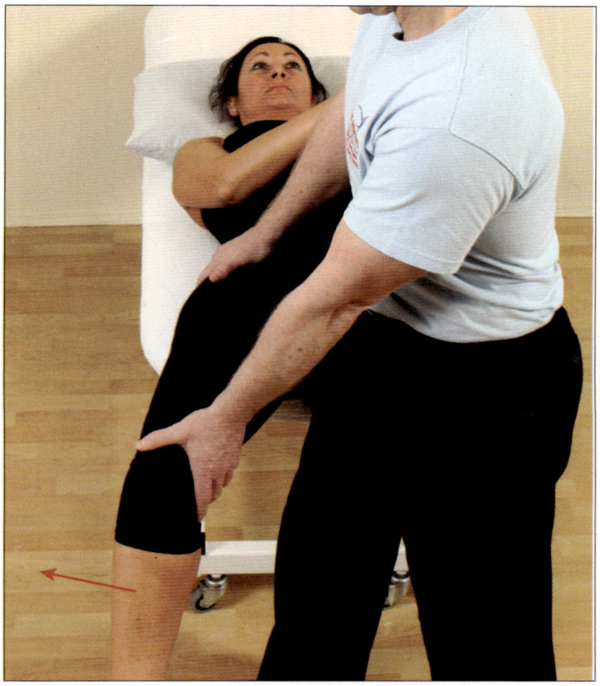

그림 14.3 엉덩관절 벌림 제한, 단축된 모음근을 나타낸다.

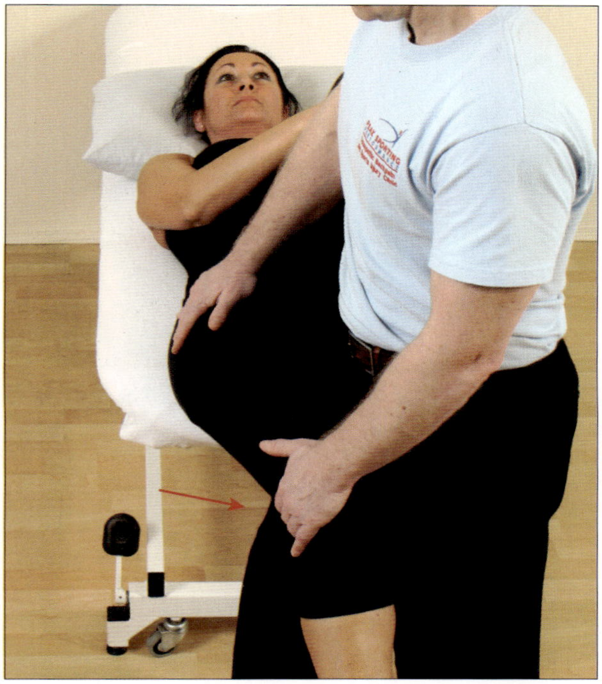

그림 14.4 엉덩관절 모음 제한, 단축된 TFL/ITB를 나타낸다.

근막긴장근(TFL)과 엉덩정강띠(ITB)는 짧아진 상태로 유지된다(그림 14.4).

MET를 적용한 엉덩허리근 치료

오른쪽 엉덩허리근을 치료하기 위해 환자는 수정된 토마스 검사와 같은 자세를 취한다. 환자의 왼발은 치료사의 오른쪽 옆구리에 두고 환자의 왼쪽 엉덩관절의 완전굽힘을 유도하기 위해 치료사는 압력을 가한다. 치료사는 오른손으로 환자의 오른쪽 엉덩관절을 안정화시키면서 왼손은 환자의 오른쪽 무릎 바로 위에 둔다.

환자는 10초 동안 치료사의 저항에 대해 오른쪽 엉덩관절을 굽힘하도록 한다(그림 14.5). 이 엉덩허리근의 수축은 등척성 수축후 이완(PIR)을 유도할 것이다.

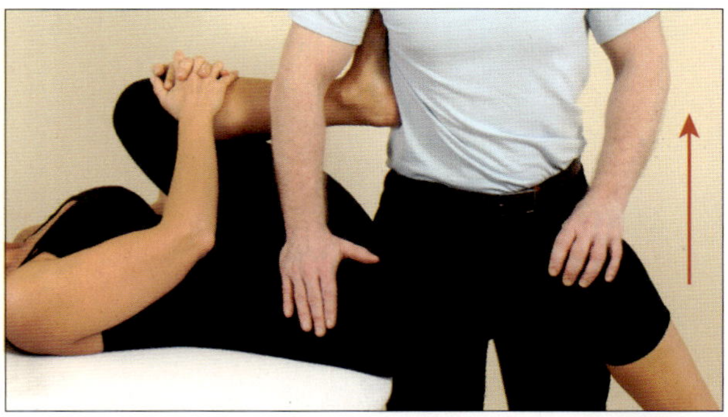

그림 14.5 환자는 치료사의 왼손에 의한 저항에 맞서 오른쪽 엉덩이를 구부리고 치료사의 오른손에 의해 엉덩이가 안정화 된다.

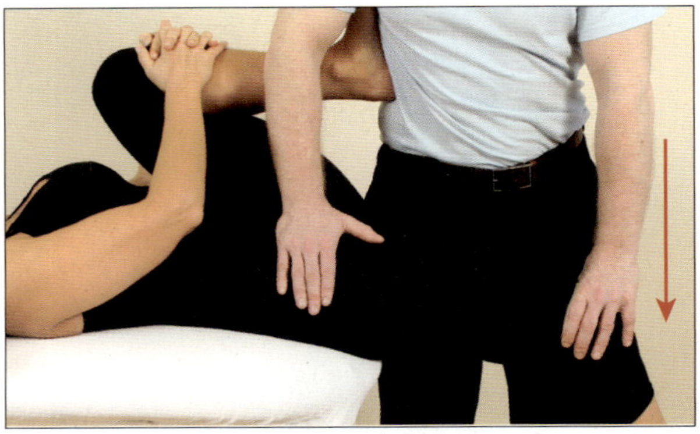

그림 14.6 치료사는 중력의 도움을 받아 엉덩관절을 수동적으로 신장하여 엉덩허리근을 늘린다

PIR 후 이완 단계에서 치료사는 천천히 아래쪽으로 압력을 가한다. 이는 엉덩관절을 수동적으로 펴시키고 오른쪽 엉덩허리근의 신장을 유도할 것이다(그림 14.6). 이 기법에서 엉덩허리근 신장을 도움으로써 중력 또한 작용할 것이다.

아니면 엉덩허리근을 굽힘자세에서 수축시킬 수도 있다(그림 14.7). 이는 환자가 엉덩허리근을 활성화하는 원래의 방법에서 불편함을 느낄 때 사용된다.

엉덩관절이 더 굽힘된 자세는 엉덩허리근을 더 느슨하게slack할 것이고 이는 수축을 돕고 불편감을 줄여준다.

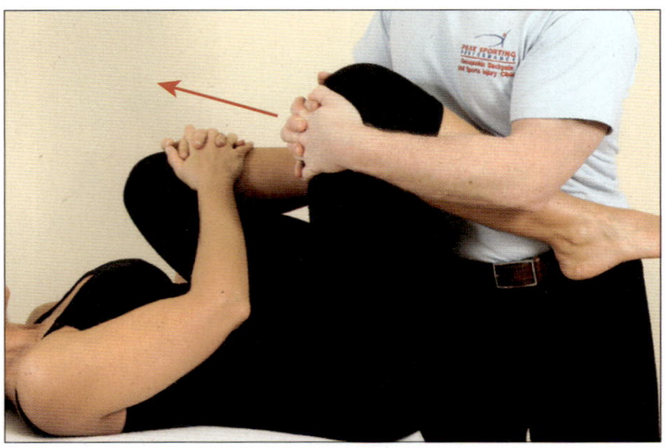

그림 14.7 환자는 구부린 자세에서 엉덩관절 굽힘에 저항한다.

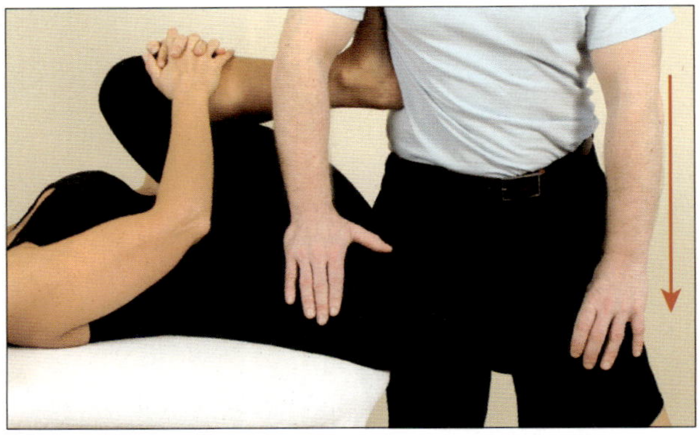

그림 14.8 오른쪽 엉덩허리근의 신장.

환자는 치료사의 왼손에 의해 가해지는 저항에 대해 오른쪽 엉덩관절을 굽힘시킨다. 10초 정도의 수축 후에 이완 단계에서 치료사는 엉덩관절을 펌 자세를 취하면서 엉덩허리근을 신장시킨다(그림 14.8).

TIP: 엉덩허리근(psoas major)는 또한 필레미뇽'filet mignon)이라고도 불리는데, 이는 소고기 안심의 한 조각이다. 엉덩허리근 양쪽 길이가 짧으면 골반이 앞쪽으로 기울어져 허리뼈의 과앞굽음증이 나타나고 엉치뼈의 앞끄덕임(nutation)을 증가시킨다. 이는 후관절(facet joint)을 압박하여 허리통증(LBP)으로 이어질 수 있다.

참고: 권장되지 않는 윗몸일으키기를 정기적으로 수행한다면 대부분 엉덩허리근이 사용된다. 반복적인 윗몸일으키기는 엉덩허리근을 더 강하고 팽팽하게 만들 것이고 그 결과 복부근육abdominals의 약화를 초래한다. 이는 환자의 허리통증이 지속되게 한다.

윗몸일으키기 동안의 엉덩허리근의 개입을 증명하기 위해서 환자가 무릎을 구부린 채로 누워있도록 하라. 환자의 발목을 잡고 치료사가 움직임에 저항

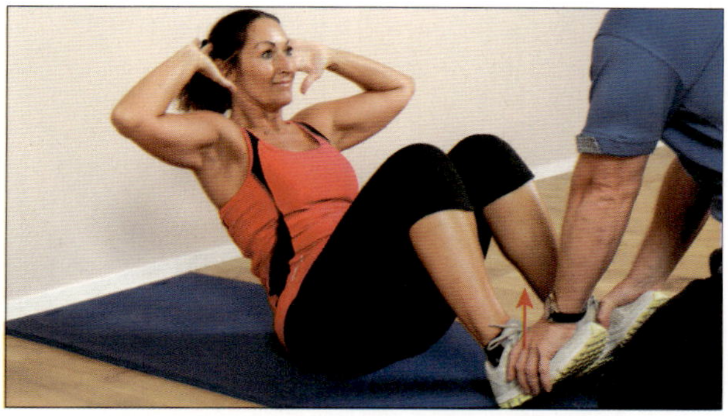

그림 14.9a 발등굽힘은 엉덩허리근의 수축을 위한 활성화를 지원한다(스위치 켜기).

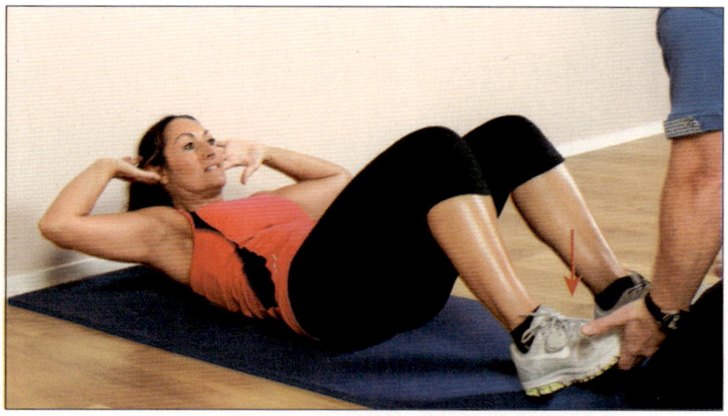

그림 14.9b 발바닥굽힘 또는 엉덩근 활성화는 엉덩허리근의 수축을 위한 비활성화를 지원한다(스위치 끄기).

을 주는 동안 발목을 발등굽힘dorsiflexion하도록 한다. 이는 엉덩허리근을 포함하는 앞 사슬anterior chain 근육 조직을 자극할 것이다. 그 후 환자는 윗몸일으키기를 수행한다(그림 14.9a). 대부분의 건강한 사람들은 윗몸일으키기를 많이 할 수 있을 것이다.

엉덩허리근을 비활성화하기 위해 발목을 발바닥 쪽으로 굽히거나(발등 쪽으로 굽히지 않고) 엉덩이 근육을 조이도록 한다. 이러한 동작은 후방사슬 근육을 자극하여 엉덩허리근의 활동을 억제하게 된다. 엉덩이 근육의 활성화는 엉덩허리근의 이완을 유도하기 때문이다.

환자에게 윗몸 일으키기를 수행하도록 요청하면, 그 동작이 불가능하다는 것이 확인된다. 이는 엉덩허리근이 윗몸 일으키기에서 주된 작용근임을 확인할 수 있다(그림 14.9b).

넙다리곧은근(Rectus Femoris)

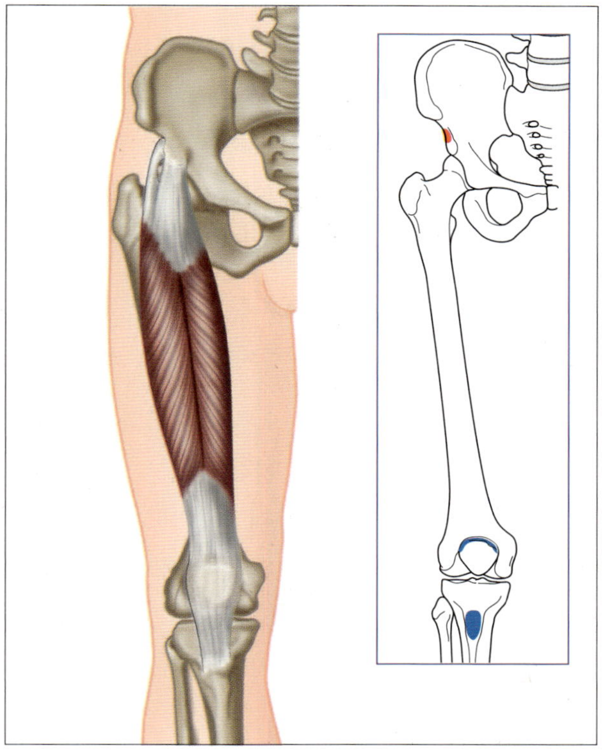

이는곳	직선갈래straight head: 아래앞엉덩뼈가시(AIIS). 대칭갈래reflected head: 엉덩뼈 절구 위 고랑
닿는곳	무릎뼈와 무릎인대를 경유하여 정강뼈 거친면
신경	넙다리신경(L2–L4)
움직임	무릎관절 폄과 엉덩관절 굽힘(특히 공을 차는 것과 같은 결합동작). 허벅지를 들어 몸통을 구부릴 때 엉덩허리근을 돕는다. 걷는 동안 발뒤꿈치 닿기heel strike에서 무릎관절의 굽힘을 돕는다.

넙다리곧은근 평가

수정된 토마스 검사(Modified Thomas Test)

이 검사는 앞서 설명한 것처럼 넙다리곧은근뿐만 아니라 엉덩허리근의 짧아짐을 확인할 수 있는 훌륭한 방법입니다. 오른쪽 넙다리곧은근을 검사하기 위해 환자는 그림 14.10과 같이 왼쪽 다리를 잡고 있는 자세를 취한다. 환자는 왼쪽 무릎을 가슴 쪽으로 당기는데 이는 왼쪽 무릎이 볼기뼈를 뒤쪽돌림시킬 것이다. 이는 검사 자세가 될 것이다. 이 위치에서 치료사는 환자의 오른쪽 무릎과 발목의 위치를 본다.

무릎과 발목의 각도는 오른쪽 넙다리곧은근의 정상길이에서 약 90°가 되어야 한다(그림 14.10).

그림 14.11에서 치료사는 오른쪽 발목과 비교하여 오른쪽 무릎의 위치를 확인한다. 여기서 아래쪽 다리는 폄 된 상태로 유지되는데 이는 오른쪽 넙다리곧은근의 짧아짐을 확인할 수 있다. 또한 굽힘상태로 유지되는 엉덩관절의 위치도 볼 수 있다. 이는 앞서 살펴본 엉덩허리근의 짧아짐을 나타낸다.

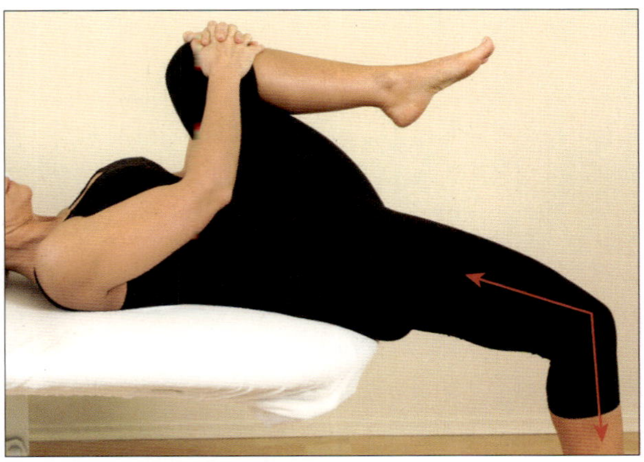

그림 14.10 오른쪽 넙다리곧은근을 검사하기 위해 환자는 소파에 누워 왼쪽 다리를 잡는다. 넙다리곧은근의 정상적인 길이가 표시된다.

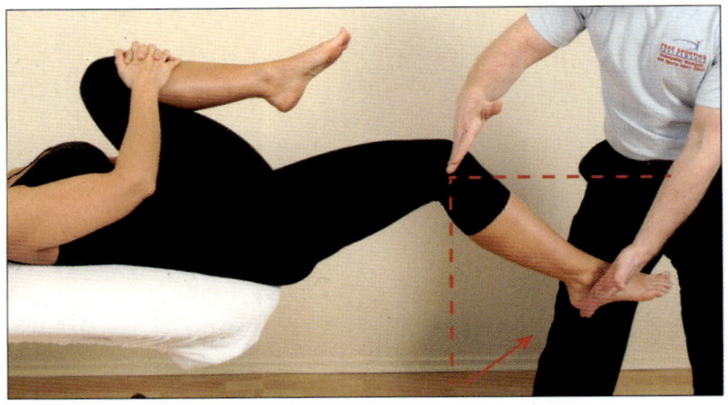

그림 14.11 무릎이 폄된 자세로 있는데, 이는 넙다리곧은근이 단축되어 있음을 나타낸다.

MET를 적용한 넙다리곧은근 치료

환자는 엎드린 자세를 취하고 치료사는 환자의 오른쪽 무릎을 제한점이 느껴질 때까지 수동적으로 굽힘시킨다. 동시에 치료사는 오른손으로 엉치뼈를 안정화시킴으로써 골반의 앞쪽 회전을 방지하고 허리뼈 후관절에 압박을 줄 수 있다.

참고: 환자의 허리앞굽음증lordosis이 증가했다고 생각되면 배 아래에 베개를 놓을 수 있다. 이는 증가된 앞굽음을 감소시킬 것이고 잠재적인 불편함을 줄여 줄 것이다.

제한점 지점에서 환자는 치료사가 주는 저항에 대하여 무릎을 폄시킨다(그림 14.12). 이 수축은 넙다리곧은근에서 등척성 수축 후 이완(PIR)을 유도할 것이다.

10초 동안 수축 후 이완 단계에서 치료사는 무릎을 더욱 굽힘시키도록 하여 넙다리곧은근을 신장시킬 것이다(그림 14.13).

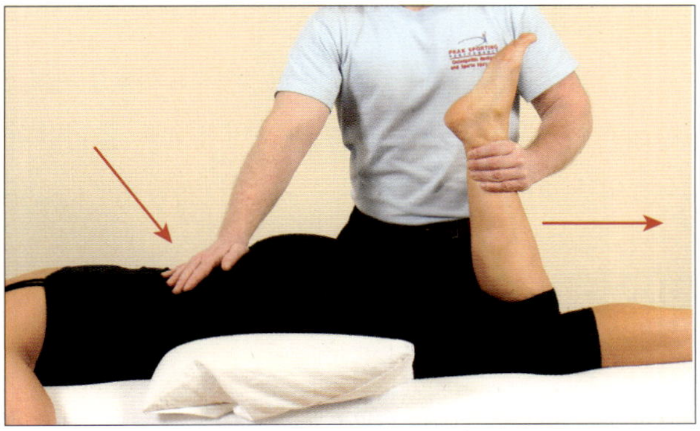

그림 14.12 치료사가 저항을 가하는 동안 환자는 무릎을 뻗는다.

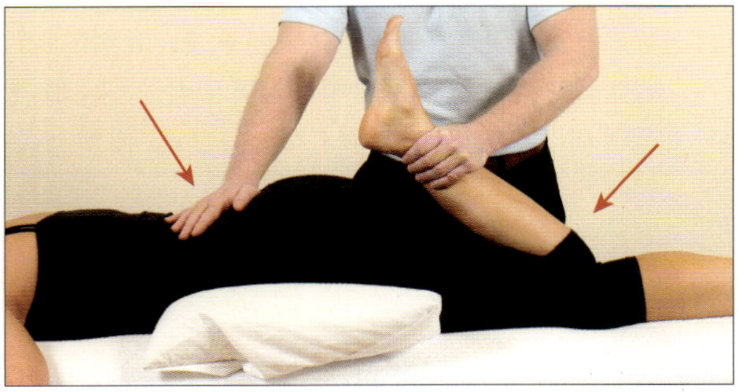

그림 14.13 치료사는 허리뼈를 안정시키는 동시에 넙다리곧은근을 늘리기 위해 환자의 무릎을 수동적으로 구부린다.

MET를 이용한 넙다리곧은근 대체 치료

일부 환자는 넙다리곧은근에 대한 이전 MET 치료가 허리에 부담될 수 있다. 넙다리곧은근에 대한 대안적이고 아마 더 효과적인 MET는 수정된 토마스 검사 자세에 기초한다.

환자는 앞서 설명한 것처럼 수정된 토마스 검사 자세를 취한다. 치료사는 환자의 오른쪽 허벅지의 위치를 조절하고 환자의 오른쪽 무릎을 엉덩이 쪽으로 천천히 그리고 수동적으로 굽힘시킨다. 이 자세에서 제한점이 매우 빠르게 느껴질 것이므로 이 기법을 처음에 수행할 때 각별히 주의해야 한다.

제한점 지점에서 환자는 치료사의 저항에 대해 무릎을 펴시킨다(그림 14.14a). 10초 동안 수축 후 이완 단계에서 치료사는 수동적으로 무릎을 더 굽힘시킨다(그림 14.14b). 이는 짧아진 넙다리곧은근을 신장시키는 데 매우 효과적인 방법이다.

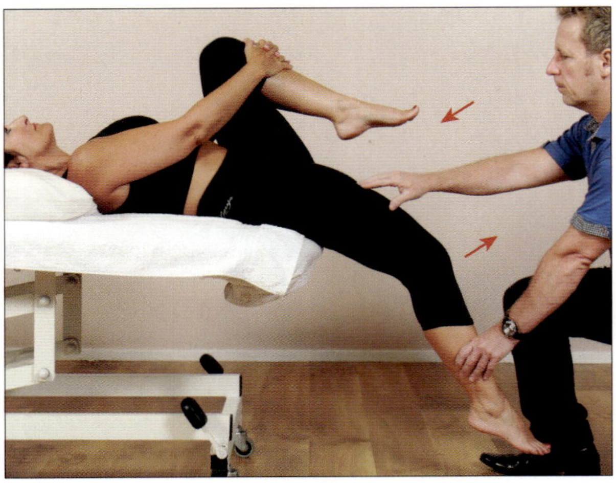

그림 14.14a 치료사는 넙다리곧은근을 촉진하고, 환자는 저항에 맞서 무릎을 뻗는다.

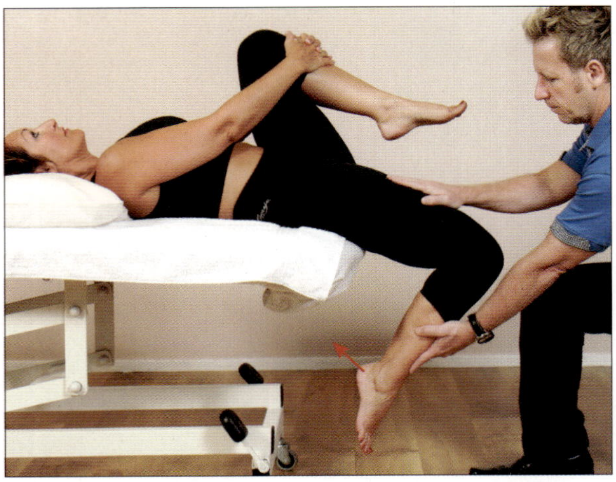

그림 14.14b 치료사는 환자의 무릎을 수동적으로 구부려 넙다리곧은근을 늘린다.

TIP: 넙다리곧은근 양쪽의 과긴장으로 인해 골반이 앞쪽으로 기울임되고 5번째 허리뼈의 후관절이 앞굽음 위치로 이동되어 허리통증을 일으킨다.

넙다리곧은근의
엘리 검사 및 MET 치료

넙다리곧은근의 한쪽(일반적으로 오른쪽)이 짧아진 위치에 있다면 이는 엉치뼈의 반대고개숙임counter-nutation과 함께 볼기뼈를 앞쪽 기울임자세로 끌어당기는 효과를 가질 것이다.

넙다리곧은근의
토마스 검사 및 MET 치료

CHAPTER 15

엉덩관절 복합체와 궁둥구멍근 (Hip Complex and Piriformis)

엉덩관절 복합체 및 이상근의 평가 및 MET 치료

이상근의 평가 및 MET 치료

엉덩관절복합체hip complex에는 관련된 많은 근육이 있다(그림 15.1, 15.2).

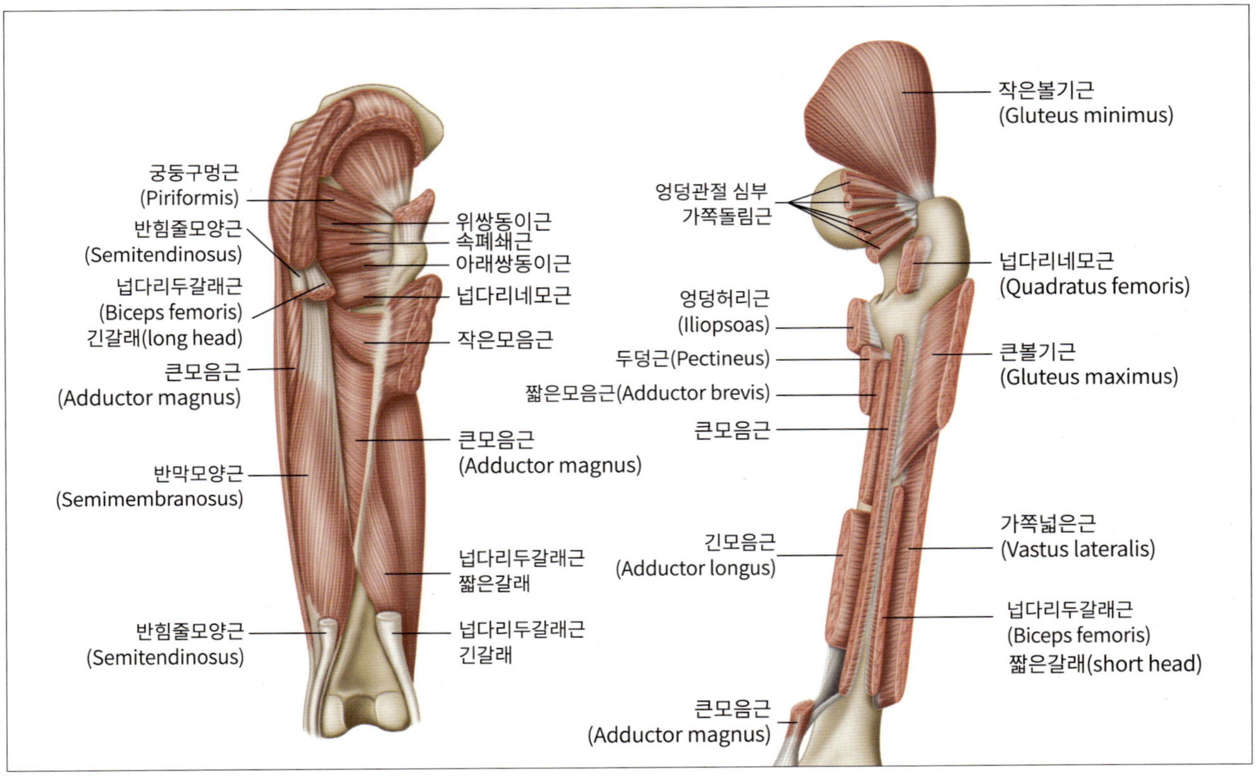

그림 15.1 엉덩관절 복합체의 근육.

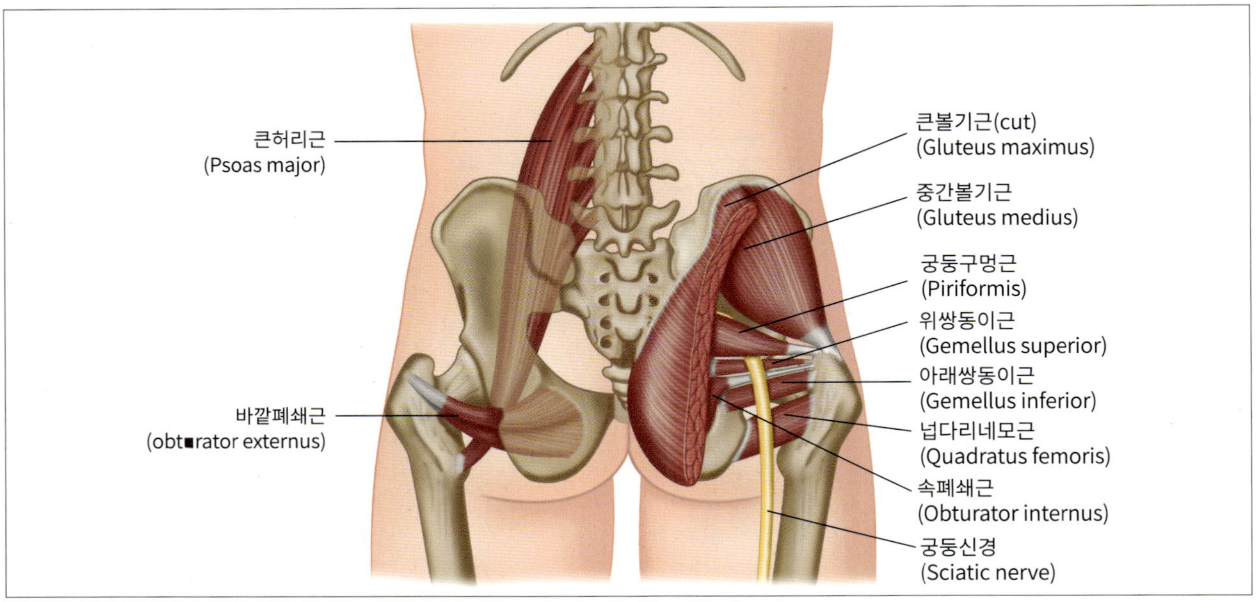

그림 15.2 엉덩관절 부위의 6개의 깊은 가쪽회전근

궁둥구멍근(Piriformis)

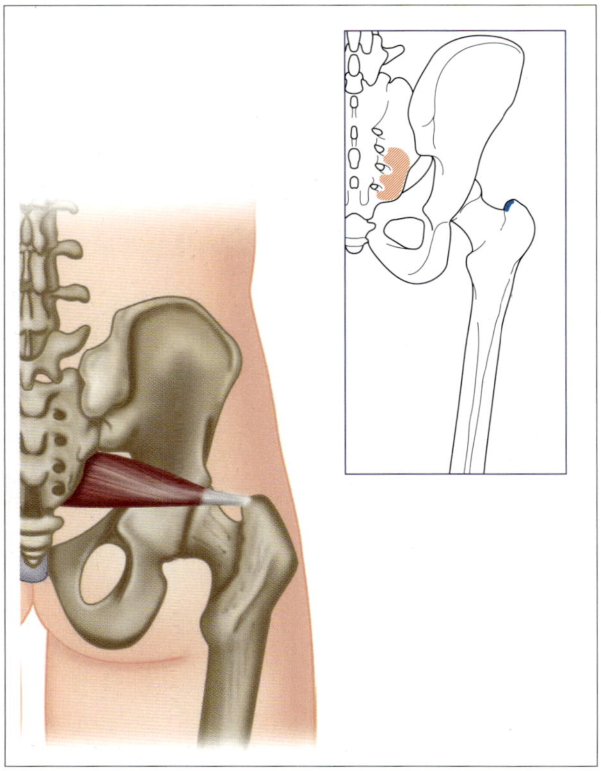

이는곳	앞엉치뼈구멍anterior sacral foramina과 엉치뼈 앞쪽 anterior sacrum
닿는곳	넙다리뼈 큰돌기greater trochanter 위안쪽면
신경	엉치신경sacral nerves 가지(S1, S2)
움직임	엉덩관절에서 넙다리 폄 상태에서의 가쪽돌림. 엉덩관절에서 넙다리 굽힘상태에서 벌림.

엉덩관절 위치에 대한 관찰 평가

궁둥구멍근의 상대적인 길이에 대한 초기평가는 관찰에 의해 이루어진다. 환자는 바로누운자세를 취하고 침대의 머리부분에서 다리가 관찰된다. 발의 상대적인 위치에 초점이 주어질 것이다.

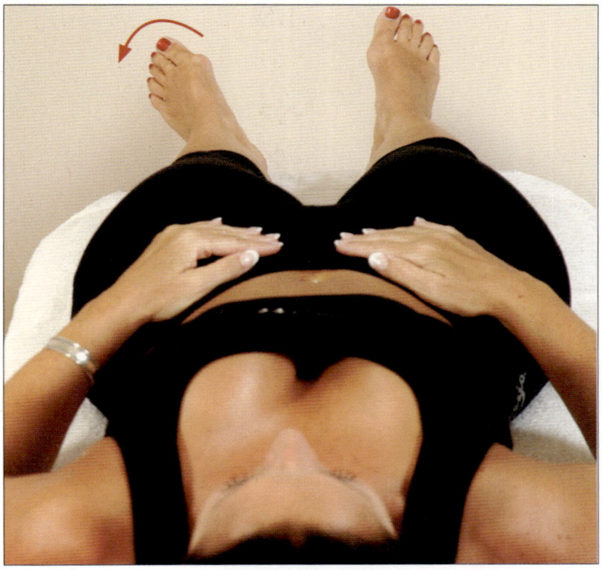

그림 15.3 왼쪽 다리는 바깥쪽으로 회전된 자세로 유지된다.

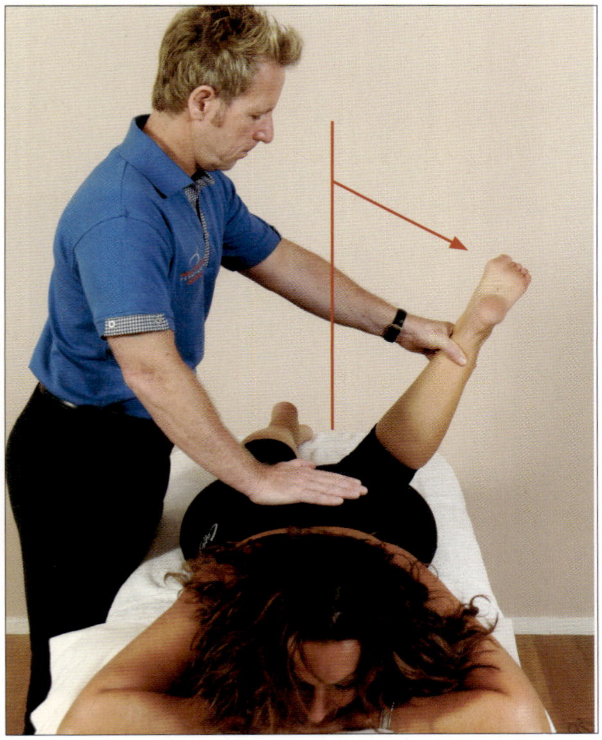

그림 15.4 왼쪽 엉덩이를 수동적으로 안쪽으로 회전시켜 궁둥구멍근의 단축을 평가한다.

그림 15.3에서 볼 수 있듯이 환자의 왼발은 오른발보다 중앙선$_{\text{midline}}$에서 더 멀어져 있다. 실제 움직임은 엉덩관절에서 가쪽돌림으로 일어난다. 이는 짧아진 왼쪽 궁둥구멍근과 관련이 있을 것이다.

궁둥구멍근은 엉치뼈의 앞면에 부착되어 있기 때문에 엉치뼈 비틀림$_{\text{sacral torsion}}$과 관련하여 매우 중요한 근육이다. 왜냐하면 당김의 방향이 대각선이어서 궁둥구멍근은 볼기뼈에 대해 상대적으로 엉치뼈바닥$_{\text{sacral base}}$을 뒤쪽 및 아래쪽으로 돌림시킬 수 있다. 이 움직임은 볼기뼈에 대한 쐐기 작용$_{\text{wedging}}$을 야기하여 엉치엉덩관절(SIJ)의 움직임이 저하되고 결과적으로 관절의 저이동성을 가져온다.

궁둥구멍근에 대한 수동적 평가

엉덩관절의 위치를 관찰하여 궁둥구멍근이 짧아진 위치에 있는지 여부를 판단하는 데 도움이 될 수 있도록 환자에게 엎드린자세를 취하도록 한다. 환자의 한쪽 무릎을 90° 굽힘시키고 엉덩관절은 수동적으로 치료사에 의해 조절되어 안쪽돌림시킨다. 반대쪽 무릎도 90° 굽힘하여 이 동작을 반복 시행한다. ROM이 가장 작은 쪽은 궁둥구멍근의 상대적 짧아짐을 나타낼 수 있다(그림 15.4).

궁둥구멍근의 상대적 길이를 평가하는 또 다른 방법은 환자의 무릎을 구부린 채로 엎드린 자세를 취하게 한 후, 엉덩관절의 안쪽돌림을 유발하기 위해

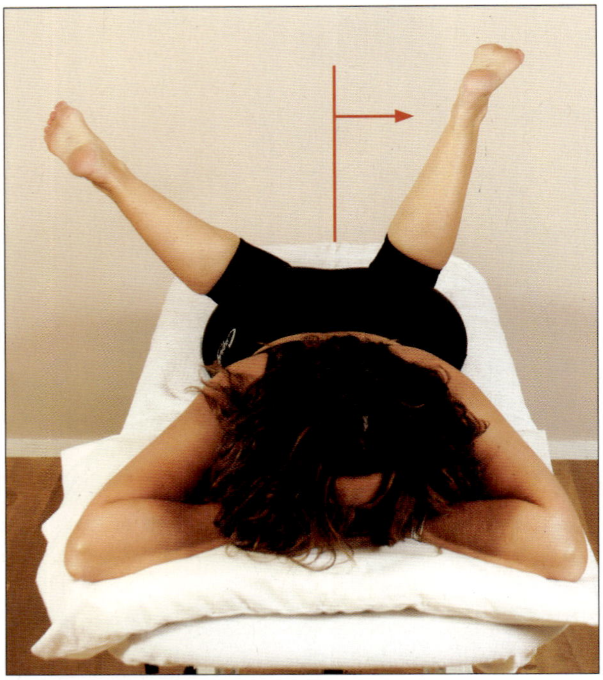

그림 15.5 왼쪽 엉덩관절의 ROM이 감소하여 왼쪽 궁둥구멍근이 짧음을 나타낸다.

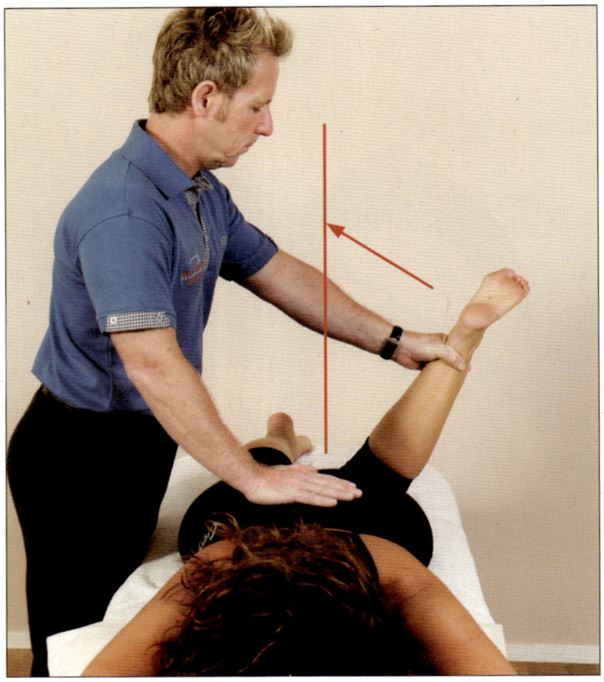

그림 15.6 환자는 저항에 맞서 왼쪽 다리를 몸 전체로 당기도록 요청받는다. 치료사는 오른손으로 요추를 안정시킨다.

다리를 '폄flop out'하도록 한다.

침대의 머리부분에서 치료사는 환자의 다리 위치를 관찰한다. 그림 15.5에서 볼 수 있듯이 다리는 한쪽이 비대칭으로 보인다. 엉덩관절이 가쪽돌림 위치에 있기 때문에 환자의 왼쪽이 기능장애가 있는 쪽이라고 추측할 수 있다. 이러한 경우에 엉덩관절의 안쪽돌림이 제한된다면 제한되는 쪽의 궁둥구멍근은 짧아진 위치에 있다.

MET를 적용한 궁둥구멍근 치료

환자는 위에서 설명한 바와 같이 검사 자세를 취한다. 하지만 오른쪽 다리는 곧게 뻗고 왼쪽 무릎만 굽힌다. 치료사는 오른손으로 골반이 안정되도록 하는 동시에 왼손으로는 환자의 왼쪽 다리를 조절한다.

환자의 왼쪽 다리는 제한점이 느껴질 때까지 수동적으로 안쪽돌림하고, 치료사의 왼손에 의해 가해지는 저항에 대해 환자는 다리를 당김으로써 궁둥구멍근을 수축시킨다. 이는 엉덩관절의 가쪽돌림을 유도한다(그림 15.6).

10초 동안 수축 후 이완 단계에서 치료사는 환자의 왼쪽 엉덩이를 더 안쪽돌림시킨다. 이는 궁둥구멍근을 더 신장시킬 것이다(그림 15.7).

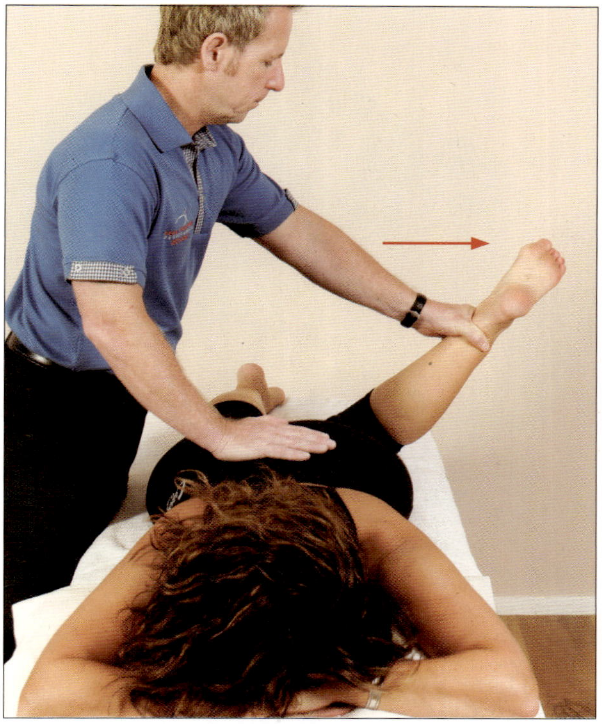

그림 15.7치료사는 요추를 안정시키는 동시에 궁둥구멍근을 길게 늘린다.

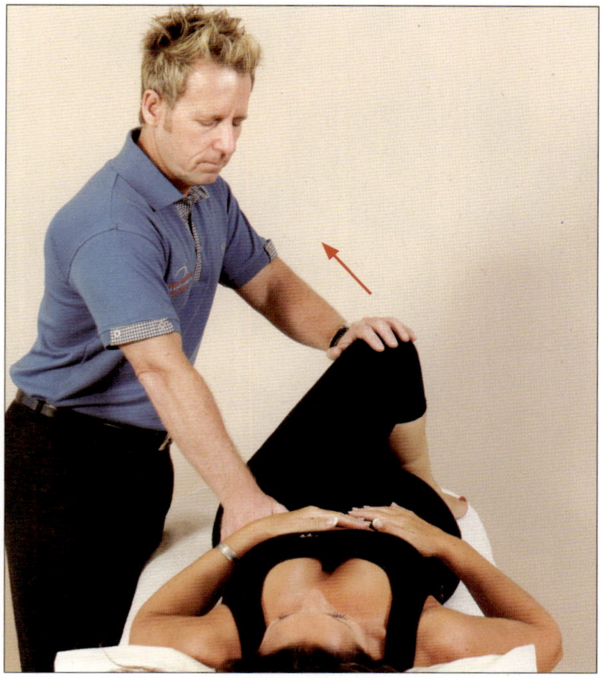

그림 15.8 기법 1: 묶인 지점에서 환자는 치료사가 화살표 방향으로 가하는 압력에 맞서 몸을 벌린다.

궁둥구멍근의 대체 MET 치료

기법 1

환자는 바로누운자세를 취하고 치료사는 수동적으로 환자의 왼쪽 다리를 오른쪽 다리 위쪽으로 교차시킨다. 치료사는 오른손으로 환자의 왼쪽 볼기뼈의 움직임을 조절하면서 환자의 왼쪽 무릎에 압력을 가하여 제한점 지점까지 엉덩관절 모음시킨다.

환자는 왼쪽 다리(궁둥구멍근은 벌림근이다)를 벌리고 치료사는 움직임에 저항한다(그림 15.8).

10초 간의 수축 후 이완 단계에서 치료사는 환자의 왼쪽 다리를 수동으로 더 모음시킨다(그림 15.9).

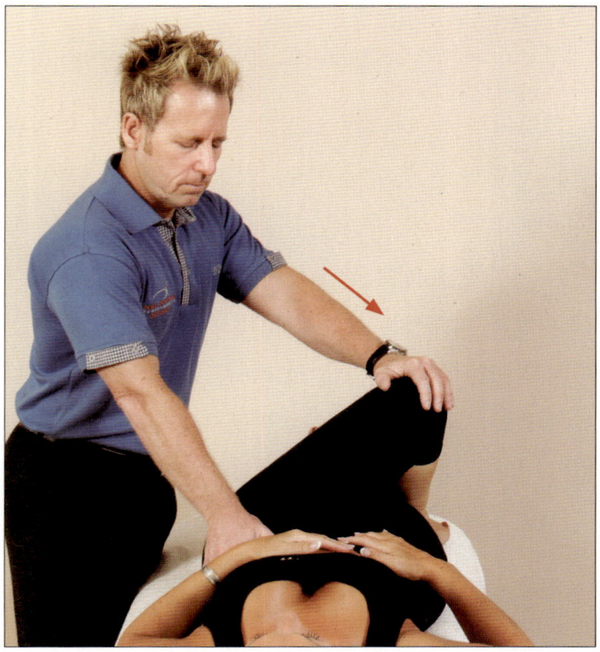

그림 15.9 기법 1: 치료사는 환자의 왼쪽 다리를 더욱 안쪽으로 밀어 넣고 오른손으로 볼기뼈/허리뼈를 안정시킨다.

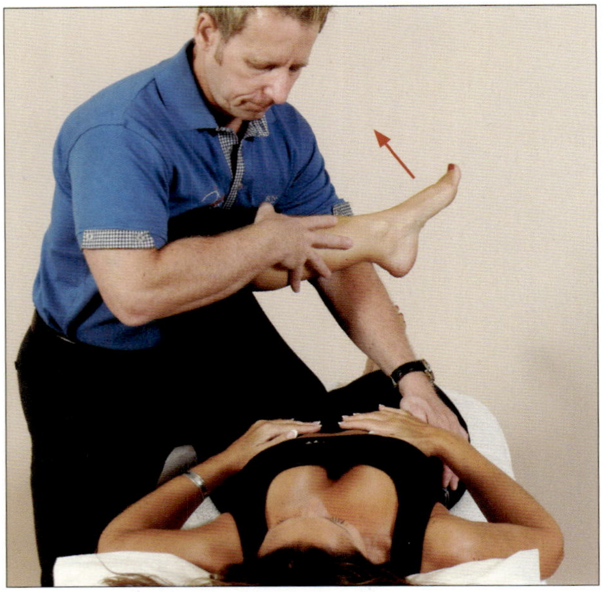

그림 15.10 기법 2: 이 기술은 최적의 자세에 도달하기 위해 미세 조정이 필요하다. 환자는 구속 지점에서 무릎을 밀어내도록 요청 받는다.

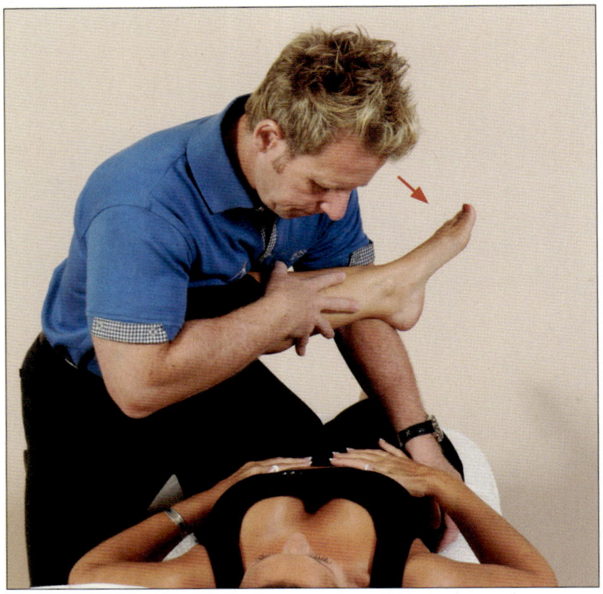

그림 15.11 기법 2: 치료사는 가슴과 손을 사용하여 환자의 왼쪽 엉덩이를 더욱 바깥쪽으로 회전하고 안쪽으로 밀어넣도록 격려합니다.

기법 2

궁둥구멍근을 신장시키는 데 선호하는 방법이다.

환자의 왼쪽 다리를 조절하면서 치료사는 엉덩관절을 굽힘하는 동시에 어느 정도의 모음과 함께 가쪽돌림시킨다. 이 기법은 궁둥구멍근을 상대적인 제한점 지점에 가져갈 것이다. 하지만 결과적으로 최적의 위치를 위해서는 치료사의 미세 조정과 환자의 피드백이 필요하다. 이렇게 정교하게 조정된 제한점 지점에서 환자는 치료사의 복부 쪽으로 무릎을 밀어내도록 한다. 이는 궁둥구멍근의 수축을 유도할 것이다(그림 15.10).

10초 간 수축 후 이완 단계에서 치료사는 엉덩관절을 어느 정도 굽힘/모음 시키면서 엉덩관절을 수동적으로 더 가쪽돌림 시킨다(그림 15.11).

TIP: 인구의 5명 중 1명(20%)에서 궁둥신경이 궁둥구멍근을 통과한다. 이로 인해 엉덩이와 다리에 통증이 나타날 수 있지만 일반적으로 허리통증은 없으므로 가설에서 디스크/허리척추 질환을 배제해야 한다.

참고: 엉덩관절이 60° 굽힘된 후에 궁둥구멍근은 가쪽돌림에서 안쪽돌림으로 변한다고 생각되는데 이는 해부학적 부착점 때문이다. 그림 15.11을 자세히 보면 환자의 왼쪽 엉덩관절이 가쪽돌림 상태에 놓이는 이유이다. 이는 왼쪽 엉덩관절이 굽힘 각도가 60°를 넘어섰기 때문에 궁둥구멍근을 신장시킬 것이다.

CHAPTER 16

허리네모근과 척추세움근 (Quadratus Lumborum and Erector Spinae)

허리네모근의 평가와 MET 치료

척추세움근의 평가와 MET 치료

허리네모근(Quadratus Lumborum)

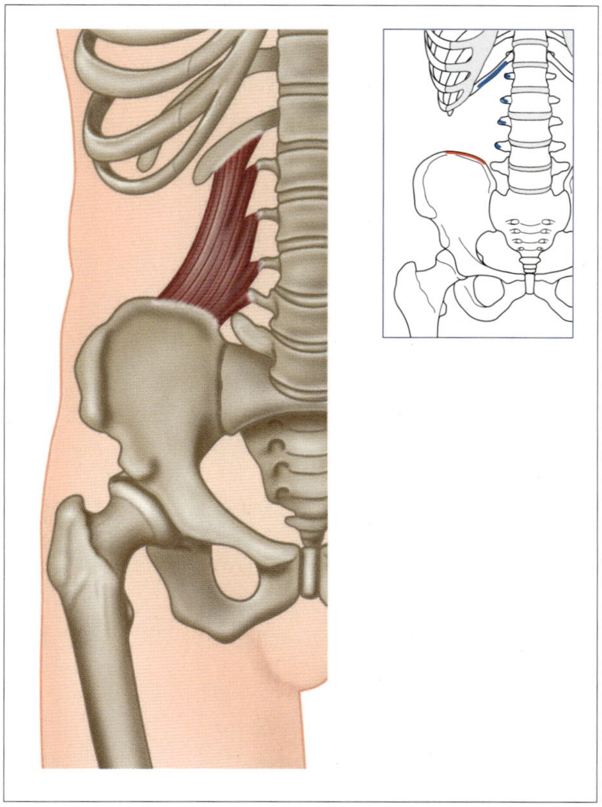

이는곳	엉덩뼈 능선iliac crest, 엉덩허리인대Iliolumbar ligament(5번째 허리뼈에서 엉덩뼈까지의 인대)
닿는곳	12번째 갈비뼈. L1–L4의 가로돌기Transverse processes
신경	갈비밑신경subcostal nerve 배쪽가지와 허리신경 3, 4번째(T12, L1–L3).
움직임	허리 가쪽 굽힘. 깊은 호흡 동안 12번째 갈비뼈 고정(즉, 가수가 목소리 조절 시 가로막을 안정시키는 데 도움을 준다). 허리의 폄을 돕고 가쪽에 안정성을 준다.

허리네모근 평가

경험에 비추어 보면 선 자세에서의 가쪽 굽힘 검사는 허리네모근의 짧아짐을 나타내는 데 상대적으로 효과적이다.

환자는 똑바로 서서 허리뼈의 중립 자세를 유지한다. 이 선 자세에서 환자는 몸을 왼쪽으로 굽힌다(그림 16.1). 그리고 옆으로 굽히는 동안 왼손은 왼쪽 다

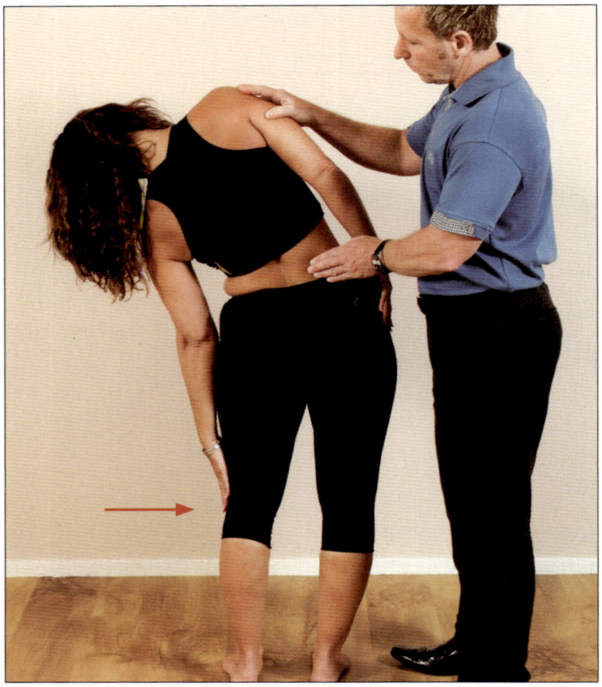

그림 16.1 오른쪽 QL의 길이가 정상인 경우 왼손은 종아리뼈의 머리에 근접한다.

리 가쪽으로 미끄러져 내려간다. 제한점 지점에 도달하면(이는 환자가 왼쪽으로 가쪽굽힘할 때 오른쪽 QL을 치료사가 촉진함으로써 느낀다) 환자는 왼쪽 중지로 왼쪽 종아리뼈 머리와 만나야 한다.

만약 중지가 종아리뼈 머리에 가까워졌거나 만났다면 오른쪽 허리네모근(반대쪽)은 정상으로 분류된다. 만약 제한이 있다면 오른쪽 허리네모근은 짧아졌다고 분류한다.

참고: 이 검사는 허리네모근의 짧아짐을 판단하는데 결정적이지는 않다. 다른 많은 허리뼈의 요인이 전체적인 결과에 영향을 미치기 때문이다. 예를 들어, 척추사이원반 병리 또는 후관절 제한/통증은 이 검사 동안 영향을 받아 치료사가 거짓-양성 결과를 얻게 된다.

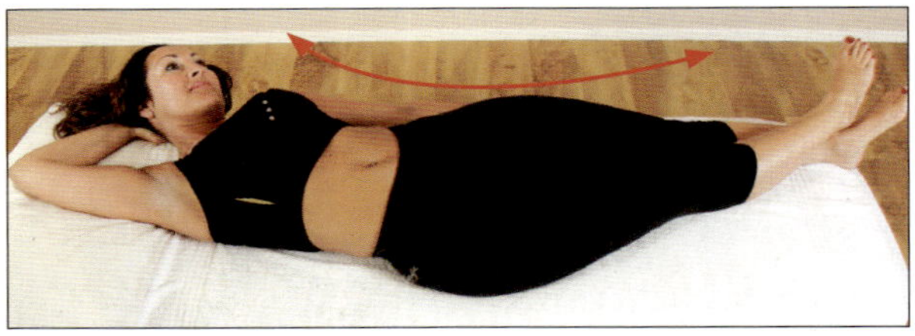

그림 16.2 환자의 오른쪽 QL은 '바나나' 위치를 취함으로써 구속 지점까지 이동한다.

MET를 적용한 허리네모근 치료

등척성 수축 후 이완 방법(PIR Method)

환자는 '바나나'자세를 취하도록 한다. 이는 환자가 오른손을 머리 아래에 두고 오른쪽 다리를 왼쪽 다리 위에 올린 바로누운자세에서의 옆으로 누운 자세이다. 왼쪽 다리는 침대의 가장자리까지 간다(그림 16.2).

환자가 이 자세를 취하면 치료사는 오른손을 환자 머리 아래에 놓고 오른쪽 겨드랑이를 감싼다. 치료사의 왼손은 환자의 왼쪽 골반을 안정시킨다.

이 자세에서 환자는 치료사의 오른손에 의해 겨드랑이에 가해지는 저항에 대해 오른쪽으로 몸을 구부린다(그림16.3). 이렇게 하면 오른쪽 허리네모근이 수축된다.

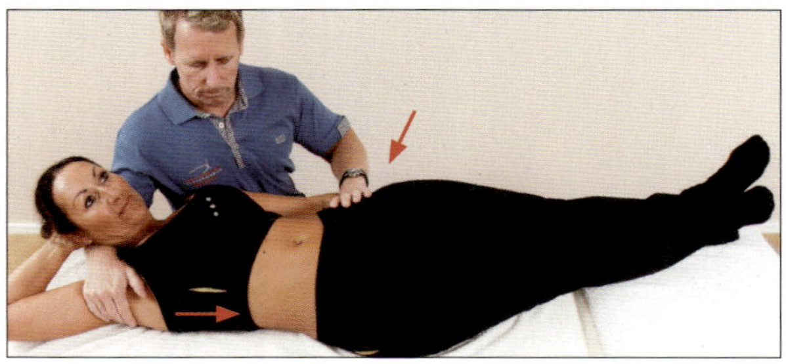

그림 16.3 치료사의 왼손이 환자의 왼쪽 골반을 안정시키는 동안 환자 쪽은 오른쪽으로 구부러진다.

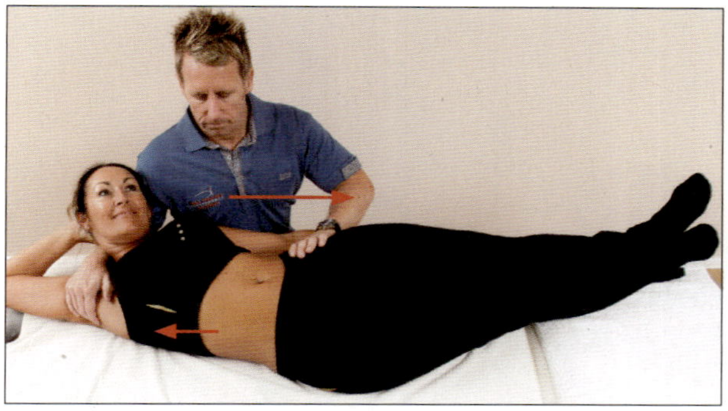

그림 16.4 환자는 치료사가 동작을 안내하는 동안 천천히 왼쪽 옆으로 구부리도록 요청받는다. 이것은 오른쪽 QL에서 RI 효과를 유도한다.

10초 정도 수축 후에 이완 단계에서 치료사는 왼쪽으로 더 굽힘시키고 이는 오른쪽 허리네모근을 신장시킬 것이다.

상호억제 방법(RI Method)

환자의 자세와 절차는 PIR 방법과 유사하다. 유일한 차이점은 치료사가 새로운 제한점 지점을 유도할 때 환자가 왼쪽 다리 쪽으로 왼손을 뻗도록 한다는 것이다(그림 16.4). 이렇게 하면 왼쪽 허리네모근의 수축을 유도하고 오른쪽 허리네모근이 RI를 통해 이완되어 신장된다.

MET를 적용한 허리네모근 대체 치료

1. 첫번째 대안 MET의 경우, 환자는 침대 옆으로 왼쪽 다리를 벗어나게 하여 옆으로 눕는다(그림 16.5). 치료사는 오른손으로 허리를 안정화시키고 왼손으로는 환자의 왼쪽 다리를 조절한다. 환자는 치료사의 왼손이 가하는 저항에 대해 왼쪽 다리를 벌림시키고 이에 따라 왼쪽 허리네모근의 수축이 유도된다.

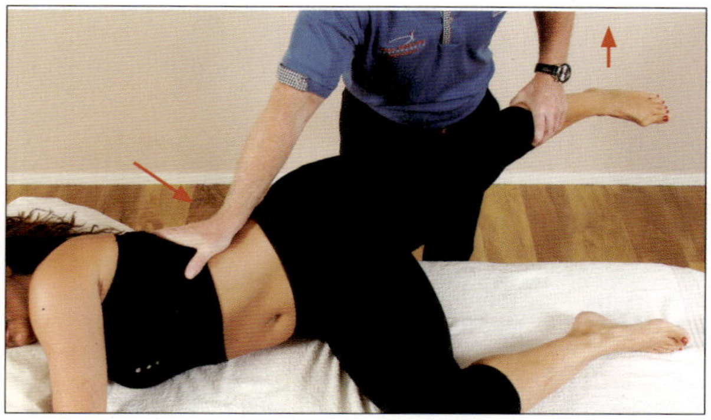

그림 16.5 환자가 왼쪽 다리를 벌리는 동안 치료사의 오른손은 아랫쪽 갈비뼈를 고정시킨다.

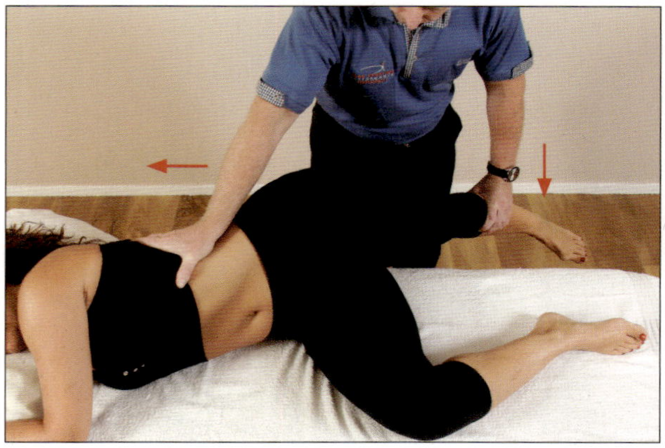

그림 16.6 치료사는 허리를 안정시키고 오른손으로 12번째 갈비뼈에 위쪽으로 가볍게 압력을 가하면서 왼쪽 다리의 모음을 촉진한다.

10초 간의 수축 후 이완 단계에서 치료사는 환자의 허리를 안정시키면서 천천히 그리고 수동적으로 환자의 왼쪽 다리를 더 모음시킨다(그림 16.6). 이는 왼쪽 허리네모근을 신장시킬 것이다.

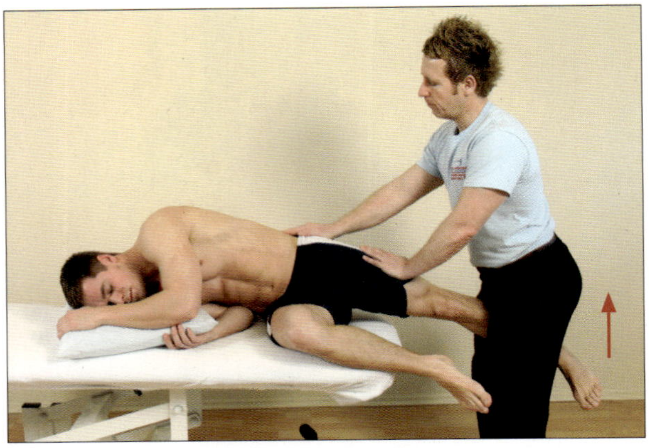

그림 16.7 환자는 치료사의 허벅지가 가하는 저항에 맞서 다리를 벌린다.

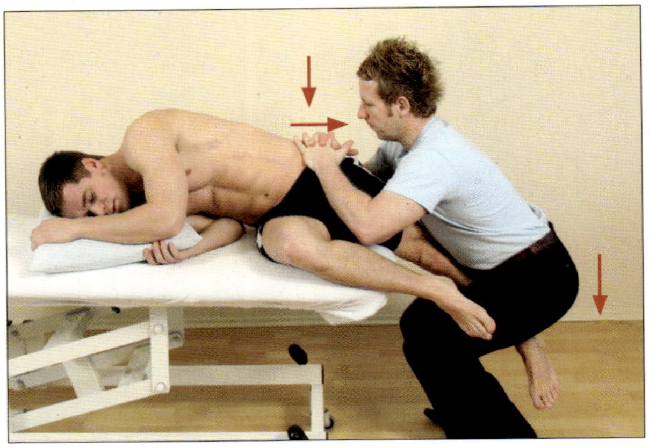

그림 16.8 치료사는 엉덩뼈 능선을 감싸 안고 천천히 몸을 굽히고 QL을 늘리면서 꼬리부분의 압력을 가한다.

2. 두번째 대안 MET에서 환자는 왼쪽 다리를 침대 옆으로 벗어나게 하여 꼬리 쪽에서 옆으로 누운 자세를 취하게 한다(그림 16.7). 치료사는 다리 사이에 환자의 왼쪽 다리를 두고 허벅지로 부드럽게 쥐어짜고, 치료사의 오른손으로 환자의 허리를 안정시킨다.

환자는 치료사의 허벅지에 의해 가해지는 저항에 대해 왼쪽다리를 벌림시킨다. 이는 왼쪽 허리네모근의 수축을 유도할 것이다.

10초 간 수축 후 이완 단계에서 치료사는 천천히 쪼그려 앉음으로써 환자의 왼쪽 다리를 천천히 그리고 수동적으로 더 모음시키면서 동시에 환자의 엉덩뼈능선을 감싼다. 이는 왼쪽 허리네모근을 신장시킬 것이다(그림 16.8).

TIP: 중간볼기근이 약화되어 있다면 허리네모근이 과활성화되고 결과적으로 짧아질 수 있다.

척추세움근(Erector Spinae)

이는곳	엉덩뼈능선, 척추의 가시돌기 및 가로돌기. 갈비뼈.
닿는곳	갈비뼈. 척추의 가로돌기 및 가시돌기. 뒤통수뼈occipital bone
신경	목/가슴신경 뒤가지, 허리척수신경
움직임	몸통 폄 및 가쪽굽힘(즉, 몸을 뒤로 젖히거나 옆으로 굽힘). 직립 및 앉은 자세에서 척추의 올바른 만곡을 유지할 수 있게 돕는다. 걷는 동안 골반의 척추 기둥을 안정시킨다.

척추세움근 평가

그림 16.9에서 16.11은 척추세움근의 짧아짐을 식별하는 검사를 보여준다.

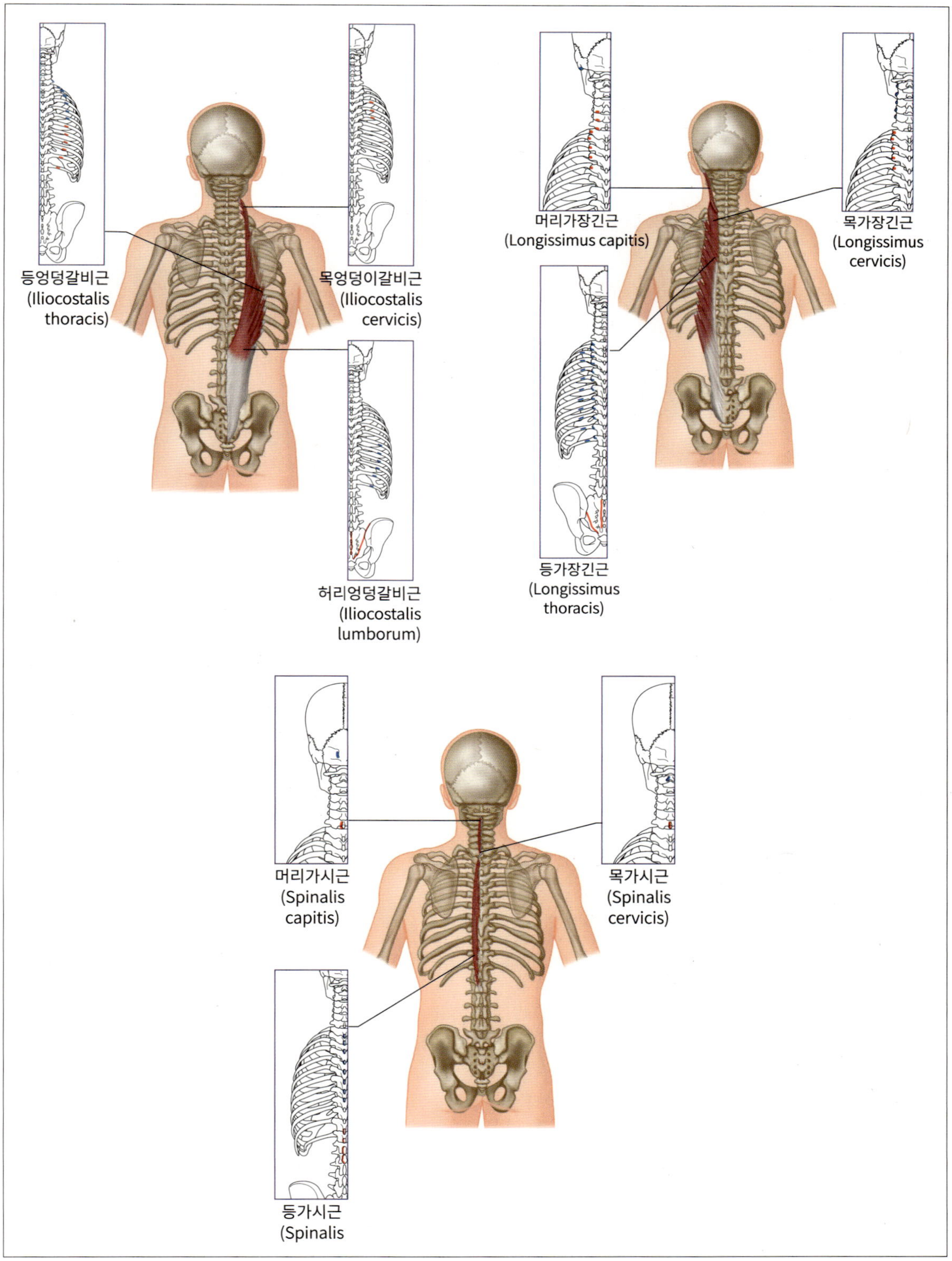

등엉덩갈비근
(Iliocostalis
thoracis)
목엉덩이갈비근
(Iliocostalis
cervicis)
허리엉덩갈비근
(Iliocostalis
lumborum)
머리가장긴근
(Longissimus capitis)
목가장긴근
(Longissimus
cervicis)
등가장긴근
(Longissimus
thoracis)
머리가시근
(Spinalis
capitis)
목가시근
(Spinalis
cervicis)
등가시근
(Spinalis

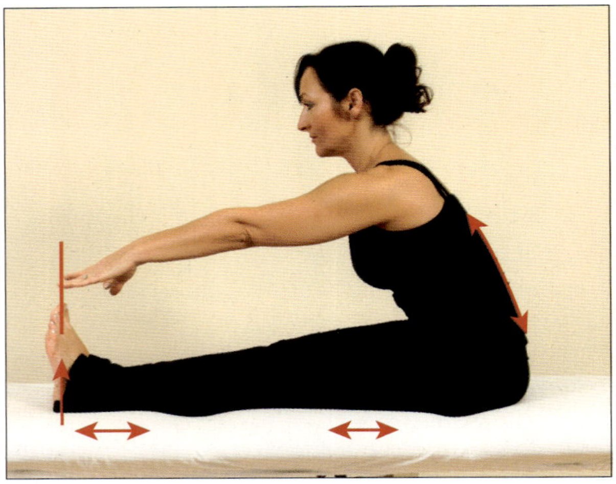

그림 16.9 환자는 허리, 뒤넙다리근, 장딴지근, 가자미근 등 모든 근육이 정상적인 길이를 보이고 있다.

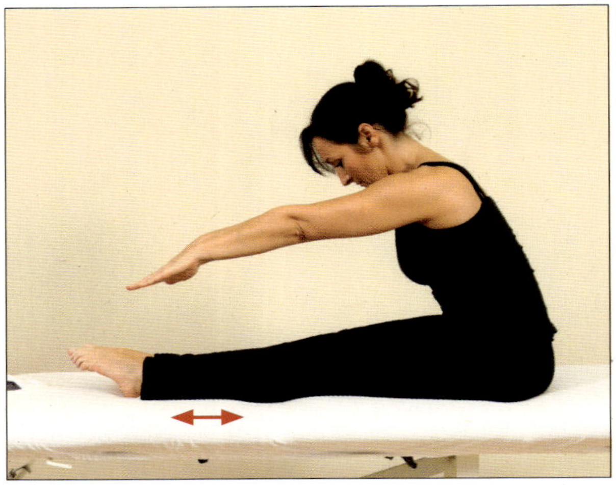

그림 16.10 환자는 손가락을 발가락끝에 뻗을 수 있으나 발목은 발바닥 굽힘(아래쪽을 향함) 상태인데, 이는 장딴지근, 가자미근이 팽팽하다는 것을 나타낸다.

참고: 이 검사는 뒤넙다리근hamstings, 장딴지근gastrocnemius 그리고 가자미근soleus 뿐만 아니라 척추세움근erector spinae에 짧음이 있는지를 식별할 수 있다.

이 검사는 환자가 무릎을 구부린 채로 오랫동안 앉아 있는 자세로 수행된다. 환자는 두 손을 뻗어 발가락과 맞닿도록 앞으로 굽힌다. 만약 손과 발가락이 닿고 동시에 발목을 90° 발등굽힘dorsiflex할 수 있다면 허리의 모든 근육, 뒤넙다리근, 장딴지근 그리고 가자미근의 정상적인 길이를 의미한다(그림 16.9).

그림 16.12a는 환자의 허리가 약간 둥글게 되었음에도 발가락에 손이 닿지 않는 것을 보여준다. 환자는 넙다리 뒤쪽에 긴장감을 느낄 것이다. 이는 넙다리뒤근이 짧아진 위치에 있음을 나타낸다.

넙다리뒤근의 짧음은 골반을 뒤쪽 돌림된 상태로 유지시키고 이는 허리를 약간의 굽힘만 시킬 수 있게 한다. 이는 척추사이원반을 손상시키고 부하를 주어 통증으로 이어질 수 있다.

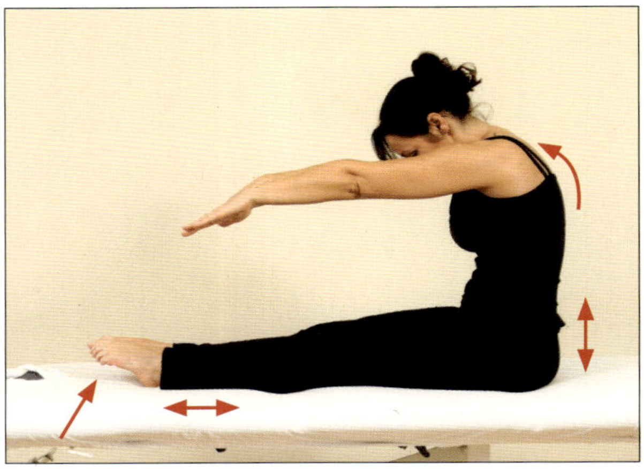

그림 16.11 환자는 발가락을 만질 수 없고, 허리 아랫부분이 자연스러운 곡선 위치로 구부러지지 않는 듯하여, 척추세움근이 짧아진 위치에 있다고 추정할 수 있다. 또한 발목이 발바닥으로 구부러져 있어 장딴지근과 가자미근이 팽팽함을 나타낸다.

그림 16.12a에서 발목이 발바닥굽힘plantar flexion된 것도 볼 수 있는데 이는 장딴지근과 가자미근의 짧아짐을 나타낸다.

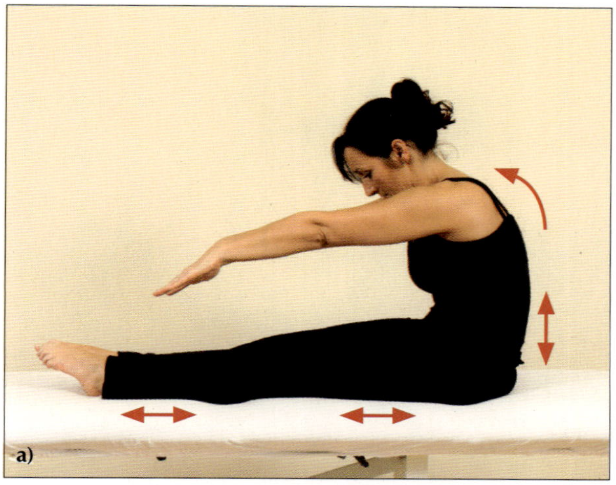

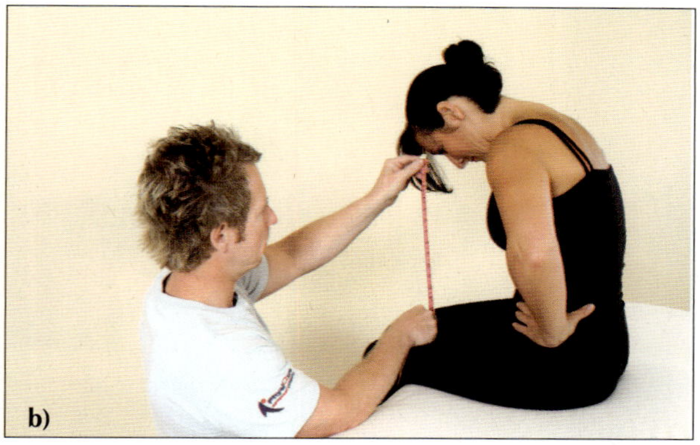

그림 16.12 (a) 단축된 허리 근육, 뒤넙다리근, 장딴지근; (b) 치료 전에 이마에서 허벅지까지 측정한다.

허리척추세움근 길이에 대한 특정 검사

환자는 침대 끝에 앉아 턱을 가슴 쪽으로 당기고 척추 마디마디 계속해서 굽힌다. 치료사는 엄지로 환자의 엉덩뼈능선 상단과 위뒤엉덩뼈가시(PSIS)를 촉진하고 손에 긴장이 증가하는 것을 느끼면 검사는 완료된다. 환자의 이마에서 무릎 위까지 15cm (8inch) 이상 측정되면 허리척추세움근의 짧아짐을 나타낸다(그림 16.12b).

MET를 적용한 허리척추세움근 치료

환자는 복부 밑에 베개를 받치고 엎드린 자세를 취한다. 치료사는 왼손을 환자의 등뼈 아래쪽에 두고 오른손으로는 엉치뼈를 받친다. 환자는 침대에서 어깨를 들어 올려 허리척추세움근을 수축시킨다(그림 16.13a).

10초간 수축 후 이완 단계에서 치료사는 왼손을 더 머리 쪽으로 가져가고 오른손은 더 꼬리 쪽으로 가져간다. 치료사의 이러한 손의 분리는 허리척추세움근의 신장을 도울 것이다(그림 16.13b). MET를 척추세움근에 적용하고 나면 치료사는 이 근육들의 길이를 재평가하여 개선이 되었는지 확인할 수 있다(그림 16.13c).

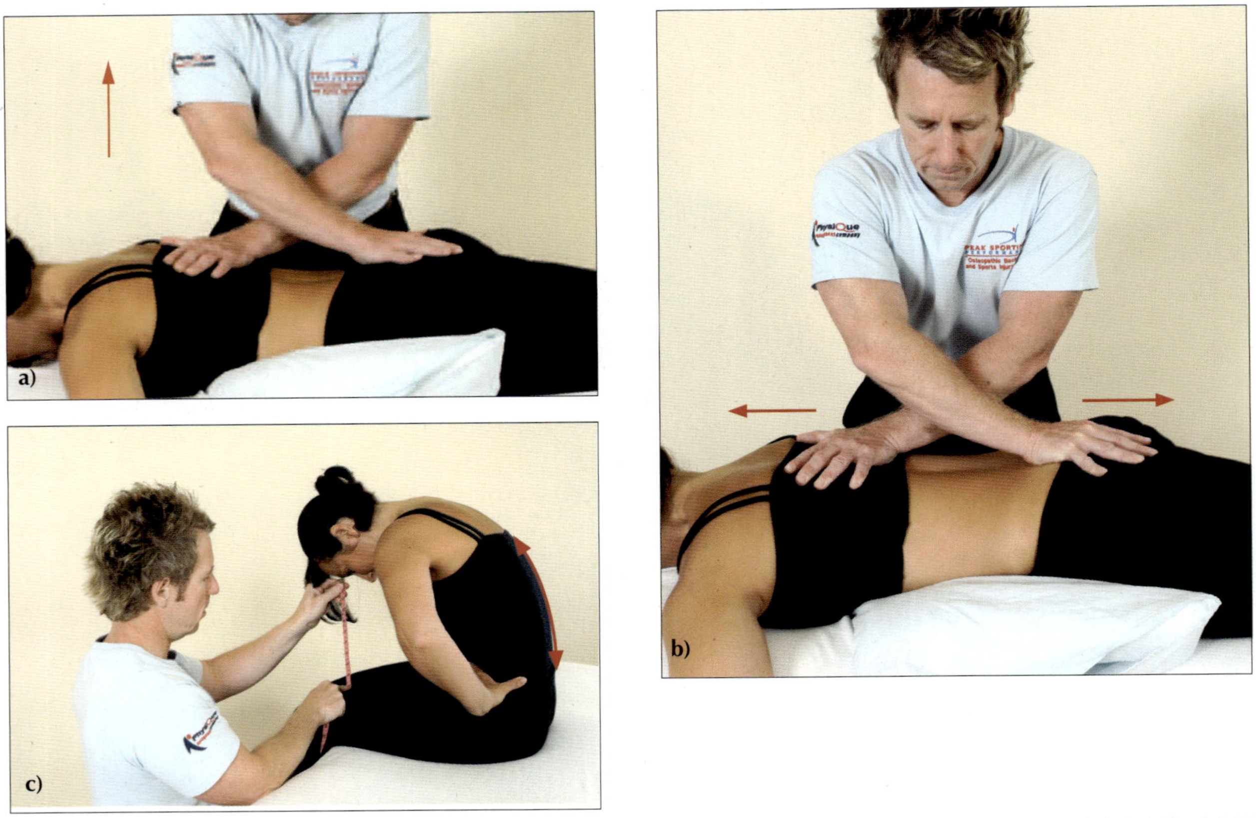

그림 16.13 허리 척추세움근의 MET 치료. (a) 환자가 어깨뼈를 들어 근육을 수축할 때 치료사가 보여주는 손 위치; (b) 치료사가 손을 벌려 환자의 척추세움근을 늘리도록 촉진; (c) MET 치료 후 다시 측정; 치료 후 척추세움근 길이를 더 늘림.

TIP: 환자가 골반의 앞기울임을 가지고 있는 아래교차증후군(lower crossed syndrome)에서 허리세움근은 일반적으로 짧아진 위치로 유지된다. 이러한 근육 짧아짐의 결과는 허리앞굽음(lordosis)를 증가시키고 허리통증을 유발할 수 있다.

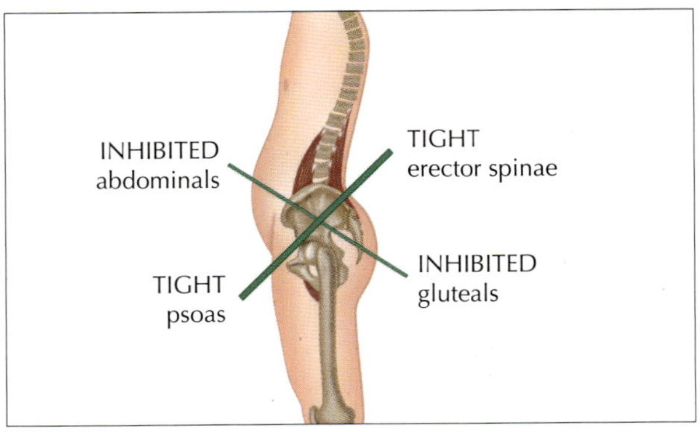

그림 16.14 하부 교차증후군.

PART V

적용(APPLICATIONS)

CHAPTER 17

어깨복합체 자가신장기법 (Self-Lengthening Techniques for the Shoulder Complex)

늘어나고 약해진 대항근antagonistic을 강화하는 것을 고려하기 전에 짧아지고short 팽팽해진tight 작용근agonist을 어떻게 늘려야lengthen 하는지에 대해 자세히 설명한 3장을 다시 생각해보자. 만약 약화된 근육을 강화시키는 데만 초점을 맞춘다면(18장 참조) 짧은 대항근(반대쪽 근육)이 길어질 때까지 약화된 어깨근육(예를 들어)은 힘을 개선시키지 못할 것이라는 것을 염두에 둬라. MET(바르게 수행되었다면)는 신장시키는 과정을 가져올 수 있다. 특정한 MET는 이미 다루었지만, 이번 장에서는 MET를 통해 혼자 언제든지 할 수 있는 몇 가지의 자가신장운동이 포함되어 있다.

자가신장운동은 특정한 움직임이 어깨복합체 물렁조직의 정상적인 길이를 유도할 것이고 근육을 능동적으로 수축시킨 후 팔다리를 움직이는 것이기 때문에 이 기법은 평소의 운동 전 준비운동의 일부로도 사용할 수 있다.

어깨복합체 자가신장 프로토콜

치료 후에 운동선수와 환자들은 일반적으로 헬스장에서 어떤 운동과 스트레칭을 할 수 있는지 묻는다. 이번 장에서는 어깨복합체를 위한 자가신장기법에만 초점을 둘 것이지만, 한 번 배우고 나면 다른 신체부위에도 적용할 수 있을 것이다.

자가신장기법은 언제 어디서든 아무런 장비 없이도 수행할 수 있다. 나는 이 기법을 환자가 모든 동작을 스스로하기 때문에 능동 신장 기술이라고 부른다. 환자가 근육을 5초 수축하고 5초 유지하고 5번 반복하는 5-5-5 방법을 사용한다. 이 방법은 운동 전, 운동 중 또는 심지어 운동 후에도 사용할 수 있다. 이 간단한 접근법을 선호하는 이유는 근육을 등척성 수축 후 이완(PIR) 방법처럼 수축하기 때문이다. 따라서 대항근을 활성화하기 위해 상호억제(RI) 방법에서와 같이 사용하는데 이는 대항근을 신장시키기 위해 수축함에도 불구하고 대항근을 사용하여 강화에 도움이 될 것이다.

다음 예를 살펴보자.

기법 1 - 가슴근육 능동 신장

환자는 앉거나 서 있는 자세에서 양 손바닥을 허리에 올린다. 그 후 환자는 5초 동안 이 자세에서 약 20%의 힘으로 가슴근육을 등척성으로(움직임 없이) 활성화하도록 한다(그림 17.1).

5초 간 수축 후에 환자는 마름근rhomboids과 중간등세모근을 사용하여 양쪽 날개뼈를 함께 쥐어 짜고(어깨뼈 모음) 5초 동안 수축을 유지한다(그림 17.2). 이렇게 하면 가슴근육의 신장과 그에 따른 마름근과 중간등세모근의 강화를 유도할 수 있다. 이 과정을 약 5번 반복한다.

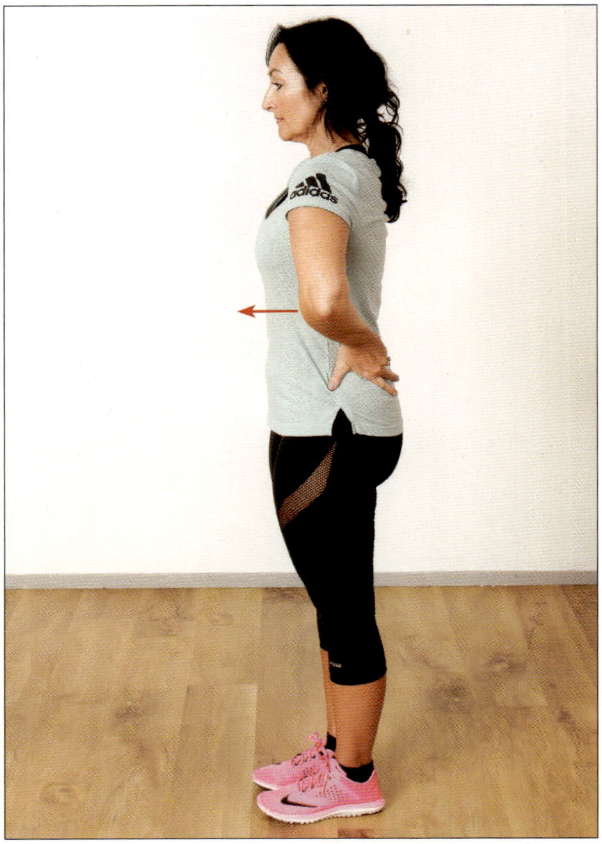

그림 17.1 손을 허리에 대고 가슴 근육을 등척성으로 활성화 한다.

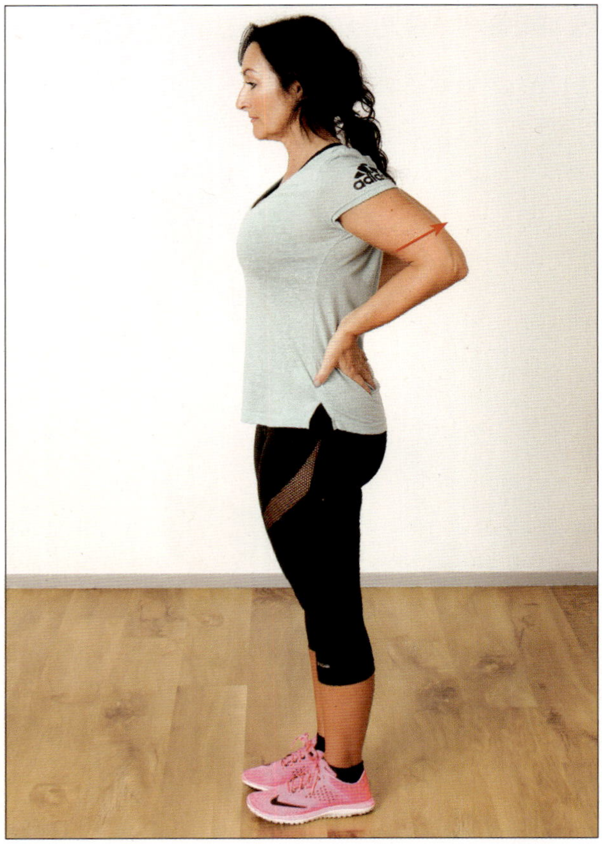

그림 17.2 환자는 어깨뼈 모음근을 5초 동안 활성화하여 가슴 근육을 늘린다.

기법 2 – 수평에서의 가슴근육 능동 신장

환자는 앉거나 선 자세에서 팔을 곧게 펴서 양쪽 손바닥을 가로면에 둔다. 그 후 환자는 이 자세에서 5초간 약 20% 힘을 써서 등척성으로(움직임 없이) 가슴근육을 활성화시킨다(그림 17.3).

5초 동안 수축한 후 환자는 어깨를 수평 폄시키고 마름근과 중간등세모근을 사용하여 양쪽 어깨뼈를 쥐어짜고(어깨뼈 모음) 이 수축을 5초 동안 유지한다(그림 17.4). 이는 가슴근육의 신장을 유도할 것이다. 이 과정을 약 5번 반복한다.

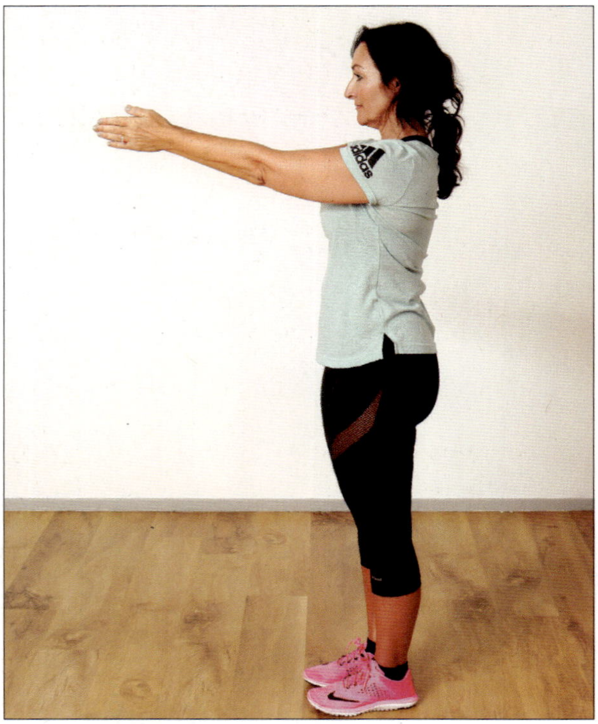

그림 17.3 환자는 손바닥을 마주 붙혀 서로 누르며 가슴 근육을 등척성으로 활성화 시킨다.

기법 3 – 어깨 모음근 능동 신장

환자는 앉거나 선 자세로 엉덩이에 양 손바닥을 둔다. 환자는 5초 동안 이 자세에서 약 20%의 힘을 사용하여 어깨 모음근들을 등척성으로(움직임 없이) 활성화시킨다(그림 17.5a).

5초 동안의 수축 후 환자는 가시위근과 어깨세모근을 사용하여 엄지의 움직임을 따라 어깨를 완전히 벌림시키고 5초간 수축을 유지한다(그림 17.5b). 이는 어깨모음근들의 신장을 유도할 것이다. 이 과정을 약 5번 반복한다.

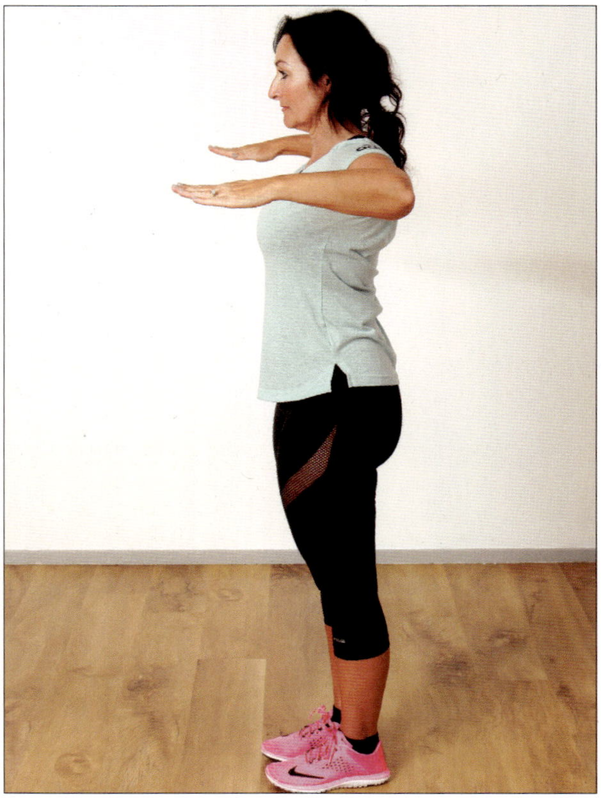

그림 17.4 환자는 손바닥을 마주 붙혀 서로 누르며 가슴 근육을 등척성으로 활성화 시킨다.

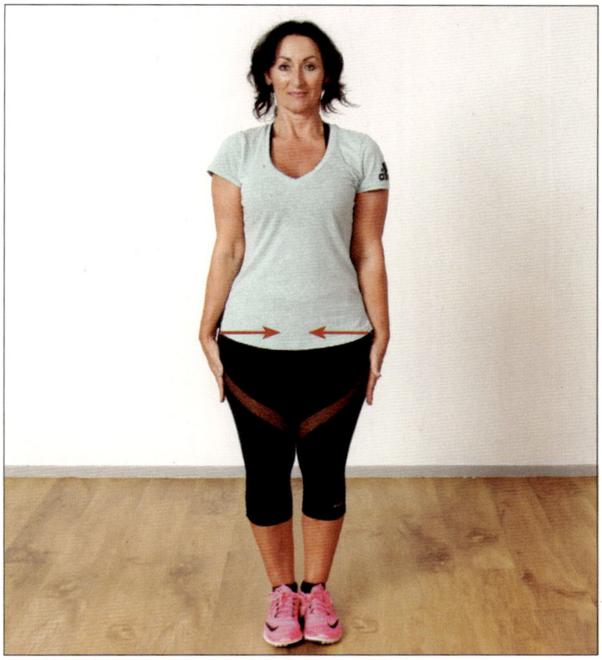

그림 17.5a 환자는 어깨모음근을 등척성으로 활성화시킨다.

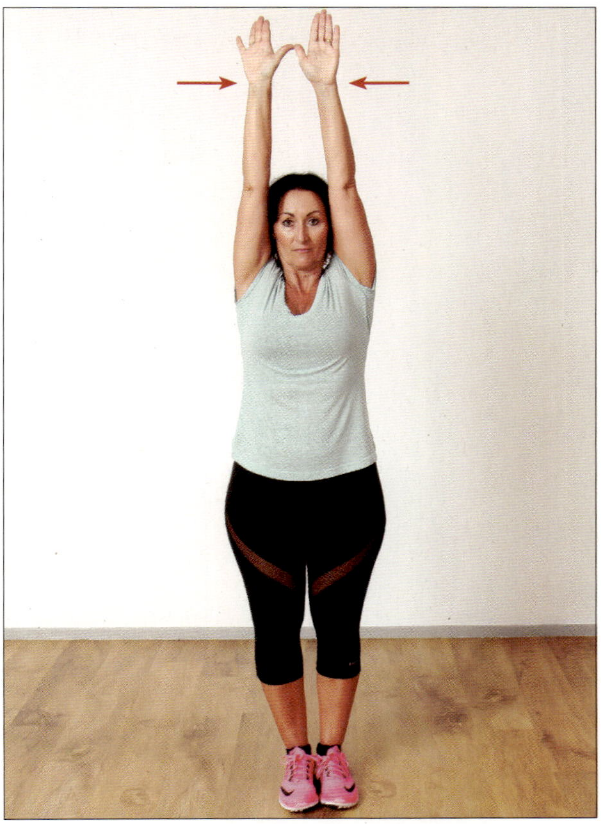

그림 17.5b 환자는 5초 동안 어깨벌림근을 등척성으로 활성화시킨다.

기법 4 - 어깨 굽힘근 능동 신장

T환자는 앉거나 선 자세에서 양팔을 45° 굽힘 위치에 둔다. 환자는 이 자세에서 5초 유지한다(그림 17.6).

환자는 5초 동안 수축 후 어깨를 최대한 편하게 완전 폄 시키고 5초 동안 수축을 유지한다(그림 17.7). 이는 어깨 굽힘근들의 신장을 유도한다. 이 과정을 약 5번 반복한다.

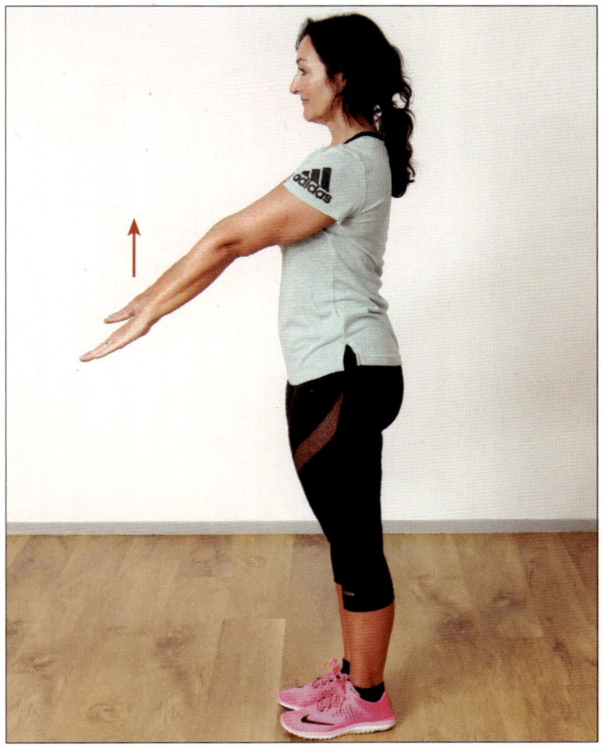

그림 17.6 환자는 어깨굽힘근을 등척성으로 활성화시킨다.

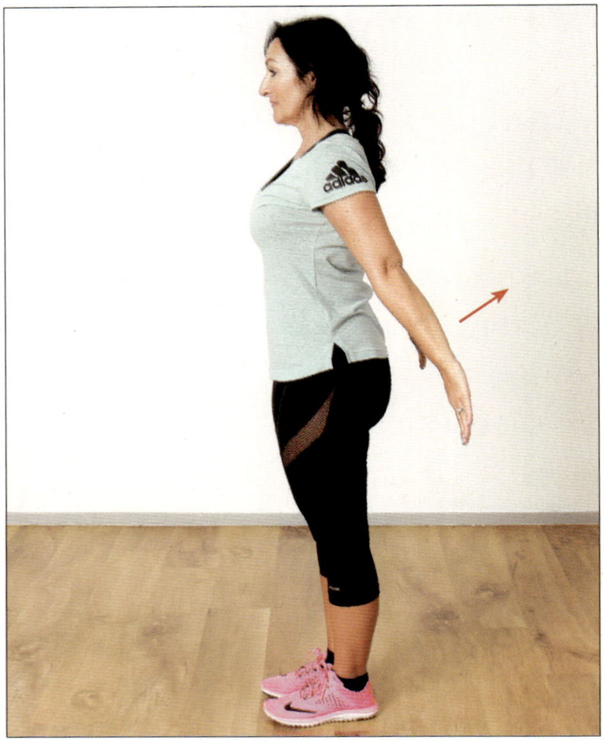

그림 17.7 환자는 어깨 폄근을 5초간 활성화시킨다.

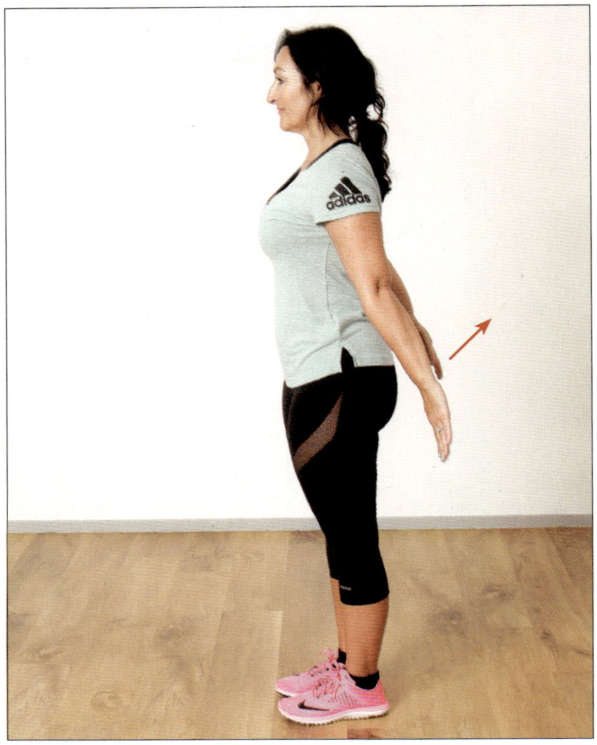

그림 17.8 환자는 어깨 폄근을 등척성으로 활성화시킨다.

기법 5 - 어깨 폄근 능동 신장

환자는 앉거나 선 자세에서 양팔을 어깨의 완전 폄 상태에 둔다. 그 후 환자는 이 자세를 5초간 유지한다(그림 17.8).

5초 간의 수축 후 환자는 엄지의 움직임을 따라 어깨를 할 수 있는 만큼 최대한 굽힘시키고 5초 동안 유지한다(그림 17.9). 이는 폄근육들의 신장을 유도한다. 이 과정을 약 5번 반복한다.

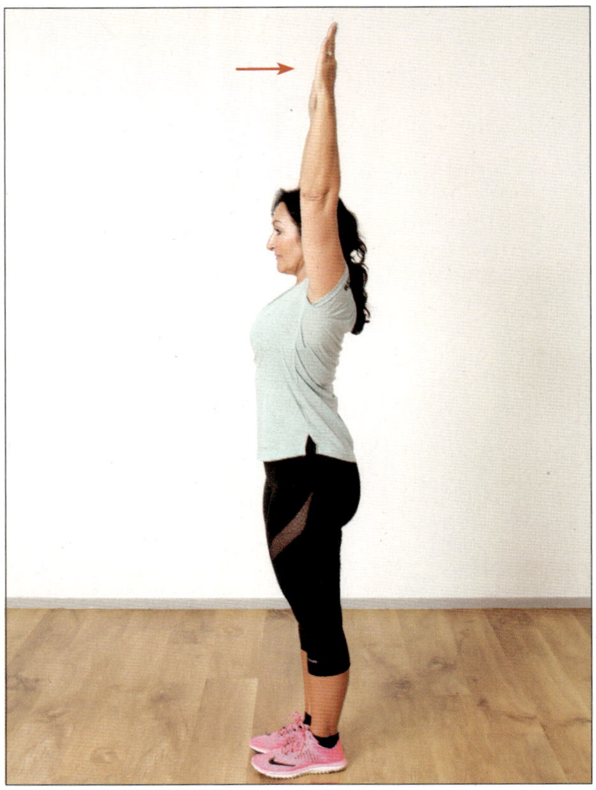

그림 17.9 환자는 5초 동안 어깨 굽힘근을 활성화시킨다.

CHAPTER 18

근육 약화검사와 볼기근 (Muscle Weakness Testing and the Gluteals)

검사에 대한 많은 책들이 있지만 여기서는 근육의 짧음으로 인해 약화된 근육들에 대해 다루려고 한다.

근육의 약화를 언급할 때 특정 근육에 대해서는 사실이 아닐 수도 있다. 예를 들어, 이 장의 일부는 엉덩관절 폄의 동원 패턴과 구체적으로 잘못된 근육 동원 순서, 즉 근육이 느리게 수축하는 것을 살펴볼 것이다. 이것은 반드시 근육이 약화 되었다는 것을 의미하지는 않는다. 단순히 잘못된 순서로 수축하여 동원firing한다는 것을 의미할 수도 있다.

예를 들어, 만약 잘못 동원misfiring(즉, 잘못된 순서로 수축)된 것으로 보이는 큰볼기근(Gmax)의 힘을 검사했다면 이 근육이 약화 되었다고 추측할 수도 있다. 하지만 만약 큰볼기근을 특정하여 단독으로 검사한다면 검사는 정상으로 나올 것이다(표 18.1 등급 5).

3장을 다시 참조하면 자세유지근육postural muscle과 위상성근육phasic muscle 두 가지의 주요 근육들이 나온다. 대부분 자세유지근육에 대해 설명하였고 이 근육은 짧아지고 팽팽해지기 쉽다. 이 장에서는 늘어나고 약해지기 쉬운 위상성 근육에 대해 살펴본다.

표 18.1 운동강도의 근육 등급.

등급	설명
0	근 수축이 일어나지 않음
1	근 수축은 보이지만, 관절에서의 **움직임**은 없다.
2	관절에서의 **움직임**은 보이지만, 중력에 대항하지는 못한다.
3	중력에 대한 **움직임**은 있으나, 저항에 대한 **움직임**은 없다.
4	약간의 저항과 중력에 대한 완전한 관절운동 가능
5	정상적인 근력

얀다(1983)는 짧아지고 팽팽한 척추세움근 조직을 신장시키는 것은 늘어나고 약화된 배곧은근rectus abdominis을 더욱 효과적으로 수축시킨다는 것을 입증했다. 그 연구는 '강화되기 전에 신장시키는 것'이 더 적절하다는 것을 증명한다. 만약 이 간단한 비유를 따른다면 임상에서 환자에게 잘 적용할 수 있을 것이다.

이 장에서는 짧아진 대항근의 결과로 늘어나고 약

화된 몇몇 근육들을 살펴볼 것이다. 쉐링턴 법칙의 상호억제Sherrington's law of RI는 이 과정의 일부를 확인하고 발생과 위상성근육을 늘어난 상태로 유지시키는 원인을 설명한다.

다음 근육들의 잠재적 약화 검사를 시행할 것이다.

- 큰볼기근
- 중간볼기근
- 앞톱니근
- 등세모근 아래 섬유

Muscle Weakness Assessment Sheet			
환자 이름: 설명: E = 길이가 같음 L/R = 왼쪽(L) 또는 오른쪽(R)이 짧음			
근육	날짜:	날짜:	날짜:
큰볼기근(Gmax)			
중간볼기근(Gmed)			
중간 볼기근의 후부섬유			
앞톱니근(Serratus anterior)			
등세모근 하부섬유			

큰볼기근이 환자와 운동선수들이 가지고 있는 많은 불만, 특히 상체와 몸통 및 골반 부위의 통증과 어떤 관련이 있는지에 대해 먼저 시작하고자 한다. 많은 물리치료사들이 상대적으로 큰볼기근을 간과한다고 생각한다. 아마도 그 이유는 큰볼기근은 보통 그 자체에서 통증을 보이지 않기 때문이고 이런 이유로 이 놀랍고 기능적인 근육이 도외시 되고 있다.

큰볼기근(Gluteus Maximus)

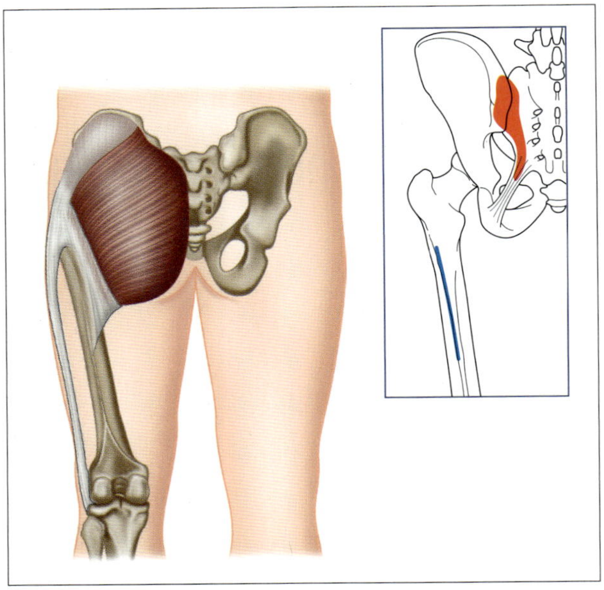

이는곳	엉덩뼈능선 뒤쪽. 엉치뼈 뒤쪽. 꼬리뼈
닿는곳	깊은섬유 먼쪽: 넙다리뼈의 볼기근 거친면. 나머지 섬유: 엉덩정강띠(ITB).
신경	아래볼기신경(L5, S1, S2)
움직임	• 위섬유: 엉덩관절 가쪽돌림. 엉덩관절 벌림 보조근. • 아래섬유: 엉덩관절 폄과 가쪽돌림(달리기 및 앉은 자세에서 일어날 때 강력한 폄 작용). 몸통 폄. 엉덩관절 모음 보조근. 엉덩정강띠(ITB)를 통해 무릎 폄 상태를 안정시키는데 도움.

큰볼기근 기능

기능적인 관점에서 큰볼기근은 넙다리뼈femur, 골반pelvis, 몸통trunk 그리고 상지upper limb 사이의 관계를 조절하는 몇 가지 핵심 역할을 수행한다. 엉덩관절을 벌림 및 가쪽돌림시킬 수 있어 무릎과 하지의 정렬을 조절한다. 예를 들어, 계단 오르기에서 큰볼기근은 하지에 최적의 정렬을 유지시키기 위하여 엉덩관절을 가쪽돌림 및 벌림시키는 동시에 다음 계단을 오르기 위해 몸을 위쪽으로 가져가기 위해 엉덩관절을 폄시킨다. 큰볼기근이 약화되었거나 잘못 작동misfiring되었다면 무릎이 안쪽으로 어긋나고 골반은 가쪽으로 기울어지는 것을 관찰할 수 있다.

또한 큰볼기근은 엉치엉덩관절(SIJ)Sacroiliac joint을 안정화시키는 역할을 하며, 힘결합force clousre 근육 중 하나로도 여겨진다. 큰볼기근의 일부 섬유는 엉치결절인대sacrotuberous lig.와 등허리근막thoracolumbar fascia에 부착하며 이는 매우 강하고 수축하지 않는 결합조직으로 연결된 근육들의 활성화에 의해 긴장된다. 이 근막에 연결된 근육 중 하나는 넓은등근latissimus dorsi이다. 큰볼기근은 등허리근막을 지나 반대쪽 넓은등근과 짝을 이루고 이를 '후방근육사슬(POS)posterior oblique sling'이라고 한다(그림 18.1). 이 사슬은 보행단계의 한 다리 서기single-leg stance의 체중부하 동안 SIJ에 가해지는 압력을 증가시킨다. 큰볼기근의 잘못된 작동이나 약화는 후방근육사슬의 영향을 감소시켜 SIJ가 후속 부상에 취약해지는 원인이 된다. 그다음 신체는 근약화를 보상받기 위해 차례로 반대쪽 넓은등근의 활성화를 증가시켜 등허리근막을 통해 긴장을 증가시킬 것이다. 다른 보상 체계와 마찬가지로 구조는 기능에 영향을 미치고 기능은 구조에 영향을 미친다. 이것은 신체의 다른 영역들에도 영향을 받는다는 것을 의미한다. 예를 들어, 어깨 역학은 위팔뼈humerous와 어깨뼈scapula에 부착되어 있는 넓은등근 때문에 변화된다. 만약 넓은등근이 보상작용으로 인해 부분적으로 활성화된다면 앞으로 나아가거나step-up 런지와 같은 동작을 할 때 어깨가 다른 쪽 어깨보다 더 낮아진 것을 관찰할 수 있다.

큰볼기근은 뒤넙다리근hamstrings과 함께 작동하는 보행주기에서 중요한 역할을 한다. 뒤꿈치닿기heel strike 직전에 뒤넙다리근이 활성화되고 이는 엉치결절인대sacrotuberous ligament 부착점을 지나 SIJ의 긴장을 증가시킬 것이다. 이 연결은 보행주기의 발뒤꿈치닿기heel-strike에서 중간입각기mid-stance까지 이루어지며 큰볼기근은 뒤넙다리근을 활성화시키고 뒤넙다리근은 활성

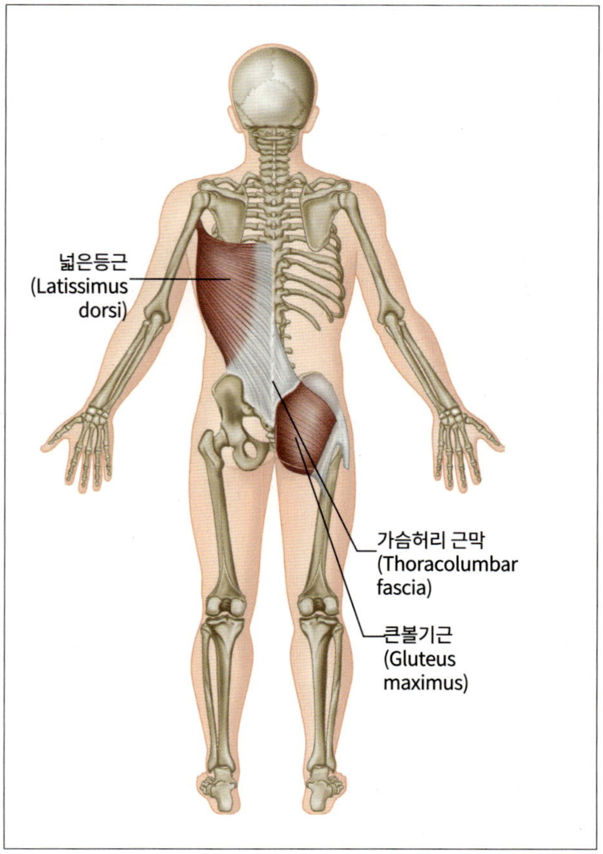

그림 18.1 후방사슬근육은 큰볼기근, 넓은등근과 연결되어 있다.

화를 감소시킨다. 큰볼기근은 초기 및 중간 입각기 동안 후방근육사슬의 부착점을 지나 SIJ의 안정성을 크게 증가시킨다.

큰볼기근의 약화 또는 잘못된 작동misfiring은 SIJ의 안정성과 골반의 위치를 유지하기 위해 보행주기 동안 뒤넙다리근을 활성화할 것이다. 결과적으로 뒤넙다리근의 과활성화는 지속적이고 비정상적인 긴장을 가져온다.

일반적으로 큰볼기근은 대항근이 짧아지거나 팽팽해지면 약화되는 특징이 있다. 짧아진 주요 근육은 큰볼기근에 신경학적 억제를 가져올 수 있는데, 이들은 모두 엉덩관절 폄에 대한 대항근인 엉덩관절 굽힘근으로 분류되는 엉덩허리근iliopsas, 넙다리곧은근rectus femoris, 그리고 모음근들이 해당된다.

엉덩허리근과 다른 짧아진 대항근의 평가와 치료는 이미 이 책에서 논의되었지만, 더 많은 정보를 얻기 위해 'The vital Glutes(Gibbons 2014)'를 읽어보는 것을 권한다. 하지만 위에 언급된 근육들을 잘 이해하고 신장기법들을 사용해 짧아지고 팽팽한 대항근을 정상화시킨다면 이는 골반과 허리뼈의 정상적인 중립 자세를 촉진시킬 것이고 결과적으로 약해진 큰볼기근에 '스위치' 효과를 주어 어깨복합체 부위의 통증을 줄이기를 바란다.

엉덩관절 폄 동원 패턴 검사 (Hip Extension Firing Pattern Test)

이 부분에서는 엉덩관절(큰볼기근을 포함한) 엉덩관절 폄근들의 올바른 동원 순서를 결정하기 위해 사용되는 폄 동원 패턴 검사를 논의할 것이다. 이 검사의 목적은 엔진의 실린더와 같이 모두가 올바른 순서로 동원되는지를 확인하기 위해 근육군의 실제 동원 순서를 확인하는 것이다. 잘못된 동원 순서 패턴은 일반적으로 운동선수와 환자에게서 발견된다.

정상적인 근육 활성화 순서 확인(그림 18.2)

1. 큰볼기근
2. 뒤넙다리근
3. 반대쪽 허리 폄근
4. 같은쪽 허리 폄근
5. 반대쪽 가슴허리폄근
6. 같은쪽 가슴허리 폄근

참고: 큰볼기근과 뒤넙다리근이 동시에 수축할 수 있지만 이상적으로 큰볼기근이 먼저 활성화되고 그 다음 뒤넙다리근이 활성화된다.

엉덩관절 폄근 동원 패턴 검사는 적용에 있어 매우 독특하다. 자신을 6기통 엔진이라고 생각해보자. 엔진은 특정한 점화 방법이 있고 우리 몸 또한 그렇다. 예를 들어, 자동차 엔진은 1-2-3-4-5-6의 순서로 점화되지 않을 것이다. 이를테면 1-3-5-6-4-2과 같은 순서로 점화될 것이다.

만약 차를 정비하고 그 정비사가 어떤 부품 중 두 가지를 실수해서 제대로 돌려놓지 않는다면 엔진은 작동하겠지만 별로 효율적이지 않을 것이다. 우리의 몸도 다르지 않다. 만약 신체가 부분적으로 활동은 하지만 오발misfiring 기능부전이 있다면 우리의 몸은 망가질 것이고 결국 통증을 불러일으킬 것이다.

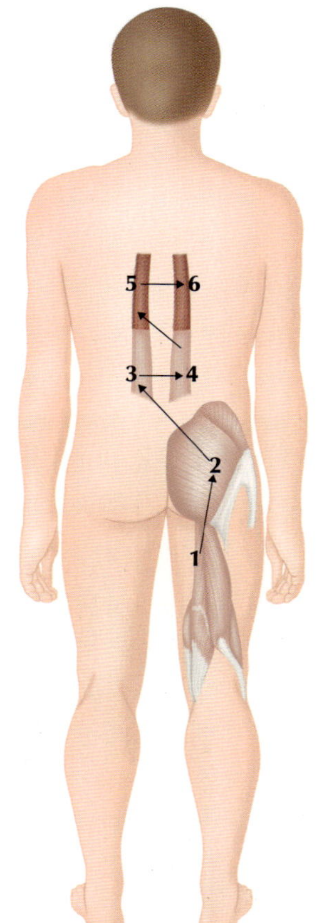

근육 활성화 순서

1. 넙다리뒤근 / 2. 큰볼기근 — 두 그룹 중 하나가 일반적으로 먼저 활성화 될 수 있다.
3. 반대쪽 척추세움근
4. 같은쪽 척추세움근
5. 반대쪽 등허리세움근
6. 같은쪽 등허리세움근

그림 18.2 엉덩관절 폄 동원 패턴

엉덩관절 폄 동원 패턴 검사

순서 1

치료사는 환자의 왼쪽 뒤넙다리근과 큰볼기근에 손가락 끝을 살짝 둔다(그림 18.3a, b). 그리고 환자는 왼쪽 다리를 침대로부터 5cm 정도 들어올린다(그림 18.3c). 치료사는 어떤 근육이 먼저 동원되는지 확인하여 표 18.2에 이 첫 번째 순서의 결과를 기록한다.

순서 2

치료사는 환자의 척추세움근에 엄지를 살짝 올리고 환자는 왼쪽 다리를 침대로부터 5cm) 들어올린다(그림 18.4a, b). 치료사는 어떤 척추세움근이 먼저 동원되었는지 확인하고 표 18.2에 기록한다.

그런 다음 순서 1과 2를 오른쪽 다리에서 반복하고 그 결과를 표 18.3에 기록한다. 이 과정이 끝나면 치료사는 근육이 올바른 순서로 동원되고 있는지 여부를 판단할 수 있다. 동원 패턴firing pattern은 (1) 큰볼기근 (2) 뒤넙다리근; (3) 반대쪽 척추세움근 그리고 마지막으로 (4) 같은쪽 척추세움근의 순서여야 한다.

만약 순서 1의 촉진에서 큰볼기근이 먼저 동원된다면 올바른 순서라고 안전하게 생각할 수 있다. 순서 2에서도 동일하게 적용된다. 반대쪽 척추세움이 먼저 수축하는 경우 또한 올바른 순서이다.

하지만 만약 순서 1에서 뒤넙다리근 또는 반대쪽 척추세움근의 수축이 느껴지고 큰볼기근의 수축은 느껴지지 않는다면 이를 잘못된 패턴이라고 볼 수 있다. 만약 잘못된 기능부전이 고쳐지지 않으면 우리의 몸(엔진)은 고장나기 시작할 것이고 보상적인 기능부전패턴이 만들어질 것이다.

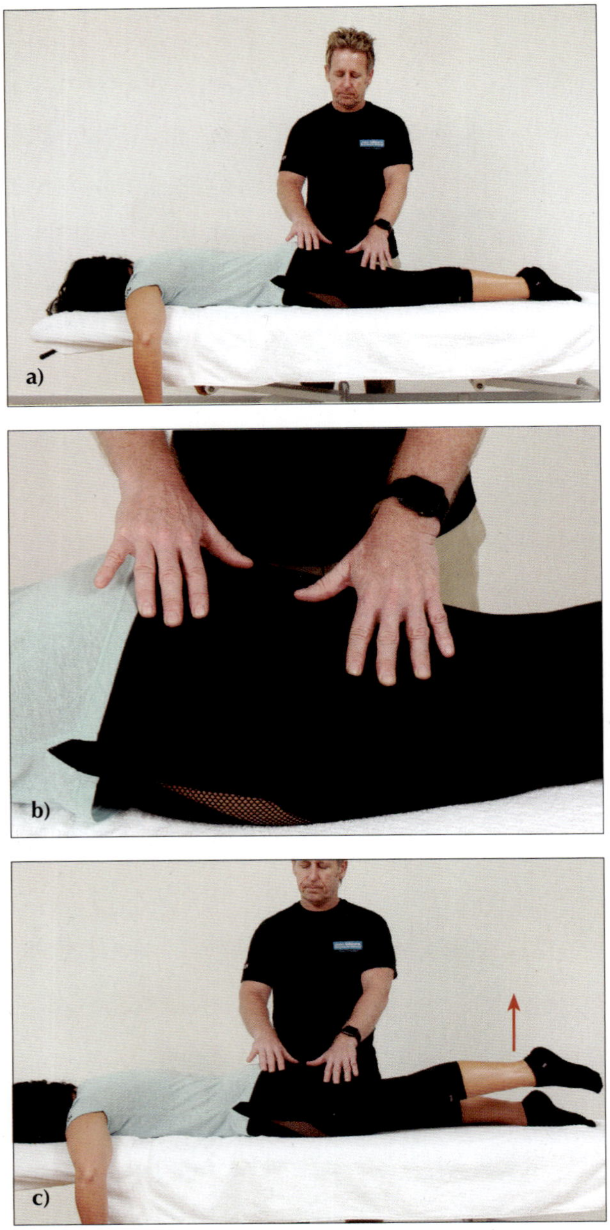

그림 18.3 엉덩관절 폄 동원 순서 1.(a) 치료사는 환자의 왼쪽 넙다리뒤근과 큰볼기근을 가볍게 촉지한다, (b) 치료사의 손 위치를 확대하여 볼 수 있으며, (c) 환자는 테이블에서 다리를 들어올린다.

표 18.2 왼쪽 엉덩관절 폄 동원 패턴

	1st	2nd	3rd	4th
큰볼기근(Gmax)	○	○	○	○
넙다리뒤근(Hamstrings)	○	○	○	○
반대쪽 척추세움근 (Contralateral erector spinae)	○	○	○	○
같은쪽 척추세움근 (Ipsilateral erector spinae)	○	○	○	○

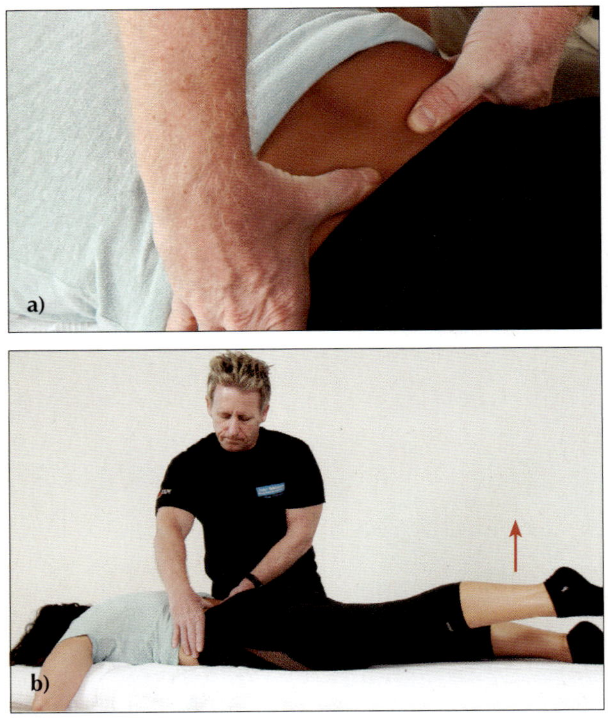

그림 18.4 엉덩관절 폄 동원 순서2. (a)치료사는 환자의 척추세움근을 가볍게 촉지한다. (b)환자는 테이블에서 왼쪽 다리를 들어올린다.

표 18.3 오른쪽 엉덩관절 폄 패턴

	1st	2nd	3rd	4th
큰볼기근(Gmax)	○	○	○	○
넙다리뒤근(Hamstrings)	○	○	○	○
반대쪽 척추세움근 (Contralateral erector spinae)	○	○	○	○
같은쪽 척추세움근 (Ipsilateral erector spinae)	○	○	○	○

많은 환자에서 뒤넙다리근과 같은쪽 척추세움근이 일반적으로 먼저 수축하고 큰볼기근은 4번째로 동원되는 것을 발견했다. 이러한 경우 척추세움근과 뒤넙다리근은 엉덩관절 폄 동작을 보조하는 주요 근육이 될 것이다. 이는 결과적으로 과도한 척추앞굽음증hyperlordosis과 함께 골반의 과도한 앞기울임을 유발하여 허리뼈 후관절에 염증을 일으킬 수 있다.

잘못된 패턴의 예시는 그림 18.5에 나와있으며 일반적으로 볼 수 있는 전형적인 기능부전 패턴을 보여준다. 처음 수축할 근육은 (1) 오른쪽 뒤넙다리근 (2) 같은쪽 척추세움근, (3) 반대쪽 척추세움근 그리고 마지막 (4) 큰볼기근이 수축한 것이다. 여기서 가슴허리척추세움근thoracolumbar erector muscle은 추가하지 않았다. 그 이유는 순서 1~4는 기능부전이기 때문에 앞서 언급했듯이 (1)~(4)가 고쳐지면 (5)와 (6)이 정상적인 동원 순서를 되찾을 것이다.

근육의 잘못된 동원 순서를 바로잡고 강화하려는 시도 전에, 대항근의 길이를 먼저 보고 특히 MET를 사용하여 짧아지고 팽팽해진 조직을 정상화해야 한다. 따라서 잘못된misfiring 큰볼기근을 바로잡는 간단한 과정은 '강화하기 전에 늘이기'이다.

참고: 5번째와 6번째 순서의 근육 동원 패턴은 이 장에서 논의되지 않았는데 그 이유는 근육 (1)~(4)의 동원 순서가 옳게 설정되었는지 확인해야 하기 때문이다. 또한 위에서 언급한 바와 같이 근육 (1)~(4)의 근육동원 순서가 수정되었을 때 근육 (5)와 (6)의 근육동원 패턴은 일반적으로 자가교정되고 일반적인 동원 패턴 순서를 따르는 경향이 있음을 발견했다.

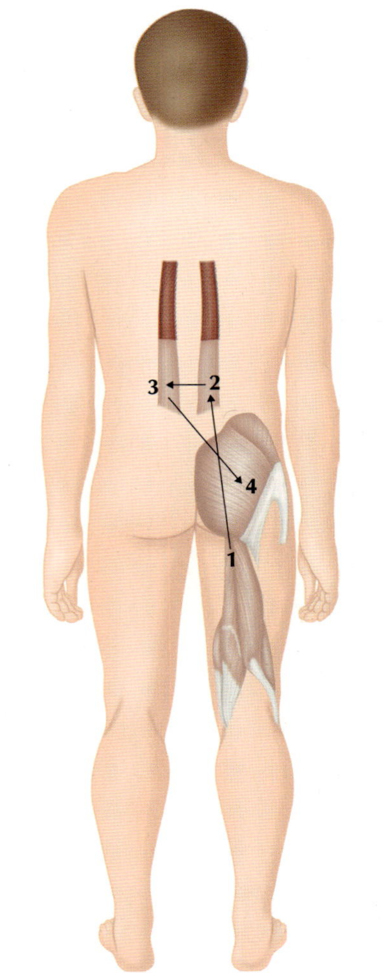

그림 18.5 Dysfunctional firing pattern for hip extension.

표 18.4 큰볼기근 요약, 출처: '스포츠, 안정성 및 운동 수행: 실용적 운동 효능 및 부상 예방을 위한 생체역학 및 체계적인 훈련': 엘핀슨, 조앤, 로터스 출판, 2013.

운동선수 상태	어떤 의미일까?	발견 가능성
꽉 죄인/통증 넙다리뒤근 또는 요추 마비 근육들	결함있는 후방사슬 근육 활성화 패턴	같은쪽 큰볼기근의 약화 또는 속도 지연
달리기 또는 높이뛰기의 힘 부족은 다리에서 비롯된다.		
런닝시 골반 위치가 떨어짐		
꽉 죄인/ 통증이 있는 큰모음근(허벅지 안쪽) 비대칭	엉덩관절 폄 패턴 결함: 큰모음근이 엉덩관절 폄에 과도하게 사용됨	같은쪽에서 큰볼기근 기능이 감소
신체 비대칭		
한쪽이 다른 쪽보다 균형을 더 잘 잡는다.		
지나치게 꽉 죄인 넓은등근(우세한 팔이 덜 우세한 팔보다 굽힘이 약간 떨어지는 경우가 많다는 점 기억)	후방근육사슬 결함	반대편 큰 볼기근의 기능 저하

중간볼기근(Gluteus Medius)

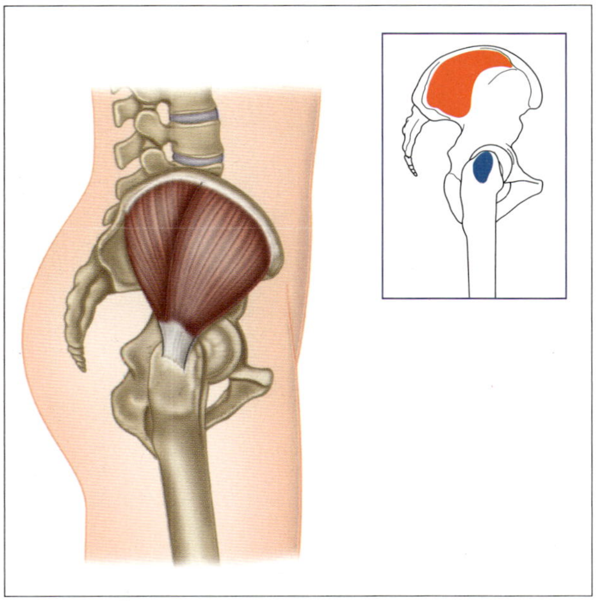

이는곳	엉덩뼈 가쪽면 엉덩뼈능선의 아래쪽, 뒤볼기근선posterior gluteal line과 앞볼기근선anterior gluteal line 사이.
닿는곳	넙다리뼈 큰돌기greater trochanter 가쪽면
신경	위볼기신경(L5, S1, S2)
움직임	엉덩관절 벌림. 넙다리 안쪽돌림. 보행 중 서 있는 쪽 다리의 골반 안정성을 유지시키고 반대쪽 흔들기에서 골반이 떨어지는 것을 방지(트렌델렌버그 보행).

중간볼기근 평가

강한 큰볼기근과 중간볼기근은 안정적인 무릎을 의미한다.

무릎이나 허리 척추에 통증이 있는 환자를 볼 때마다 평가 과정의 일부는 둔부근육들의 힘을 확인하는 것을 포함한다. 이 장에서 앞서 올바른 근육동원순서를 정하기 위해 엉덩관절 폄 발동firing 순서에 대해 논의했다. 이제 중간볼기근의 기능을 살펴본 다음 기능적으로 검사하는 방법을 살펴볼 것이다.

중간볼기근의 기능

중간볼기근은 특히 지면과의 초기 접촉과 디딤기에서 사용된다. 간단히 말하면 중간볼기근은 A 지점부터 B지점까지 걸을 때 골반의 위치를 유지하는 역할을 한다.

중간볼기근은 달리기로 인해 발생할 수 있는 모든 상지와 하지의 부상이 있을 때 평가되어야 한다. 많은 운동선수들이 달리기로 인한 하지와 몸통 부상을 가지고 병원에 오며, 대부분 중간볼기근의 기능이 좋지 않다. 이 근육의 힘과 조절이 아마도 생체역학적으로 효율적인 달리기 패턴을 달성하는 데 있어 가장 중요하면서도 전반적인 구성요소일 것이라는 결론을 내렸다. 달리기 동안 항상 다리가 완전히 공중에 떠있거나 다른쪽 다리가 동적으로 균형을 유지한다는 것은 그리 놀라운 일이 아니다. 모든 물리치료사들은 중간볼기근의 기능을 평가하고 회복시킬 수 있어야 한다.

중간볼기근을 해부학적으로 접근해보자. 중간볼기근은 엉덩뼈능선 전체 길이를 따라 엉덩뼈 가쪽, 뒤볼기근선과 앞볼기근선 사이, 둔부근막, 넙다리근막긴장근의 뒤쪽면 그리고 그 위의 엉덩정강띠에 부착된다. 중간볼기근은 세 부분으로(앞, 중간, 뒤) 구분되는데 이 부분들은 넙다리뼈 큰돌기로 들어가고 주변을 감싸고 넓게 결합된 힘줄을 집합적으로 형성한다. 중간볼기근의 수직적인 앞쪽과 중간 부분은 그에 비해 더 수평적인 뒤쪽 부분보다 엉덩관절을 벌림시키기에 더 나은 위치이다.

중간볼기근이 주로 안쪽돌림 또는 가쪽돌림 중에 활성화되는지에 대해 많은 논쟁이 있었다. 2003년 아일랜드 등에서의 한 연구는 엉덩관절 벌림과 가쪽돌림이 슬개대퇴통증patellofemoral pain이 있는 여성 피험자에서 현저하게 약하다는 것을 보여주었다.

이러한 가쪽돌림의 약화는 중간볼기근의 기능부전에서 기인한다. 반대로 Earl(2005)은 벌림과 안쪽돌림 결합 동작과 관련된 작업에서 중간볼기근의 가장 높은 활성화를 관찰했다.

위에서 언급했듯이, 중간볼기근은 뒤쪽섬유와 앞쪽섬유 모두 가지고 있지만 치료사로서 관심 가져야 할 것은 뒤쪽섬유이다. 중간볼기근의 뒤쪽섬유는 큰볼기근과 함께 작용하며 이 근육들은 엉덩관절을 가쪽돌림하여 보행주기가 시작될 때 몸통, 골반, 엉덩관절, 무릎 그리고 하지를 정렬하는 데 도움을 준다.

예를 들어, 치료사가 환자의 걷는 과정을 관찰할 때를 생각해보자. 환자가 보행주기의 초기 입각기 단계에서 왼쪽 다리에 하중을 실으면 중간볼기근은 하지에 작용하는 안정성 체계와 부분적으로 관련이 있다. 이는 또한 하지의 전반적인 정렬에 도움이 된다. 환자는 보행주기를 계속해서 진행하고 이제 디딤기stance phase에 들어간다. 디딤기에서 중간볼기근은 오른쪽 엉덩이를 벌림시키며 왼쪽 보다 약간 더 높게 들기 시작하는 것으로 보인다. 이 과정은 보행 중 오른쪽 다리에서 흔듦기swing phase를 가능하게 하기 때문에 매우 중요하다.

만약 왼쪽중간볼기근에 약화가 있다면 보행주기 동안 두 가지의 경우 중 한 가지가 나타날 것이다. 골반이 반대쪽 서 있는 다리에서 (이 경우에서는 오른쪽) 내려와 트렌델렌버그 보행 패턴을 보여준다(그림 18.6a). 또는 보상작용으로도 트렌델렌버그 패턴이 나타날 수 있는데 여기서 환자가 몸통 전체를 약화된 엉덩관절 쪽으로 과도하게 이동시키는 것이 관찰된다(그림 18.6b).

한 쪽 다리로 서 있을 때 측면사슬lateral sling을 활성화하게 되는데 이 사슬은 중간볼기근, 작은볼기근, 같은쪽 모음근들 그리고 반대쪽 허리네모근(QL) Quadratus Lumborum로 구성된다(그림 18.7a, b). 앞에서 설명했듯 만약 근육에 약화가 나타난다면 이는 보상작용으로 다른 근육들에 과활성화를 가져올 것이다. 중간볼기근(뒤쪽섬유)이 약한 환자는 넙다리근막긴장근(TFL)tensor fasciae latae에서 엉덩정강띠(ITB)Iliotibial band를 거쳐 반대쪽 허리네모근과 모음근들의 과활성화를 가져오는 경향이 있다. 궁둥구멍근piriformis 또한 중간볼기근 뒤쪽 섬유에 약화가 보인다면 과활성화 될 수 있다.

중간볼기근은 역동적인 골반 안정성의 핵심이다. 경험에 비추어 보았을 때 역동적인 골반 안정성이 부족한 달리기 선수들은 보폭 길이를 짧게 하고 발을 끌려고 하며 지면과 발이 닿을 때 지면 반력을 감소시켜 골반 위치를 유지하는데 필요한 근육 제어력을 감소시킬 것이다.

중간볼기근의 약화는 운동사슬kinetic chain의 위아래에 모두 영향을 미칠 것이다. 발꿈치닿기heel strike부터 중간 디딤기mid-stance phase까지 중간볼기근의 약화는 다음과 같은 잠재성을 가지고 있다.

- (보상적인) 트렌델렌버그 보행
- 허리척추에서 가쪽굽힘과 짝돌림coupled rotation 증가로 병리적인 문제뿐만 아니라 골반과 엉치뼈의 비틀림torsion 초래
- 엉덩허리근은 골반 안정성 감소로 인해 보상작용이 나타날 수 있으며 엉덩관절, 허리 그리고 등뼈 역학이 바뀐다.
- 반대쪽 허리네모근의 과긴장과 가로막에 있는 그 부착점과의 관계는 호흡 역학에 영향을 미친다.
- 근막사슬myofascial slings의 연결성 때문에 어깨복합체 및 목뼈의 생체역학을 변경한다.
- 같은쪽 궁둥구멍근, 넙다리근막긴장근(TFL), 그리고 엉덩정강띠(ITB)의 과긴장
- 무릎뼈 튕김mal-tracking증후군을 가져오며 무릎이 안쪽으로 이동해 밖굽이knee valgus된다.
- 발의 위치에서 상대적으로 안쪽돌림 된 정강뼈.
- 과뒤침excessive pronation된 목말밑관절(STJ).

중간볼기근 평가

척추 또는 골반통뿐만 아니라 상지와 하지문제가 있는 환자를 볼 때마다 평가에 둔부근육들의 힘 특히 중간볼기근의 힘을 확인하는 것을 포함한다. 이번에는 엉덩관절 벌림근의 올바른 동원firing 순서를 결정하는 데 사용되는 엉덩관절 벌림 동원 패턴 검사에 대해 설명할 것이다.

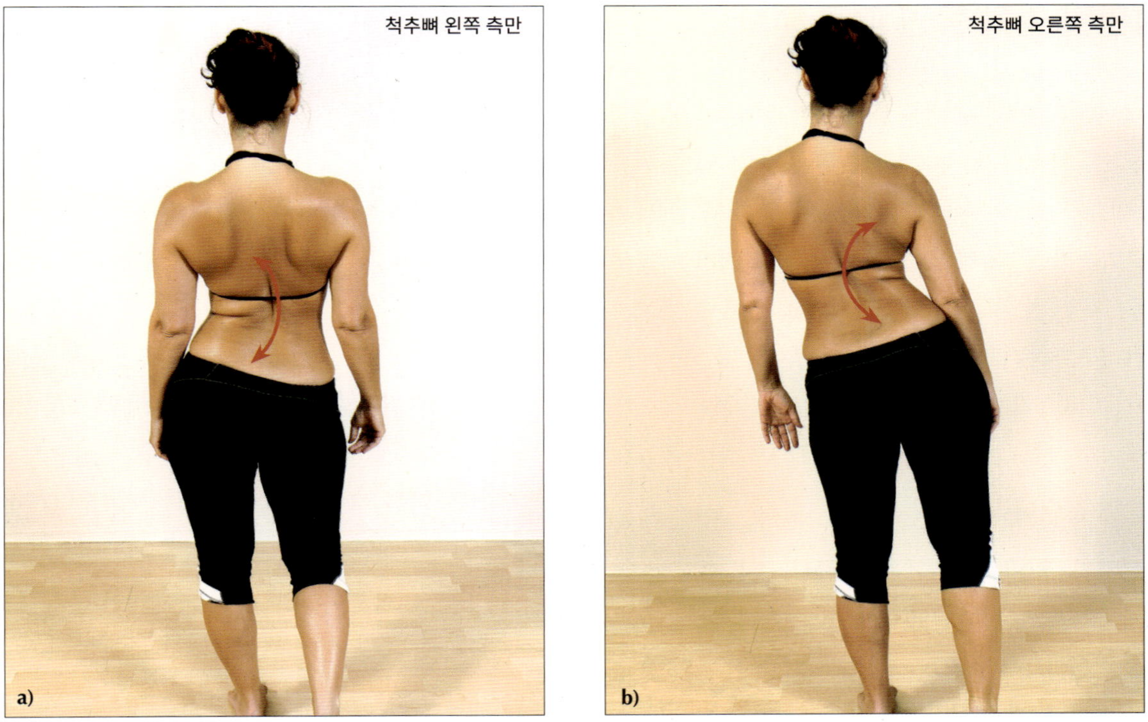

그림 18.6 (a)트렌델렌버그 보행; (b)보상적 트렌델렌버그 보행

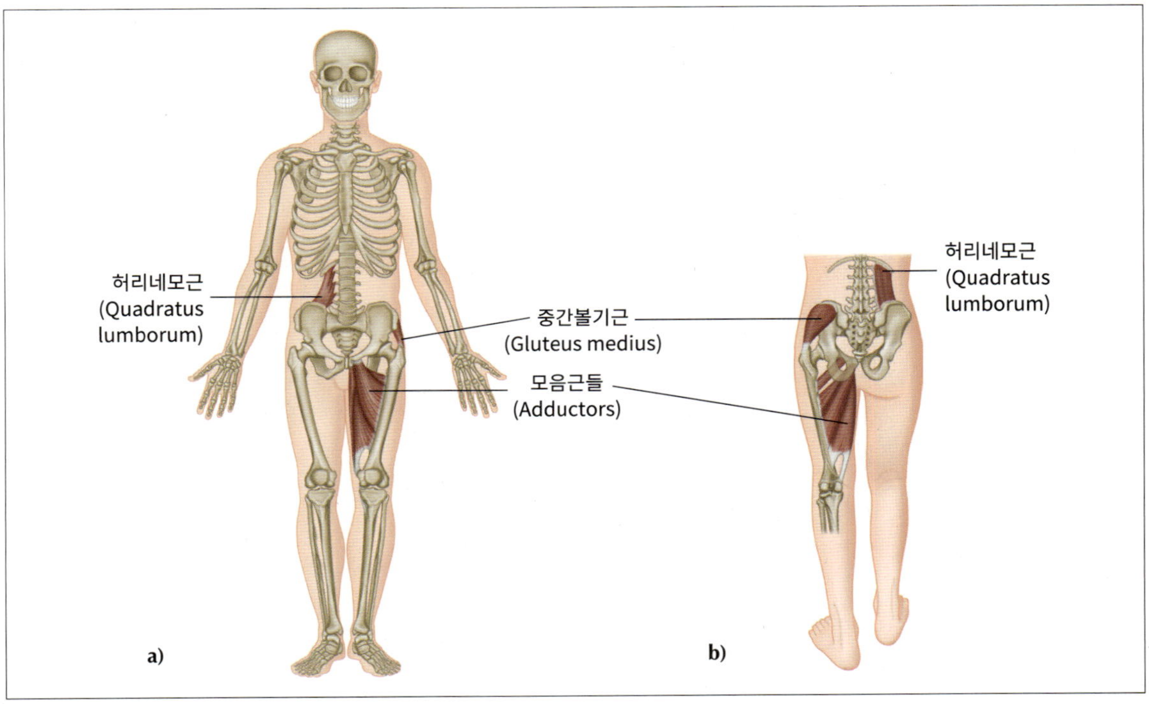

그림 18.7 (a)측면 사슬 시스템; (b)걷는 동안 활성화된 근육

엉덩관절 벌림 동원 패턴 검사

왼쪽에서의 동원 순서를 확인하기 위해 환자는 양쪽 다리를 모으고 왼쪽 다리를 위에 올려 옆으로 누운 자세를 취한다. 여기서 순서대로 중간볼기근, 넙다리근막긴장근, 허리네모근 세 근육을 검사하게 된다. 치료사는 오른손을 환자의 허리네모근을 가볍게 촉진한다. 그다음 중간볼기근을 촉진하고 마지막으로 넙다리근막긴장근을 촉진한다. 치료사는 엄지를 중간볼기근에 두고 나머지 네 손가락은 넙다리근막긴장근에 둔다(그림 18.8).

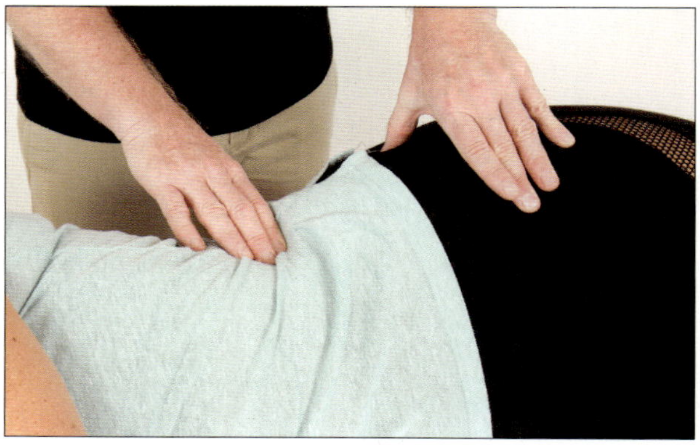

그림 18.8 허리네모근, 중간볼기근 및 넙다리근막긴장근의 촉진

치료사가 동원 순서를 기록하는 동안 환자는 왼쪽 다리를 오른쪽 다리로부터 몇 인치 정도 들어올려 벌림시킨다(그림 18.9). 보상적이거나 잘못된 근육 쓰임이 있는지 확인하는 것이 중요하다. 이 검사의 목적은 (1) 왼쪽 골반을 허리네모근 활성화 없이 (2) 골반이 앞쪽 기울임 없이 (3) 골반을 뒤로 젖히지 않고 엉덩관절을 벌림시킬 수 있어야 한다.

올바른 근육동원 순서는 중간볼기근 다음에 넙다리근막긴장근 마지막으로 골반 높이 약 25도에서 허리네모근이다. / 허리네모근 또는 넙다리근막긴장근이 먼저 동원되면 그에 따른 짧아짐이 나타난다.

엉덩관절 벌림에 대한 동원 순서를 확인한 후 다음 단계를 결정해야 한다. 대부분의 환자는 특히 중간볼기근이 약하다는 말을 듣고 약화된 중간볼기근은 강화시켜야 한다고 느껴 헬스장에 가 옆으로 누워 벌림운동을 많이 한다. 겉보기에 약한 중간볼기근을 강화하는 데 겪는 어려움은 이 특정 운동이 중간볼기근을 강화하지 않을 것이며, 특히 넙다리근막긴장근(TFL)과 허리네모근(QL)이 우세한 벌림근인 경우에는 더욱 그렇다. 궁둥구멍근도 관여할 것인데 이는 골반/엉덩천장관절의 기능부전을 일으킬 수 있는 약화된 벌림근이기 때문에 근본적인 문제를 더욱 복잡하게 할 수 있다.

그래서 답은 처음에는 중간볼기근의 강화를 뒤로 미뤄두고 모음근들, 넙다리근막긴장근 그리고 허리네모근의 짧아지고 팽팽한 조직에 초점을 두는 것이다. 이론적으로 짧아진 조직을 늘림으로써 길어지고 약해진 조직이 짧아지고 그에 따라 자동으로 힘을 회복하게 된다. 만약 일정 기간(2주 권고)이 지나도 중간볼기근이 힘을 회복하지 못하면 이 근육에 대한 구체적이고 기능적인 근력 운동을 추가할 수 있겠다.

엉덩관절 벌림 동원 패턴 검사

중간볼기근 앞쪽섬유 강화 검사

왼쪽 중간볼기근을 검사하기 위해 환자는 왼쪽다리를 위로 두어 옆으로 누운 자세를 취한다. 치료사는 오른손으로 환자의 중간볼기근을 촉진하고 환자

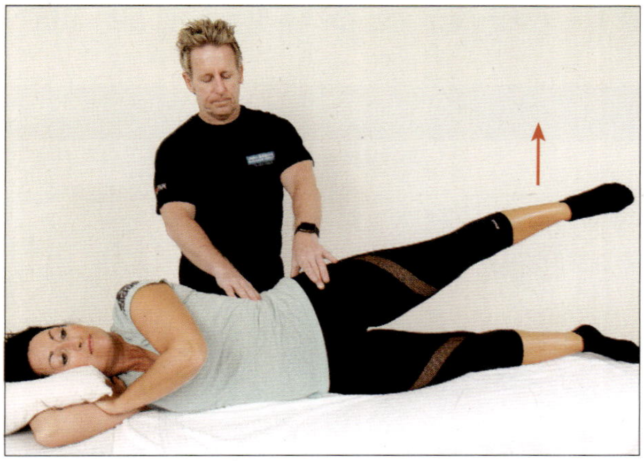

그림 18.9 환자가 왼쪽 엉덩이를 벌릴때 치료사는 근육동원 순서를 기록한다.

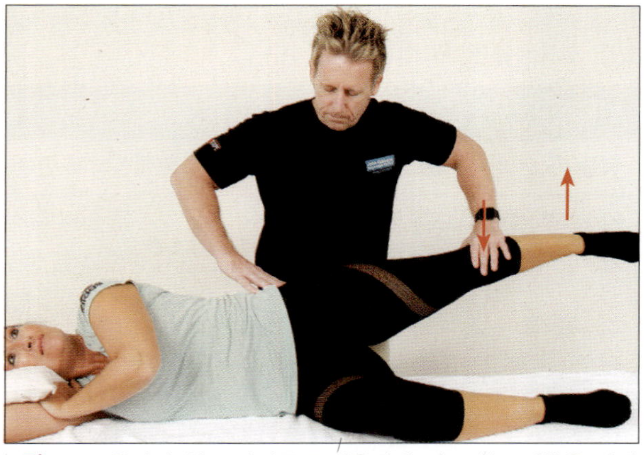

그림 18.10 환자가 왼쪽 다리를 들어올릴때 치료사는 저항을 아래로 가한다.

는 왼쪽 다리를 들어올리고 벌림시켜 이 자세를 등척성으로 유지한다. 치료사는 왼손을 환자의 다리에 아래쪽으로 압력을 가한다. 환자는 이 압력이 저항한다(그림 18.10). 만약 환자가 이 압력에 저항할 수 있다면 중간볼기근은 정상으로 분류된다.

중간볼기근 뒤쪽섬유 강화 검사

왼쪽 중간볼기근을 그리고 뒤쪽섬유에 더 중점을 두어 검사하기 위해 치료사는 환자의 왼쪽 엉덩이를 약간 폄하고 가쪽돌림시킨다(그림 18.11). 치료사는 이전과 같이 아래쪽으로 압력을 가하고 환자가 저항할 수 있다면 중간볼기근 뒤쪽섬유는 정상으로 분류된다. 만약 근력이 아닌 근지구력을 평가하려면 환자에게 다리를 벌림상태로 적어도 30초 이상 유지하도록 한다.

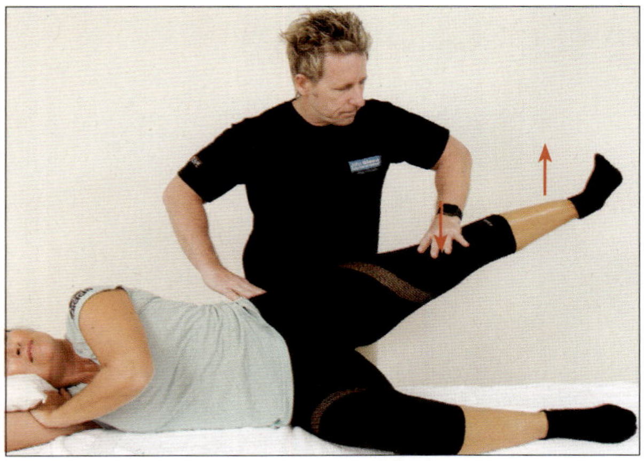

그림 18.11 중간볼기근의 뒤쪽 섬유를 강조하기 위해 엉덩관절을 약간 폄하고 바깥돌림 시킨다. 환자가 엉덩관절을 벌림할 때 치료사는 아래로 압력을 가한다.

표 18.5 중간볼기근 요약. 출처:'스포츠, 안정성 및 운동 수행: 실용적 운동 효능 및 부상 예방을 위한 생체역학 및 체계적인 훈련': 엘핀스, 조앤, 로터스 출판, 2013

운동선수 상태	어떤 의미일까?	발견 가능성
뒤뚱거리거나 진자보행	부적절하게 걷는 방법	중간볼기근 약화/ 속도 문제
타이트한 허리네모근(옆 몸통 근육)	척추를 골반위에 곧바르게 세워 보행하기 어렵고 옆 몸통 근육을 과도하게 사용해야 한다.	한쪽의 중간볼기근 기능 부전
타이트한 궁둥구멍근	보행시 골반 제어 결함으로 인해 더 큰 관상면의 제어가 필요로 한다	큰볼기근의 기능 부전도 동일하다.
타이트한 넙다리근막긴장근/ 무릎 가쪽 통증/ 슬개 대퇴 통증 증후군	엉덩관절 벌림 또는 엉덩관절 굽힘 결함	같은쪽 큰볼기근 또는 큰허리근의 기능 부전

앞톱니근(Serratus Anterior)

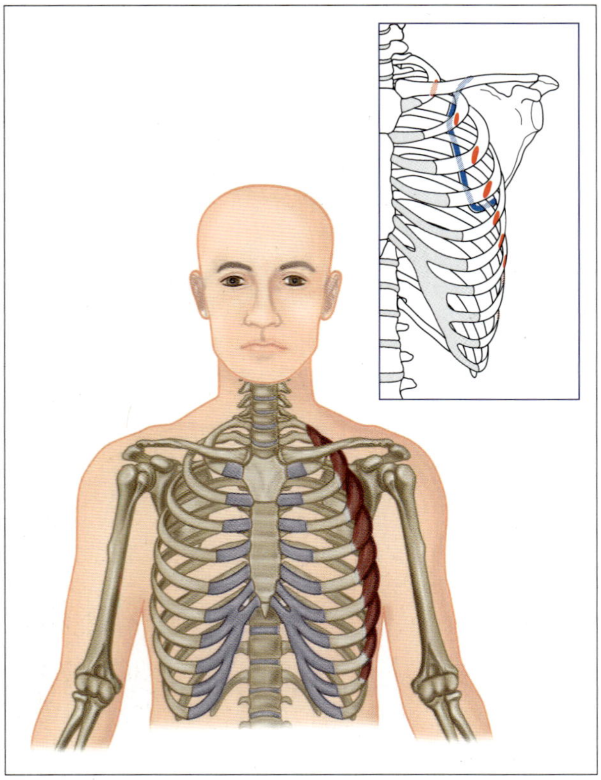

이는곳	8번째(1~8 갈비뼈의 바깥면), 9번째 갈비뼈의 가쪽면 위쪽 가장자리, 갈비사이근intercostal을 덮는 근막.
닿는곳	어깨뼈 안쪽 경계의 앞면(갈비면)과 어깨뼈 아래각
신경	긴가슴신경Long thoracic nerve(C5－C8)
움직임	팔의 벌림과 굽힘을 위해 어깨뼈를 돌림. 어깨뼈를 앞으로 당겨 가슴 벽에 밀착시키고, 팔굽혀펴기나 주먹질과 같은 미는 동작을 가능하게 한다.

앞톱니근 평가

벽에 대고 팔굽혀 펴기 검사

벽에 대고 팔굽혀 펴기 검사는 어깨복합체와 몸통의 조정을 살펴보는 부하가 적은 운동이다. 이 검사는 가슴우리rib cage 주변으로 어깨뼈가 회전하는 위치를 볼 것이다. 검사의 다른 변형으로는 치료사가 환자의 몸통, 머리, 복부의 위치에서 다른 기능부전을 나타내는 정상을 벗어나는 명백한 편차를 관찰하는 것이다(이러한 기능부전은 다루지 않을 것이다).

서 있는 자세에서 환자는 어깨 높이로 손을 뻗어 벽에 둔다. 환자는 벽에 대고 팔꿈치를 굽혀 '팔 굽혀 펴기'를 수행한다(그림 18.12).

이 자세에서 환자는 팔굽혀펴기를 하고 가슴근육을 사용하여 벽에 대한 움직임을 편심성eccentric으로 조절한다(그림 18.13). 치료사는 환자가 이 동작을 수행할 때 어깨뼈의 움직임을 관찰한다.

그림 18.14는 정상적인 어깨뼈의 위치를 보여준다. 또한 '날개어깨뼈winging scapula'의 징후가 없는 날개뼈를 나타낸다. 이는 앞톱니근의 정상적인 상태를 확인할 수 있다.

그림 18.15a에서는 오른쪽 '날개어깨뼈'를 보여주는데, 이는 오른쪽 앞톱니근의 약화와 앞톱니근에 뻗어나가는 긴가슴신경의 손상 가능성을 나타낼지도 모른다. 긴가슴신경은 목뼈 척수 수준 C5에서 C7에서 시작한다. 긴가슴신경에 장기적인 손상을 가져온 어깨탈구 병력이 있는 환자는 과도한 '날개어깨뼈'를 보일 수 있다(그림 18.15b).

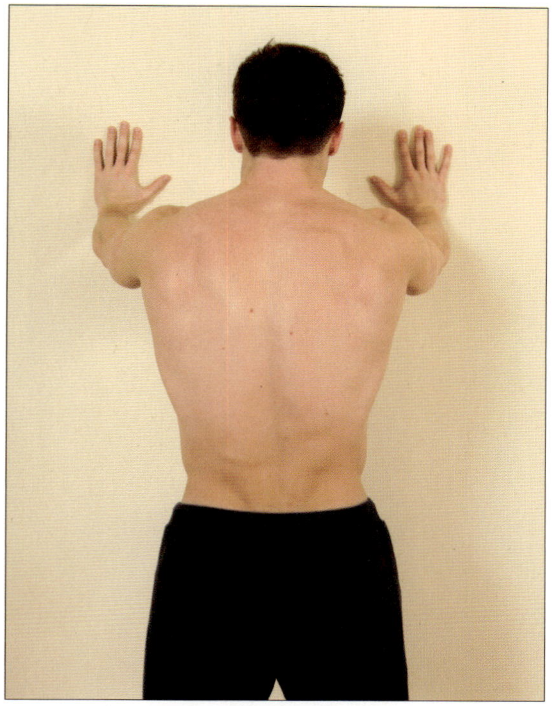

그림 18.12 시작 자세 – 어깨뼈의 정상 위치

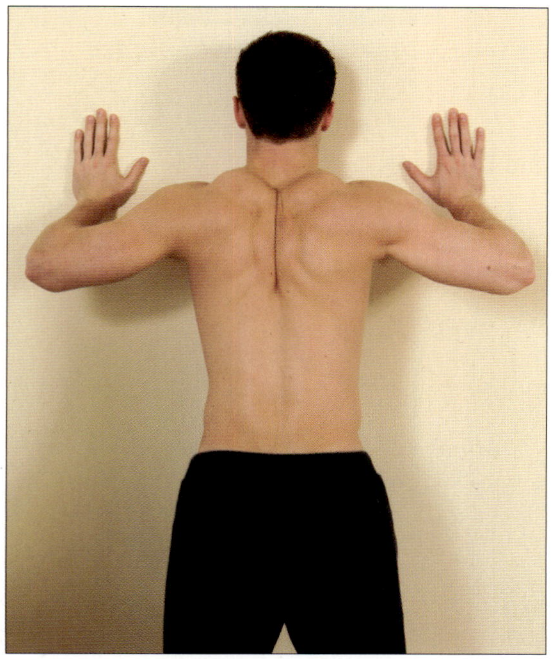

그림 18.13 Part 1—정상적으로 수축한 어깨뼈 위치.

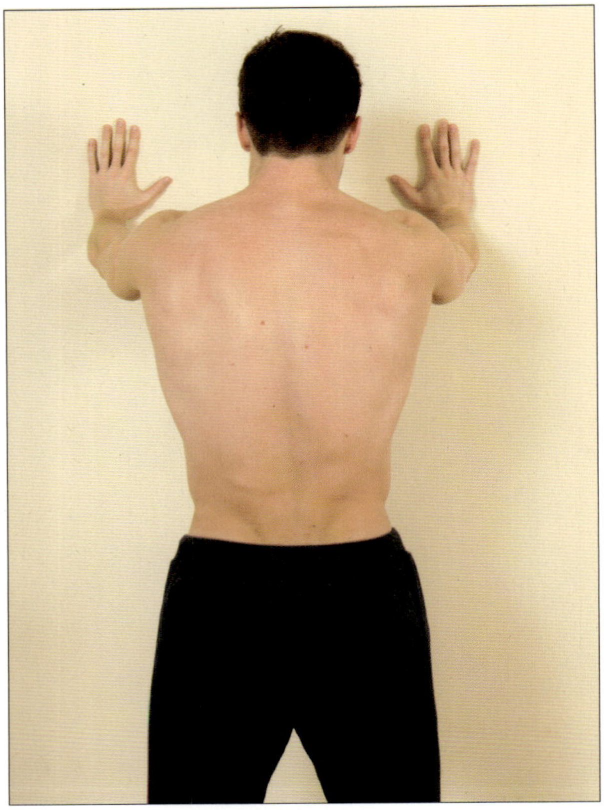

그림 18.14 Part 2—가슴우리에 대한 어깨뼈의 정상 위치

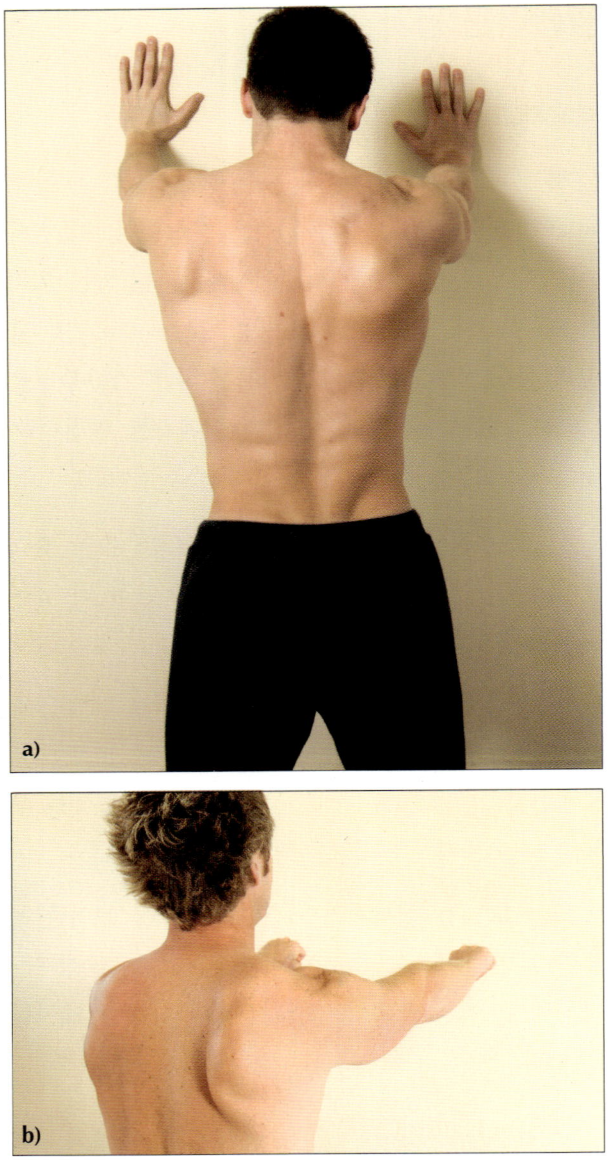

그림 18.15 (a)오른쪽 날개어깨뼈를 보여주고 있으며, (b)과도한 날개어깨뼈를 보여주고 있다.

어깨뼈 내밈 검사

벽에 대고 하는 팔 굽혀펴기의 대체 검사 방법으로는 '어깨뼈 내밈 검사'가 있으며 바로누운자세 또는 앉아서 수행한다(그림 18.16, 17a).

환자는 주먹을 꽉 쥔 상태에서 팔을 90° 굽힘시킨다. 치료사는 환자의 주먹을 잡고 환자의 오른쪽 날개뼈 안쪽 모서리를 촉진한다. 치료사는 환자의 꽉 쥔 주먹에 압력을 가하고 환자가 압력에 저항하는 동안 어깨뼈를 '뒤당김retracted'시키려고 한다. 만약 어깨뼈가 '날개'처럼 솟았다면 앞톱니근의 약화로 볼 수 있다.

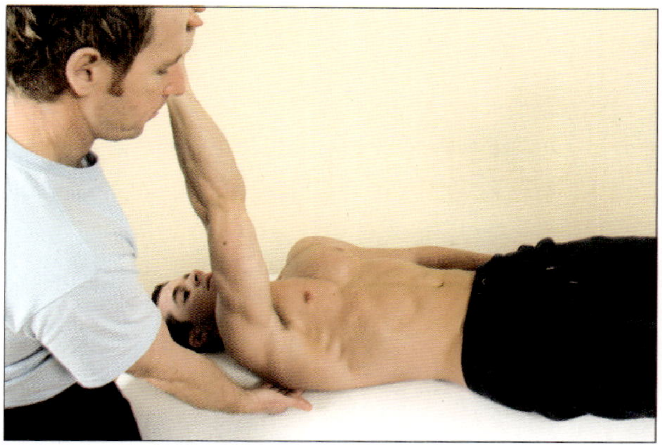

그림 18.16 치료사는 반듯하게 누워 있는 환자 오른쪽 어깨뼈 안쪽 경계면을 촉진하면서 환자의 오른쪽 주먹에 압력을 가한다.

그림 18.17a는 '솟은 날개winging"가 없는 정상적인 날개뼈 위치를 보여준다.

참고: 그림 18.17b에서 환자는 치료사에 의해 가해지는 압력이 없음에도 오른쪽 어깨뼈의 과도한 날개어깨뼈가 나타난다.

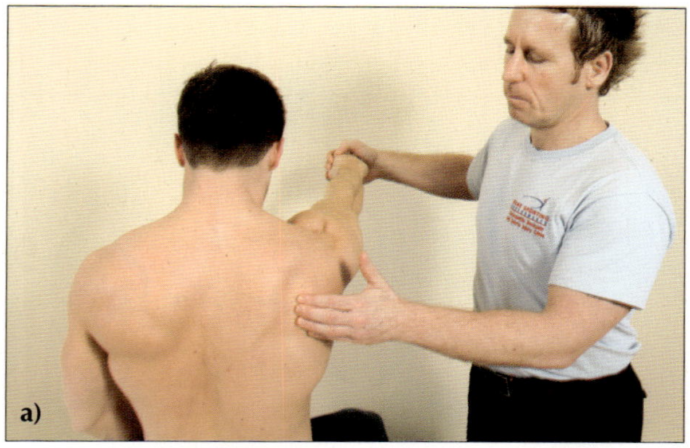

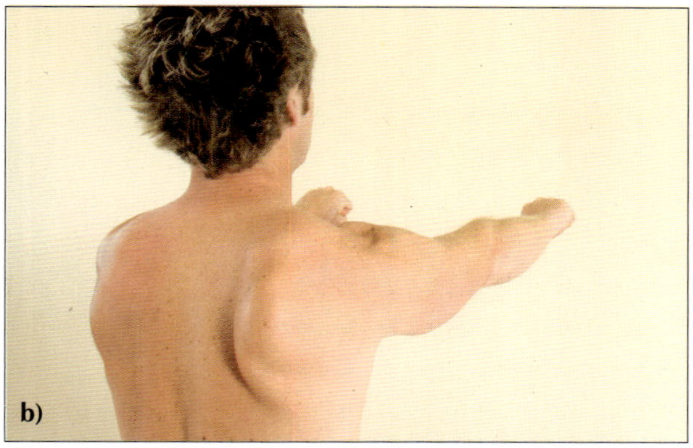

그림 18.17 치료사는 오른쪽 날개어깨뼈를 촉진한다. (a)'날개어깨뼈' 없는 정상적인 견갑골 자세; (b)과도한 날개어깨뼈가 보임

등세모근(Trapezius)

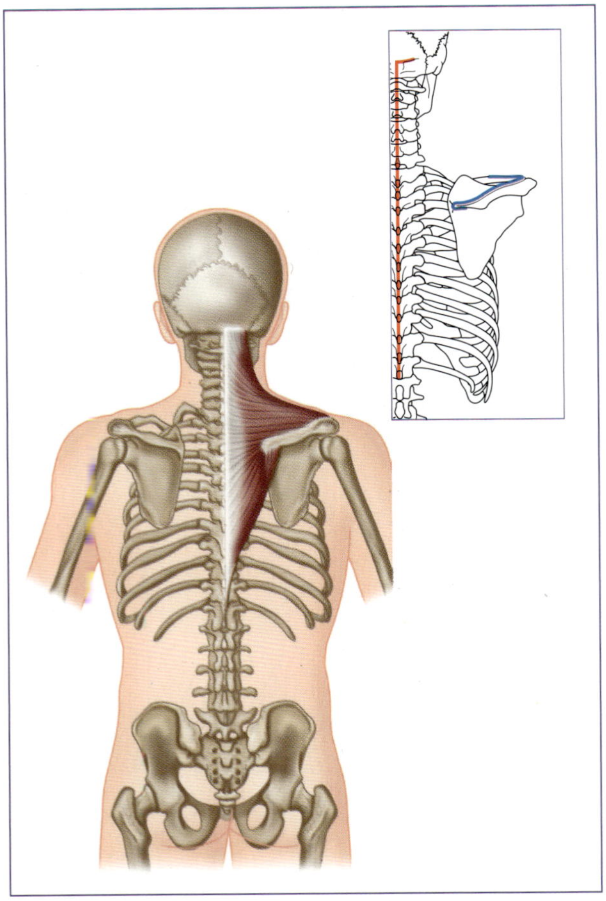

이는곳	뒤통수뼈 윗목덜미선 안쪽 1/3, 가쪽뒤통수뼈융기, 목덜미인대, C7의 가시돌기와 가시위인대, 모든 등뼈(T1−12).
닿는곳	어깨뼈 능선의 안쪽모서리와 결절
신경	운동신경: 더부신경(XI) 고유수용성감각: 목신경 앞가지(C2−C4)

움직임	어깨뼈 내림, 의자에서 일어나기 위해 손을 사용 할 때와 같이 저항에 대항하고, 위쪽섬유는 어깨뼈를 돌림시켜 팔을 머리 위로 올린다.

등세모근 아래섬유 평가

엎드린 자세에서 어깨뼈 뒤당김

환자는 침대에 엎드린 자세를 취하거나(그림 18.18) 앉은 자세로 검사를 수행한다(그림 18.19).

환자는 팔을 약 140° 벌린다(그림 18.18). 치료사는 환자의 왼팔에 아래쪽 압력을 가하고 환자의 등세모근 아래섬유를 왼손으로 촉진한다.

환자는 치료사가 가하는 압력에 저항한다. 만약 환자가 저항할 수 있다면 등세모근 아래섬유는 정상범위이다. 치료사는 환자가 압력에 저항하지 못하거나 날개어깨뼈가 나타나는지 아닌지에 주목해야 한다.

환자에게 오른팔에 가해지는 압력에 저항하도록 하고 치료사는 환자의 오른쪽 등세모근 아래섬유를 촉진한다.

아래 등세모근의 약화는 흔히 운동선수들에게 발생한다. 그 원인 중 하나는 통증이 있는 운동선수들은 '가슴근육이 지배적'이기 때문이다. 이는 운동선수들의 가슴근육이 과활성화되고 짧아졌으며 팽팽한 상태가 되었다는 것을 의미한다. 약화된 아래등

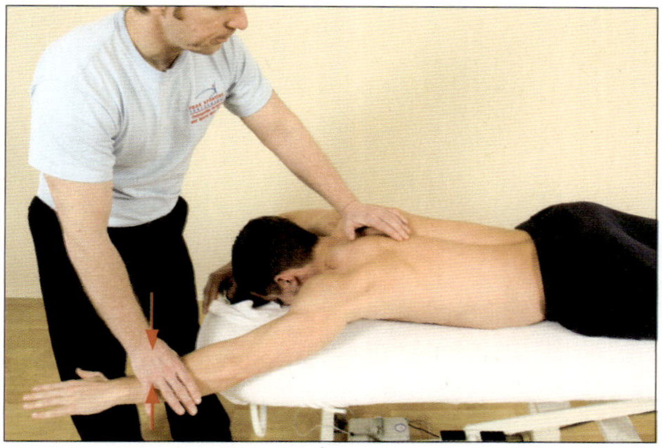

그림 18.18 환자는 엎침 자세에서 치료사가 가하는 압력에 저항한다.

세모근을 다시 강화하기 위해서 가슴근육의 상대적으로 짧아진 길이를 확인해야 한다(7장을 보라). 짧아진 가슴근육이 팽팽한 것으로 확인되면 이 책에서 설명된 MET를 사용하여 신장기법을 적용할 수 있다. 약 2주가 지난 후 아래등세모근의 약화가 지속된다면 강화 프로토콜을 통합할 수 있다.

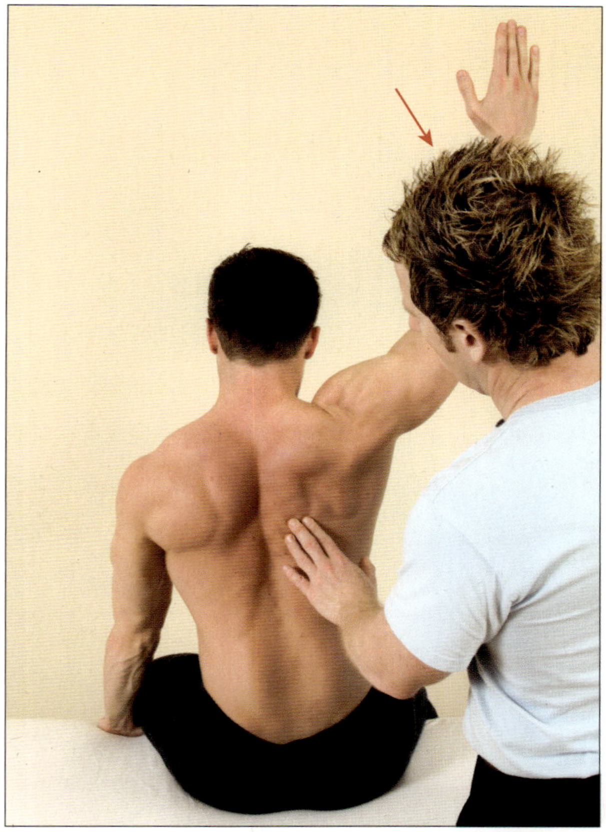

그림 18.19 환자는 앉은 자세에서 치료사가 가하는 압력에 저항한다.

APPENDIX 1

해부학적 움직임 (Anatomical Movements)

굽힘(flexion)	**움직임** 동안 관절 각도 감소
폄(extension)	**움직임** 동안 관절 각도 증가
벌림(abduction)	몸의 중심선으로부터 멀어지는 **움직임**
모음(adduction)	몸의 중심선쪽으로의 **움직임**
안쪽 돌림(medial rotation)	수직축을 기준으로 몸의 중심선 방향으로 회전
가쪽돌림(lateral rotation)	수직축을 기준으로 몸의 중심선으로부터 멀어지지는 방향으로 회전
휘돌림(circumduction)	굽힘, 폄, 벌림, 모임 그리고 안쪽 및 가쪽돌림이 결합된 동작
올림(elevation)	위쪽으로의 **움직임**
내림(depression)	아래쪽으로의 **움직임**
뒤당김(retraction)	날개뼈의 몸의 중앙선쪽으로 뒤로 이동
내밈(protraction)	날개뼈의 앞쪽으로 이동
어깨뼈 가쪽돌림 (lateral rotation of the scapula)	어깨뼈 봉우리가 위쪽으로 움직일 때 어깨뼈 아래각의 가쪽 이동
어깨뼈 안쪽돌림 (medial rotation of the scapula)	어깨뼈 봉우리가 아래쪽으로 움직일 때 어깨뼈 아래각의 안쪽 되돌림
엎침(supination)	손바닥이 위쪽을 향하는 **움직임**
뒤침(pronation)	손바닥이 아래쪽을 향하는 **움직임**
발바닥 굽힘(plantar flexion)	발바닥이 아래쪽으로 향하는 **움직임**
발등 굽힘(dorsiflextion)	발가락이 앞정강뼈쪽으로 향하는 **움직임**
가쪽번짐(eversion)	발 안쪽에 무게가 실리도록 발바닥을 가쪽으로 돌림
안쪽번짐(inversion)	발 가쪽에 무게가 실리도록 발바닥을 안쪽으로 돌림
발가락 굽힘(toe flexion)	발가락의 아래쪽으로 **움직임**
발가락 폄(toe extension)	발가락의 위쪽으로 **움직임**

APPENDIX 2

일반적인 자세 편차 (Common Postural Deviations)

측면(Side View)

머리 위치(head position)	과도하게 앞쪽을 향한 목뼈의 곡선, 앞으로 나온 턱
등뼈 척추후만증(thracic kyphosis)	과도하게 오목한 등뼈의 곡선
일자 등(straight back)	등뼈의 곡선 감소
허리 척추전만증(lumbar lordosis)	과도하게 볼록한 허리의 곡선
일자 허리(flat back)	허리뼈의 곡선 감소
골반 위치(pelvic position)	골반의 앞쪽 또는 뒤쪽 기울임
굽은 등(sway back)	등과 다리에 대해서 중립 또는 뒤쪽으로 기울어진 위치에서 골반이 앞쪽을 향하는 자세.
젖힌 무릎(genu recurvatum)	굽은 등 무릎
평발 및 요족 (pes planus and pes cavus)	편평한 발바닥 및 발등의 높은 아치

뒤쪽면(Posterior View)

머리 위치(head position)	한쪽으로 머리가 돌아감
척추측만증(scoliosis)	척추의 측면 편위 또는 곡선
어깨 위치(scapulae positions)	어깨뼈 아래 각 위치. 봉우리돌기 위치. 날개어깨뼈.
위뒤엉덩뼈가시 위치 (PSIS positions)	위뒤엉덩뼈가시의 위치
외반슬 및 내반슬 (Genu Valgum and Genu Varum)	X자 다리 및 O자 다리
발 위치(Foot position)	과한 가쪽번짐(뒤침), 발꿈치 가쪽번짐 또는 안쪽번짐.

APPENDIX 3

기능장애 검사표
(Tables for Dysfunction Testing)

운동 강도의 근력 등급	
Grade	Description
[illegible]	근 수축이 일어나지 않음
	근 수축은 보이지만, 관절에서의 **움직임**은 없다.
2	관절에서의 **움직임**은 보이지만, 중력에 대항하지는 못한다.
3	중력에 대한 **움직임**은 있으나, 저항에 대한 **움직임**은 없다.
4	약간의 저항과 중력에 대한 완전한 관절운동 가능
5	정상적인 근력

근력 약화 평가표			
환자 이름: 설명: E = 길이가 같음 L/R = 왼쪽(L) 또는 오른쪽(R)이 짧음			
근육	날짜:	날짜:	날짜:
큰볼기근(Gluteus Maximus, Gmax)			
중간볼기근(Gluteus Medius, Gmed)			
중간볼기근의 뒤섬유(Posterior fibers)			
앞톱니근(Serratus anterior)			
등세모근 아래섬유(Lower fibers of trapezius)			

왼쪽 엉덩관절 폄 동원 패턴				
	1st	2nd	3rd	4th
큰볼기근(Gluteus Maximus, Gmax)	○	○	○	○
넙다리뒤근(Hamstrings)	○	○	○	○
반대쪽 척추세움근(Contralateral erector spinae)	○	○	○	○
같은쪽 척추세움근(Ipsilateral erector spinae)	○	○	○	○

오른쪽 엉덩관절 폄 동원 패턴				
	1st	2nd	3rd	4th
큰볼기근(Gluteus Maximus, Gmax)	○	○	○	○
넙다리뒤근(Hamstrings)	○	○	○	○
반대쪽 척추세움근(Contralateral erector spinae)	○	○	○	○
같은쪽 척추세움근(Ipsilateral erector spinae)	○	○	○	○

자세 평가표			
환자 이름: 설명: E = 길이가 같음 L/R = 왼쪽(L) 또는 오른쪽(R)이 짧음			
Muscles	Date:	Date:	Date:
상반신			
위쪽 등세모근(Upper trapezius)			
어깨올림근(Levator scapulae)			
목빗근(Sternocleidomatoid SCM)			
목갈비근(Scalenes)			
큰가슴근(Pectoralis major)			
부리위팔근 부착근(Coracoid muscles) ● 작은가슴근(Pectoralis minor) ● 위두팔래근–짧은갈래(Biceps brachii (short)head) ● 부리위팔근(Coracobrachialis)			
넓은등근(Latissimus dorsi)			
큰원근(Teres major)			
어깨밑근(Subscapularis)			
가시아래근(Infraspinatus)			
하반신			
장딴지근(Gastrocnemius)			
가자미근(Soleus)			
안쪽 넙다리뒤근(Medial hamstrings)			
가쪽 넙다리뒤근(Lateral hamstrings)			
넙다리근막긴장근/엉덩정강근막띠(TFL/ITB)			
모음근들(Adductors)			
몸통 그리고 골반			
엉덩허리근(Iliopsoas)			
넙다리곧은근(Rectus femoris)			
궁둥구멍근(Piriformis)			
허리네모근(Quadratus lumborum QL)			
척추세움근(Erector spinae)			

BIBLIOGRAPHY

참고 문헌(Bibliography)

Abernethy, B., Hanrahan, S., Kippers, V., MacKinnon, T., & Pandy, M.: 2004. *The Biophysical Foundations of Human Movement*. Human Kinetics, Champaign.

Armour, P.C., and Scott, J.H.: 1981. "Equalization of limb length," *J Bone Joint Surg* 63B, 587–592.

Basmajian, J.V., De Luca, C.J.: 1979. *Muscles Alive: Their Functions Revealed by Electromyography, Fifth Edition*. Williams & Wilkins, Baltimore, pp. 386–387.

Cailliet, R.: 2003. *The Illustrated Guide to Functional Anatomy of the Musculoskeletal System*. American Medical Association, Chicago.

Chaitow, L.: 2006. *Muscle Energy Techniques, Second Edition*. Churchill Livingstone, Edinburgh.

Chaudhry, H., Schleip, R., Ji, Z., et al.: 2008. "Three-dimensional mathematical model for deformation of human fasciae in manual therapy," *JAOA*; 108(8), 379–390.

Chek, P.: 1999. "The outer unit," C.H.E.K. Institute, Vista.

Chek, P.: 2009. *An Integrated Approach to Stretching*. C.H.E.K. Institute, Vista.

DonTigny, R.L.: 2007. "A detailed and critical biomechanical analysis of the sacroiliac joints and relevant kinesiology: The implications for lumbopelvic function and dysfunction," in Vleeming et al. (2007), 265–278.

Earl, J.E.: 2005. 'Gluteus medius activity during three variations of isometric single leg stance.' *J Sport Rehabil*; 14:1–11.

Elphinston, J.: 2013. *Stability, Sport and Performance Movement: Practical Biomechanics and Systematic Training for Movement Efficacy and Injury Prevention, Second Edition*. Lotus Publishing, Chichester.

Farfan, H.F.: 1973. *Mechanical Disorders of the Back*. Lea and Febiger, Philadelphia.

Gibbons, J.: 2008. 'Preparing for glory.' *International Therapist*; 81:14–16.

Gibbons, J.: 2009. 'Putting maximus back into the gluteus.' *International Therapist*; 87:32–33.

Gibbons, J.: 2014. *The Vital Glutes: Connecting the Gait Cycle to Pain and Dysfunction*. Lotus Publishing, Chichester/North Atlantic Books, Berkeley.

Gibbons, J.: 2016. *Functional Anatomy of the Pelvis and Saroiliac Joint*. Lotus Publishing, Chichester/North Atlantic Books, Berkeley.

Gibbons, J.: 2019. *The Vital Shoulder Complex: An Illustrated Guide to Assessment, Treatment, and Rehabilitation*. Lotus Publishing, Chichester/North Atlantic Books, Berkeley.

Goodman, C., Snyder, T.: 2007. 'Differential diagnosis for physical therapists.' Saunders Elsevier, Pennsylvania.

Gracovetsky, S.: 1988. *The Spinal Engine*. Springer-Verlag, New York.

Grieve, G.P.: 1983. "Treating backache a topical comment," *Physiother*; 69, 316.

Hammer, W.: 1999. *Functional Soft Tissue Exami nation and Treatment by Manual Methods: New Pers pectives, Second Edition*. Aspen, New York.

Inman, V.T., Saunders, M., Abbott, L.C.: 1944. 'Observations on the function of the shoulder joint.' *J Bone Joint Surg Am*; 26:1- 30.

Ireland, M.L., Wilson, J.D., Ballantyne, B.T., Davis, I.M.: 2003. 'Hip strength in females with and without patellofemoral pain.' *J Orthop Sports Ph ys Ther*; 33:671-676.

Janda, V.: 1983. 'On the concept of postural mus cles and posture.' *Aust J Physiother*; 29: S83-S84.

Janda, V.: 1983. *Muscle Function Testing*. Butterworth-Heinemann, London.

Janda, V.: 1987. 'Muscles and motor control in low back pain: assessment and management', in L.T. Twomey (ed.), *Physical Therapy of the Low Ba ck*. Churchill Livingstone, New York, pp. 253-278.

Janda, V.: 1988. 'Muscles and cervicogenic pain syndromes', in R. Grand (ed.), *Physical Therapy of the Cervical and Thoracic Spine*. Churchill Livingsto ne, New York, pp. 153-166.

Janda, V.: 1992. 'Treatment of chronic low back pain.' *J Man Med*; 6:166-168.

Janda, V.: 1993. 'Muscle strength in relation to muscle length, pain, and muscle imbalance', in *Mus cle Strength*, vol. 8 of *International Perspectives in Ph ysical Therapy*, ed. K. Harms-Ringdahl. Churchill Livingstone, Edinburgh, pp. 83-91.

Janda, V.: 1996. 'Evaluation of muscular imbalan ce', in C. Liebenson (ed.), *Rehabilitation of the Spi ne: A Practitioner's Manual*. Lippincott, Williams & Wilkins, Baltimore, MD, pp. 97-112.

Jarmey, C.: 2018. *The Concise Book of Muscles, Fourth Edition*. Lotus Publishing. Chichester/North Atlantic Books, Berkeley.

Jarmey, C.: 2022. *The Pocket Atlas of Human An atomy: A Reference for Students of Physical Therapy, Medicine, Sports, and Bodywork, Revised Edition*. Lo tus Publishing. Chichester/North Atlantic Books, Be rkeley.

Jobe, F.W., Moynes, D.R.: 1982. 'Delineation of diagnostic criteria and a rehabilitation program for rotator cuff injuries.' *Am J Sports Med*; 10(6):336-339.

Kapandji, I.A.: 1974. *The Physiology of the Join ts: III. The Trunk and Vertebral Column, Second Edit ion*. Churchill Livingstone, Edinburgh.

Kendall, F.P., McCreary, E.K., Provance, P.G., Rodgers, M. & Romani, W.: 2010. *Muscle Testing and Function with Posture and Pain, Fifth Edition*. Li ppincott, Williams and Wilkins, Baltimore.

Lee, D.G.: 2004. *The Pelvic Girdle: An Approach to the Examination and Treatment of the Lumbopelvic-Hip Region*. Churchill Livingstone, Edi nburgh.

Maitland, J.: 2001. *Spinal Manipulation Made Si mple: A Manual of Soft Tissue Techniques*. North Atlantic Books, Berkeley.

Martin, C.: 2002. *Functional Movement Developm ent, Second Edition*. W. B. Saunders Co., London.

Mens, J.M., Vleeming, A., Snijders, C.J., et al.: 1997. "Active straight leg raising test: A clinical approach to the load transfer of the pelvic girdle," in Vleeming et al. (1997), 425-431.

Mitchell, F.L., Sr. 1948. "The balanced pelvis and its relationship to reflexes," *Academy of Applied Osteopathy Year Book 1948*, 146-151.

Myers, T. & Earls, J.: 2017. *Fascial Release for St ructural Balance, Revised Edition*. Lotus Publishing, Chichester/North Atlantic Books, Berkeley.

Naffziger, H.C., Grant, W.T.: 1938. 'Neuritis of the brachial plexus mechanical in origin. The scalene syndrome.' *Surg Gynecol Obstet*; 67:722.

Ober, F.R.: 1935a. "Back strain and sciatica," *JA MA*; 104(18), 1580–1581.

Ober, F.R.: 1935b. "The role of the iliotibial ba nd and fascia lata as a factor in the causation of low-back disabilities and sciatica," *J Bone Joint Surg Am*; 18(1), 105–110.

Osar, E.: 2012. *Corrective Exercise Solutions to Co mmon Hip and Shoulder Dysfunction*. Lotus Publishi ng, Chichester.

Page, P., Frank, C.C., Lardner, R.: 2010. *Assess ment and Treatment of Muscle Imbalance: The Janda Approach*. Human Kinetics, Champaign, IL.

Richardson, C., Jull, G., Hodges, P. & Hides, J.: 1999. *Therapeutic Exercise for Spinal Segmental St abilisation in Low Back Pain: Scientific Basis and Clin ical Approach*. Churchill Livingstone, Edinburgh.

Richardson, C.A., Snijders, C.J., Hides, J.A., et al.: 2002. 'The relationship between the transversely oriented abdominal muscles, sacroiliac joint mechani cs and low back pain.' *Spine*; 27(4):399–405.

Sahrman, S.: 2002. *Diagnosis and Treatment of Movement Impairment Syndromes, First Edition*. Mos by Inc., St. Louis.

Sanderson, M.: 2021. *Soft Tissue Release: A Pract ical Handbook for Physical Therapists, Fourth Edition*. Lotus Publishing, Chichester.

Schamberger, W.: 2013. *The Malalignment Syndr ome: Diagnosing and Treating a Common Cause of Acute and Chronic Pelvic, Leg and Back Pain*. Edinbu rgh: Churchill Livingstone, Elsevier.

Sherrington, C.S.: 1907. 'On reciprocal innervati on of antagonistic muscles.' *Proc R Soc Lond [Biol]*; 79B:337.

Stoddard, A.: 1962. *Manual of Osteopathic Techni que, Second Edition*. London: Hutchinson.

Tenney, H.R., Boyle, K.L., and DeBord, A.: 2013. "Influence of hamstring and abdominal muscle activation on a positive Ober's test in people with lu mbopelvic pain," *Physiother Can*; 65(1), 4–11.

Thomas, C.L.: 1997. *Taber's Cyclopaedic Medical Dictionary, Eighteenth Edition*. FA Davis, Philadelph ia.

Umphred, D.A., Byl, N., Lazaro, R.T., Roller, M.: 2001. 'Interventions for neurological disabilities' , in D.A. Umphred (ed.), *Neurological Rehabilitati on, Fourth Edition*. Mosby, St Louis, MO, pp. 56–134.

Vleeming, A., Stoeckart, R.: 2007. 'The role of the pelvic girdle in coupling the spine and the legs: a clinical-anatomical perspective on pelvic stability', in Vleeming et al., *Movement, Stability and Lumbopelv ic Pain: Integration of Research and Therapy*. Church ill Livingstone, Edinburgh, pp. 113–137.

Vleeming, A., Stoeckart, R., Snijders, D.J.: 1989a. 'The sacrotuberous ligament: a conceptual ap proach to its dynamic role in stabilizing the sacroiliac joint.' *Clin Biomech*; 4, 200–203.

Vleeming, A., Van Wingerden, J.P., Snijders, C.J., et al.: 1989b. 'Load application to the sacrotub erous ligament: Influences on sacroiliac joint mechan ics.' *Clin Biomech*; 4, 204–209.

Vleeming, A., Stoeckart, R., Volkers, A.C.W., et al.: 1990a. 'Relation between form and function in the sacroiliac joint. Part 1: Clinical anatomical asp ects.' *Spine*; 15(2):130– 132.

Vleeming, A., Volkers, A.C.W., Snijders, C.J., Stoeckart, R.: 1990b. 'Relation between form and fu nction in the sacroiliac joint. Part 2: Biomechanical aspects.' *Spine*; 15(2): 133–136.

Vleeming, A., Snijders, C.J., Stoeckart, R., et al.: 1995. 'A new light on low back pain.' *Proceedin gs of the Second Interdisciplinary World Congress on Low Back Pain, San Diego*.

Vleeming, A., Mooney, V., Dorman, T., et al. (eds): 1997. *Movement, Stability and Lower Back Pain: The Essential Role of the Pelvis*. Churchill Livingstone, Edinburgh, pp. 425– 431.

Vleeming, A., Mooney, V., Stoeckart, R. (eds): 2007. *Movement, Stability and Lumbopelvic Pain: Integration of Research and Therapy*. Churchill Livingstone, Edinburgh.

Williams, P.L., and Warwick, R. (eds) 1980. *Gray's Anatomy, Thirty-Sixth British Edition*. Edinburgh: Churchill Livingstone, 473– 477.

Wilmore, J.H. & Costill, D.L.: 1994. *Physiology of Sport & Exercise*. Human Kinetics, Champaign.